Franz Lautenschläger
Wellness
Gesund durch die giftigen Jahre

Dieses Buch widme ich der Zukunft, weil ich an sie glaube.

Franz Lautenschläger

Wellness

Gesund durch die giftigen Jahre

Mit der Seele-Geist-Körper-Harmonie

Ehrenwirth

CIP-Titelaufnahme der Deutschen Bibliothek

Lautenschläger, Franz:
Wellness : gesund durch die giftigen Jahre mit der Seele-Geist-Körper-Harmonie / Franz Lautenschläger. – München : Ehrenwirth, 1990
ISBN 3-431-03121-8

ISBN 3-431-03121-8

Umschlag: Atelier Höpfner-Thoma, München
Gesamtherstellung: Friedrich Pustet, Regensburg
Printed in Germany 1990

Inhalt

Womit wir in den giftigen Jahren fertig werden müssen

- Die Menschen werden immer reaktiver und aggressiver, weil sie übersäuert sind. Vorgesetzte und Unternehmer haben es immer schwerer, auf sanfte Weise zu motivieren.
  Wer klug ist, kümmert sich um die Entsäuerung seiner »Lieben« und seiner selbst.
- Es wird einen Lebensmittelskandal nach dem anderen geben, weil die Verbraucher und die Verbraucherverbände langsam wach werden.
  Das Metzgerhandwerk wird große Einbußen erleiden, weil sich langsam herumspricht, daß Fleisch ein Endlager für Umweltgifte ist. Und daß die Wurst mit ihren versteckten Fetten, Konservierungsstoffen und Karzinogenen eine verdammte Sauerei ist. Die obendrein nicht mal deklariert werden muß.
- Das Trinkwasser aus der Leitung wird eines nicht mehr fernen Tages zum Brauchwasser degradiert werden. Selbst die größten Richtwert-Jongleure aus den Kommunen werden bald einen giftigen Offenbarungseid leisten müssen. Die Nitrat-EG-Norm von 25 mg/l wurde mit Erscheinen dieses Buches in Hohenbrunn bei München um das Doppelte überschritten.
  Wer klug ist, kauft sich einen Wasserfilter, der nach dem Umkehr-Osmose-Prinzip arbeitet. Er kann Nitrat zu 90% herausfiltern.
- Durch zu hohe Mieten in den Städten wird eine gesunde, menschliche Infrastruktur immer weniger möglich. Eine Flucht aufs Land setzt ein.
- Der Nihilismus, also die Angst vor der Zukunft, wird die Inflation kräftig vorantreiben. Die Menschen glauben, sie müßten schnell noch mal zusammenraffen, was nur geht.

Getrieben aus der Angst, daß diese Welt ohnehin bald vor die Hunde geht.

- Immer mehr Menschen werden sich vor Gericht selbst verteidigen, weil sie es satt haben, sich von ihrem eigenen Anwalt ausrauben zu lassen.
- Der automobile Kollaps in den Städten ist nicht mehr aufzuhalten. Die Straßenbahn und das Fahrrad werden immer mehr zum bevorzugten Verkehrsmittel.
- Banken mit ihrer oft unmenschlichen Politik werden in Zukunft noch mehr mit dem Band der Sympathie werben müssen, damit man nicht ganz einen Bogen um sie herum macht. Zu viele Menschen wurden in den letzten Jahren durch herzlose und unmenschliche Bankpolitik in den Ruin getrieben. Wer schlau ist, schafft sich gleich ein Postscheckkonto an, oder er geht zu einer kleinen Kreissparkasse aufs Land, wo die Filialleiter noch Menschen sind.
- Die giftigen Jahre sind also nicht nur negativ zu betrachten. Es ist eine Zeit der Reinigung von all jenen Parasiten und Gaunern, die heute noch ihre Pfründe durch staatliche Freibriefe einfahren. Mauscheleien und Vetterleswirtschaft zwischen Politik und Industrie werden immer schwieriger.
- Auch die sogenannten Honorarprofessoren kriegen ihr Fett ab. Das sind jene Leute, die ihren Doktortitel deshalb erschwitzt haben, damit sie der Industrie für dickes Schweigegeld nach dem Munde reden können. Professörchen, die uns immer noch weißmachen wollen, daß Fleisch ein Stück Lebenskraft ist.

  Daß die Chemieindustrie nur unser Bestes will, daß Atomenergie eine todsichere Sache ist und daß unsere Flüsse gar nicht so schmutzig sind, sondern nur nicht ganz so sauber.
- Immer mehr Menschen werden sich für Greenpeace engagieren, weil sie in der Erhaltung unserer Welt ein letztes sinngebendes Ideal entdeckt haben.
- Immer mehr Menschen drehen ab, wenn die Werbung uns ihren Heile-Welt-Stuß vorflimmert.

Die unterschwellige, suggestive Kraft der Werbespots ist gefährlich einlullend. Aber wenn die Zahl der Allergiekranken so sprunghaft steigt wie der Nitratwert im Wasser, dann werden auch die Lügenbarone der Industrie Federn lassen.

Ich freue mich auf die giftigen Jahre, weil es keinen Grund gibt, Angst zu haben. Sie sind ein Selbstheilungsprozeß unserer Welt. Die Chance, das Siechtum zu verlassen und trotz einer kommenden Krisis zur Gesundheit zu erstarken.

Schicksal, ob wir die giftigen Jahre überstehen?

Es kommt so, wie es kommen muß. Glauben Sie das? Wenn Sie diese Einstellung hätten, wären Sie ein Opfertyp und prädestiniert dafür, vom »Schicksal« gebeutelt zu werden wie ein steuerloses Boot in stürmischer See. Schicksal spielen wir weitgehend selbst, wenn wir anderen das Ruder für unser Lebensschiff überlassen oder, noch schlimmer: einfach so dahintreiben.

Wer in der heutigen Zeit so lebt, ist mehr denn je in Gefahr, sich dem Schicksal Krankheit auszuliefern. Die negativen Faktoren, die permanent auf uns einwirken, sind schon Belastung genug, um eines Tages an Krebs zu erkranken oder zumindest den Rest des Lebens mit einem chronischen Leiden zu verbringen.

Unsere »Wohlstandszivilisation« hat zwei Hauptverursacher für Krankheiten und chronische Leiden aus sich selbst hervorgebracht. Auf der einen Seite wirken Umweltgifte permanent auf den Menschen ein, so daß unsere Organe schon damit voll ausgelastet sind, das Gift, das in der Luft liegt und in der Nahrung steckt, zu verarbeiten. Auf der anderen Seite kommt hinzu, daß die Lebensführung der meisten Menschen das Vergiftungsproblem verschärft.

Falsche Ernährung, zuviel Genußgifte und zuwenig Bewegung entlasten den Organismus nicht, sondern setzen seine immunologische Wehrhaftigkeit noch mehr herab.

Wir müssen alle umdenken, damit wir die »giftigen Jahre« überstehen. Dies geht nur, wenn wir nicht wie das Kaninchen auf die »Schicksalsschlange« starren, sondern aktiv agieren. Wir müssen uns wehren gegen das, was andere uns zumuten, und gegen das, was wir uns gedankenloserweise selbst antun. Gesundheit ist kein Zufall.

Unsere Art könnte aussterben, weil wir immer mehr entartet leben

Bevor man in der Lage ist, aus einer Sackgasse herauszufahren, muß man erst den Wendepunkt finden. Der Wendepunkt aus den »giftigen Jahren« heißt zuerst einmal bewußtmachen. Worin ist die Ursache zu finden, daß wir so weit gekommen sind, daß wir resigniert zusehen, wie unsere Flüsse zur Chemiekanalisation degradiert werden. Daß wir zusehen, wie die Wälder still und leise ihren sauren Tod sterben. Dies ist mittlerweile so gravierend, daß nicht einmal die Politiker mehr die Tatsachen vernebeln können. Woran liegt es, daß wir einfach darüber hinweglesen, wenn vom Klimaschock die Rede ist, weil große Waldflächen in Südamerika abgeholzt werden. Woran liegt es, daß wir täglich über 300 unnötige Chemikalien in Lebensmitteln konsumieren, ohne auszuspucken. Die Münchner Abendzeitung hat in dramatischer Weise darüber berichtet. Die Schlagzeile hieß: **Wir essen Todes- statt Lebensmittel!** Und trotzdem scheint dies alles in den Wind geschrieben zu sein. Greenpeace führt einen mutigen und einsamen Kampf gegen etwas, das uns alle angeht. Um neue Mitglieder zu werben, müssen Anzeigen in Illustrierten zum Einsatz kommen. Eigentlich müßte jeder Bürger aktiv oder passiv ganz spontan seine Mitarbeit anbieten. Denn es geht nicht ums Überleben von Greenpeace, sondern ums Überleben jedes einzelnen. Woran also mag es liegen, daß im Angesicht drohender Apokalypsen die Trägheit des Menschen ungebrochen scheint?

These 1: Wir glauben nicht, was wir hören und sehen

War es eine Fiktion, was im Sommer '87 mit dem Rhein passiert ist?

War es ein schlechter Traum, daß manche Fische plötzlich Maden hatten?

Ist es pure Einbildung, daß das Mittelmeer an manchen Stränden schäumt wie ein nasses Waschmittelpaket?

Ist das Waldsterben eine üble PR-Mache der Grünen?

Ist der hohe Anteil von Beta-Blockern und Antibiotika im Fleisch eine Falschmeldung, die sich laufend wiederholt?

Ist der todesmutige Einsatz von Greenpeace-Leuten nur Theater?

War Tschernobyl ein Horrorfilm?

Ist das Loch in der Ozonschicht nur Wichtigtuerei der Wissenschaftler?

Bemerkung
Die Realität ist nicht zu bestreiten. Aber unser Realitätssinn hat entweder seine Sensibilität verloren, oder wir haben unterschwellig so viel Angst, daß wir zwangsläufig nach dem Verdrängungsprinzip leben. Je mehr wir verdrängen, desto mehr Zeit verlieren wir und werden gezwungen, reaktiv zu handeln. Statt Ursachen zu beseitigen, stehen wir mit dem Rücken zur Wand und kämpfen gegen die Wirkungen.

These 2: Wir glauben nicht an die Folgen, weil wir sie uns nicht vorstellen können

Der stumme Frühling.

Bäume ohne Blätter.

Kein Schnee mehr im Winter und keine ungetrübte Sonne im Sommer.

Das Meer - eine stinkende Kloake, in der kein Lebewesen mehr existiert.

Kein natürlicher Ackerbau mehr, weil der Boden mittlerweile hochgiftig ist.

Allergien werden uns die Freude am Hautkontakt nehmen.

Die Atemwegserkrankungen werden uns die Luft für Lebensfreude und Vitalität rauben.

Bemerkung

Warum glauben die meisten Menschen nicht, daß dies möglich sein wird? Tschernobyl war doch auch möglich und der Mord am Rhein ebenfalls. Wissenschaftler sind ohne großen Aufwand in der Lage auszurechnen, in wieviel Jahren das eintreffen wird, was viele noch als Panikmache bezeichnen. Daß solche Zahlen veröffentlicht werden, kann nicht im Interesse der Politiker liegen. Aber nicht sie allein tragen die Verantwortung dafür, wenn es so kommt, sondern jeder, der jetzt nicht aktiv wird.

These 3: Wir sorgen uns nicht, da wir keine Zeit haben, uns mit Gesundheit und Umwelt zu beschäftigen

»Mein Alltag bringt so viel Streß, daß ich mich allein nur darauf konzentrieren kann. Am Wochenende will ich raus in die Natur und vom ›Katastrophengerede‹ nichts wissen.«

»Ich bin als Familienvater so um die Zukunftssicherung meiner Familie bemüht, daß ich mich mit dem Greenpeace- und Biokost-Gerede der Leute nicht beschäftigen kann.«

»Wer hart arbeitet, braucht Entspannung. Die Themen Gesundheit und Umwelt regen mich nur auf. Und das ist bestimmt nicht gut für meine Gesundheit.«

Bemerkung

Unwissenheit schützt nicht vor dem Gesetz, heißt es so schön. Und so ist es auch mit der Verantwortung dem Überleben gegenüber. Jeder erwachsene Mensch, der auf diesem Erdball lebt, hat seinen Teil dazu beigetragen, daß wir der Apokalypse näher denn je sind.

Deshalb hat ausnahmslos jeder die Pflicht, das Problem lösen zu helfen. Durch ein neues Bewußtsein und ein neues Verhalten.

Und - durch eine Ernährungsweise, die alle Voraussetzungen bietet, um die giftigen Jahre gesund zu überstehen.

These 4: Wir wissen, was los ist, aber wir wissen nicht, was wir tun sollen

»Die Politiker tun ja sowieso, was sie wollen. Und meistens tun sie nichts.«

»Ich bin doch nur ein einzelner, der keine Lobby und keine Macht hat.«

»Wenn schon die Politiker und Wirtschaftsbosse keine richtigen Konzepte haben, wer dann?«

»Ich hab' resigniert. Vielleicht weil ich keine Kämpfernatur bin.«

»Ich würde mich engagieren, wenn ich wüßte, wie.«

Bemerkung

Daß man als einzelner das Gefühl der Ohnmacht hat, ist ganz verständlich. Aber es ist grundfalsch. Denn wenn jeder einzelne konsequenten Umweltschutz betreiben würde, so ergäbe sich ja auch wieder die Gesamtheit der Masse.

Jeder von uns muß seinen Beitrag leisten, Umweltkatastrophen zu verhindern. Oder leben Sie morgen auf dem Mars?

Sie können mehr tun, als Sie denken:

1. Werden Sie Mitglied bei Greenpeace. Diese Leute setzen mitunter ihr Leben aufs Spiel, damit die, die unser Überleben gefährden, entlarvt werden.
   Nur durch den Druck des Bewußtmachens wurde erreicht, daß die Nordsee-Anrainerstaaten den katastrophalen Zustand der Nordsee erkannten. Die Internationale Nordsee-Konferenz war vor allem Verdienst von Greenpeace.
   Der Mindest-Jahresbeitrag kostet nur DM 50.
   Setzen Sie sich sofort hin und fordern Informationen an:
   Greenpeace e.V.
   Hohe Brücke 1
   2000 Hamburg 11
2. Lassen Sie sich nicht länger den Schleier vors Gesicht ziehen. Informieren Sie sich über den tatsächlichen Ist-Zustand unserer Umwelt (Grün-Bücher/Moewig).
3. Kaufen Sie keine Produkte mehr, die unsere Umwelt belasten:
   Spraydosen (Ozonloch)

Chemische Keulen in Bad und Küche
Steigen Sie um auf:

Schmierseife (Reinigungsmittel)
Gummisauger (statt chemischer Rohrreiniger)
Essiglösungen (statt chemischer Kalklöser)
Salmiakfreie Mittel bei Haushaltsreinigern
Scheuerpulver (statt chemischer WC-Reiniger)
Reinigungsbenzin (statt chemischer Fleckenmittel)

Bei Garten- und Haushaltsprodukten auf den blauen Umweltengel achten.

4. Kaufen Sie sich das Buch von Heinz Brockert, »1000 ganz konkrete Umwelt-Tips«.
   Damit können Sie ganz konkreten Umweltschutz zu Hause betreiben.
5. Unterstützen Sie Vereine und Organisationen zur Erforschung und Verminderung von Umweltbelastung.
   Zum Beispiel das Umweltinstitut München e.V.,
   Elsässerstr. 30, 8000 München 80.
   Dieser Verein publiziert mit seinem Organ »Umwelt-Nachrichten« wissenschaftliche Forschungen über die Auswirkungen von Tschernobyl, Nitrat im Trinkwasser, Grundlagen gesunder Ernährung usw.
   Sehr zu empfehlen.
6. Lassen Sie sich von Verbraucherzentralen informieren. In jeder größeren Stadt gibt es eine.
7. Gründen Sie eine eigene Bürgerinitiative, wenn Sie am Ort ein Umweltschutzproblem haben.
   (Dabei hilft Ihnen der Bundesverband Bürgerinitiativen Umweltschutz, Friedrich-Ebert-Allee 120, 5300 Bonn 1, Tel.: 02 28/23 30 99).
8. Ächten Sie die Produkte jener Firmen, die durch Umweltbelastung unsere Gesundheit gefährden.

Die giftigen Jahre sollten wir uns vor allem vom Teller halten

Nicht im Trüben fischen:

Fische aus Flüssen oder aus Küstennähe sind stärker mit Schwermetallen und chloriertem Kohlenwasserstoff belastet als Hochseefische. Zu empfehlen sind deshalb Hochseefische wie Seelachs, Kabeljau, Seehecht, Schellfisch, Wittling, Hering und Makrele.

Und daran erkennen Sie, daß der Fisch noch gesund ist: Die

Kiemen müssen leuchtende Farben haben. Die Augen müssen gewölbt und prall sein. Und die Haut des Fisches darf keinen milchigen Schleim zeigen, sondern wasserklaren Schleim.

Fleisch ist kein Stück Lebenskraft. Fleisch ist mit Antibiotika und Hormonen belastet. Manche Tiere werden sogar mit Futtermitteln versorgt, die durch Pestizide verseucht sind. Wem trotz allem noch nicht der Appetit vergangen ist, der sollte mageres Muskelfleisch von Rindern und Schafen kaufen, weil diese in der Regel nicht als Massentiere gehalten werden.

Innereien und Fett sollte man vergessen, weil sich darin vor allem die Gifte ablagern.

Gepökelte Fleischwaren grundsätzlich nicht grillen, weil sich bei dieser Kombination krebserregende Stoffe bilden können.

Biogemüse ist besser: Gemüse am besten aus biologischem Anbau kaufen, weil sonst mit hoher Nitratbelastung gerechnet werden muß. Rettich, Spinat, rote Bete, Kopfsalat, Feldsalat und Fenchel haben besonders hohe Werte.

Sellerie und Spinat sind am höchsten mit Cadmium belastet. Zu empfehlen sind Freilandgemüse wie Tomaten, Gurken, Paprika, Melone, Rosenkohl, Erbsen und Lauch, weil sie am wenigsten Nitrat enthalten.

Pilze bitte nur selten essen, weil sie Cadmium speichern. Wiesenchampignons enthalten Quecksilber, Maronenröhrlinge radioaktives Cäsium. Deshalb empfehle ich Austernsaitlinge und Zuchtchampignons.

Öfter mal Vollkornreis. Unsere gute Kartoffel ist auch nicht mehr das, was sie einmal war. Und warum? – weil sie intensiv gedüngt wird. Die Folgen: Bei Stickstoffdüngung hohe Nitratgehalte, bei Phosphatdüngung Cadmium-Spuren.

Allein durch die 1,7 kg Kartoffeln pro Woche nimmt fast jeder die von der Weltgesundheitsorganisation festgelegte Höchstmenge Cadmium zu sich.

Auch Nitrate nehmen der Kartoffel den Nimbus, gesund zu sein. Bei einer Untersuchung der Hamburger Verbraucherzentrale schnitten Frühkartoffeln aus Israel und Zypern am schlechtesten ab. Aber auch bei niederländischen Kartoffeln hatte nur jede zweite Packung Nitratgehalte unter 250 mg pro Kilogramm, dem Grenzwert für Säuglingsnahrung.

Am besten schnitt die deutsche Knolle ab - sie war am wenigsten belastet. Am besten einheimische Kartoffeln aus kontrolliertem Bioanbau bevorzugen - Frühkartoffeln aber meiden.

Trotz allem: Lieber Frischkost. Umdenken sollten Sie auch, bevor Sie nächstes Mal wieder zum Einkaufen gehen:

Grundsätzlich lieber frische Sachen kaufen als Lebensmittel aus der Verpackung. Und schon gar nicht Dosenfutter. Und wenn's eben sein muß, dann bitte auf das Etikett schauen. Bonbons, Puddings, Konserven und Kunsthonig dürfen Konservierungs- und Farbstoffe enthalten. Einige können Allergien auslösen oder sogar das Erbgut verändern.

Allergiegefahr besteht bei:

E 120 Tartrazin, E 104 Chinolin-Gelb, E 110 Gelb-Orange, E 120 Echtes Karmin, Cochenille, E 122 Azorubin, E 123 Amaranth, E 124 Cochenille rot A, E 151 Brillantschwarz, E 160 b Bixin.

Allergien und Erbgutveränderungen können von E 127 Erythrosin und E 142 Brillantsäuregrün ausgelöst werden. E 153 Kohlenschwarz kann den Krebserreger Benzpyren enthalten.

Ein paar weitere Informationen, die Sie wissen sollten:

Pflanzliche Lebensmittel sind weniger schadstoffhaltig als tierische. Meerestiere sind weniger belastet als Landtiere. Fett sollte gemieden werden, da Fett ein Schadstoffspeicher ist. Logischerweise steckt in älteren Tieren mehr Gift als in jüngeren.

Innereien sind die reinsten Giftspeicher.

Kinder reagieren auf Schadstoffe viel empfindlicher als Erwachsene - sie nehmen beispielsweise fünfmal mehr Blei aus der Nahrung auf als Erwachsene.

Allergien - das Reizthema der 90er Jahre

Neben der Übersäuerung ist die allergische Reaktion eine der großen Plagen der 90er Jahre. Daß die Übersäuerung des Menschen durch Umweltgifte, falsche Ernährung, zuviel Genußgifte und nicht abgebaute Seelenschlacken entsteht, ist mittlerweile längst unbestritten. Einer der großen Entdecker der Acidose und der daraus entstehenden Krankheitsformen ist der Forscher und Arzt Prof. Dr. Lothar Wendt. Er hat die in diesem Buch noch ausführlicher beschriebenen Wechselwirkungen zwischen Übersäuerung und Organismus klar definiert.

Beim Thema Allergien sind die Erfahrungen noch nicht so ausgeprägt, daß man ganz klare Zuweisungen der Auslöser treffen könnte. Dies läßt skrupellosen, gewinnsüchtigen Lobbys genügend Spielraum, mit dem Finger auf vermeintliche Verursacher zu zeigen, um von der eigenen Verursacherverantwortung abzulenken.

So las ich doch kürzlich in einem Buch über Allergien, daß die sich immer stärker verbreitende Biokost mit ein Grund für die Zunahme von Allergien sei. Warum, wurde nicht erklärt, weil dies ja nur in Haarspalterei enden würde. Nicht die Biokost mit ihrer wesentlich reduzierten Giftbelastung ist ein möglicher, potentieller Allergieauslöser, sondern es sind vielmehr die Industrielebensmittel mit ihren Konservierungsstoffen. Um auf diesen einfachen Schluß zu kommen, braucht man keinen klugen Professor. Daß die Lebensmittelindustrie alles an Verschleierungsmöglichkeiten aufbietet, was nur möglich ist, können Sie sich ja denken. Da werden Gutachten gekauft, manipuliert, relativiert, und die Korruption blüht mehr als der schlimmste allergische Anfall.

Damit Ihnen niemand ein X für ein U vormachen kann, versuche ich Ihnen kurz und bündig das Wesentliche über das Thema Allergie zu vermitteln.

1. Was ist eigentlich eine Allergie?

Die Voraussetzung für das Auftreten einer Allergie ist die Schwächung des Immunsystems. Oder eine erblich bedingte Dysfunktion. Bei der Allergie spielen gleich drei Faktoren eine Rolle.

Abwehrfehler Nr. 1. Zum einen ist das gestörte Immunsystem nicht mehr in der Lage, zwischen Freund und Feind zu unterscheiden, also zwischen guten und schädlichen Substanzen. So kommt es, daß der Körper sich auch gegen harmlose Substanzen mit einer heftigen Abwehrreaktion wehrt. Zum Beispiel Pollen, Milch, Erdbeeren.

Abwehrfehler Nr. 2 des gestörten Immunsystems ist die Überreaktion. Bei der normalen Reaktion auf Antigene (Eindringlinge) produziert der Organismus nur so viele Antikörper, wie zur Vernichtung der Schadstoffe notwendig sind. Anders bei der Allergie. Da werden auf einmal so viele falsche Antikörper gebildet, daß es zur allergischen Reaktion kommt: die Schleimhäute schwellen an, die Augen tränen, ein Hautausschlag entsteht, bestimmte Hautareale beginnen zu jucken oder, noch schlimmer – die Atemwege verengen sich, ein Asthmaanfall tritt auf.

Abwehrfehler Nr. 3: Bei einer normalen Abwehrreaktion speichert das Immunsystem die Art und Weise, wie es auf die Eindringlinge reagiert hat. Ein Kind, das die Masern hatte, wird sie nie mehr bekommen, weil das Immunsystem eine Art »Matrix« gespeichert hat, um sofort die richtigen Antikörper in die Abwehrschlacht schicken zu können. Bei der Allergie werden leider immer wieder die falschen Antikörper ausgesendet, so daß immer wieder die gleichen Krankheitserscheinungen auftreten.

2. Welche Allergien gibt es?

Allergie durch Blütenpollen

Über 6 Millionen Deutsche leiden unter Heuschnupfen. Die in der Luft schwirrenden Pollen können Niesanfälle, Schleimhautanschwellung und akute Atemnot bewirken.

Allergie durch Nahrungsmittel

Wie schon gesagt, es ist noch nicht erforscht, warum manche Menschen auf Lebensmittel allergisch reagieren, die eigentlich natürlich und nicht durch Konservierungsstoffe in der Qualität gemindert sind.

Weil eben das Immunsystem, wenn es geschwächt ist, »verrückt« spielen kann und Freund und Feind nicht voneinander zu unterscheiden weiß. Gerade deshalb sollte man auch jene Lebensmittel meiden, die zwar keine allergischen Reaktionen auslösen, aber Mitverursacher für die Schwächung des Immunsystems sind. Zum Beispiel Fertiggerichte aus der Tiefkühltruhe, weil man bei diesen überhaupt nicht weiß, was alles noch beigemixt wurde. Und weil Dosenfutter und Fertiggerichte keine »lebendige« Nahrung sind, wie der Mensch sie braucht, um sein Immunsystem stabil zu halten. Die Umweltgifte können wir nicht vermeiden, aber falsche Ernährung und somit Schwächung durch uns selbst.

Allergie durch Farb- und Konservierungsstoffe, Süßstoffe

Zucker ist zwar ein Vitamin-B12-Räuber, aber immerhin ein Naturprodukt. Es wäre also unklug, auf Zucker zu verzichten und statt dessen Süßstoffe zu verwenden, die teilweise in den USA längst verboten wurden.

Eigentlich kein Wunder, wenn wir von Industrie-Lebensmitteln Allergien bekommen. Oder ein gestörtes Immunsystem

Zusatzstoff	*Wirkung im Lebensmittel*	*Einsatzgebiet*
1. Emulgatoren	verbinden ursprünglich nicht miteinander mischbare Phasen, z.B. Fett und Wasser; beeinflussen die Konsistenz von Lebensmitteln	Margarine, Fertiggerichte, Backwaren, Schokolade, Kartoffelpürees, Puddingpulver, Suppen und Soßen, Gewürzextrakte, Milchpulver, Coffee-Whitener, Speiseeis, Zuckerwaren, Kakaogetränke, Mayonnaise, Würste
2. Konservierungsstoffe	verlängern die Haltbarkeit von Lebensmitteln	Fischprodukte aller Art, Mayonnaise, Gewürz- und Salatsoßen, Gebäck, Margarine, Fruchtsäfte, Limonaden, Fruchtzubereitungen (Joghurt)
3. Antioxidantien	verhindern die unerwünschten Reaktionen von Sauerstoff mit Lebensmittelinhaltsstoffen	Eis, Margarine, Öle, Backwaren, Gewürze, Suppen, Instantprodukte, Knabbererzeugnisse, Kaugummi, Nougatmasse, Walnüsse
4. Verdickungs- und Geliermittel	binden Wasser und beeinflussen somit die Konsistenz von Lebensmitteln	Konfitüren, Marinaden, Gelees, Krems, Sülze, Puddinge, Fertiggerichte, Kaugummi, Backwaren
5. Aromastoffe	geben bzw. verbessern den Geschmack	Fertig- und Instantgerichte, Pudding, Eis, Süßwaren, Kaugummi, Konfitüren, Fleisch- und Wurstwaren, Backwaren, Tees, Erfrischungsgetränke, Schokolade, Kakaopulver, Liköre

Zusatzstoff	*Wirkung im Lebensmittel*	*Einsatzgebiet*
6. Farbstoffe	Farbgebung und Farberhaltung	Zuckerwaren, Marmeladen, Liköre, Limonaden und Colagetränke, Pudding, Obstkonserven, Fleisch, Eis
7. Enzyme	Gewinnung und Herstellung von Lebensmitteln	Gelatine, Käse, Bier, Brot und Backwaren, Kaugummi, Sojasoße, Wurst, Sirup, Süßwaren, Kunsthonig, Eis, Fruchtsäfte, Trockenprodukte
8. Oberflächenbehandlungsmittel	schützen die Oberfläche vor Pilzbefall	Zitrusfrüchte
9. Geschmacksstoffe	beeinflussen den Geschmack oder verstärken den Eigengeschmack	Würzen, Brühwürfel, Fertigprodukte, Erfrischungsgetränke, Diabetikerprodukte
10. Extraktionsmittel	lösen bestimmte Stoffe aus den Lebensmitteln heraus	entcoffeinierter Kaffee
11. Backhilfemittel	verbessern die Backeigenschaften des Teiges, machen Teige »maschinenfreundlicher«	Brot und Backwaren

Allergie auf Insektengifte

Schon beim zweiten Stich einer Wespe kann es zum »anaphylaktischen Schock« kommen. Dies zeigt sich in Anzeichen von Übelkeit, Schwächezuständen, Atemnot, Ohnmacht, Schwindelgefühlen, Angst und Verwirrung. Sofort zum Arzt oder ins Krankenhaus. Besonders kritisch wird es bei einem Wespenstich in die Halsschlagader oder in den Mund. Es bleiben nur wenige Minuten, um den Betroffenen vor dem Ersticken zu bewahren.

Deshalb nie aus abgestandenen Cola-, Limo- oder Bierdosen trinken.

Hühnereiweiß-Allergie

Es könnte sein, daß Sie zu jenen Menschen gehören, die auf Hühnereiweiß allergisch reagieren. Die Symptome sind äußerst heftig. Es genügen schon geringe Mengen von Hühnereiweiß, um tagelangen Durchfall auszulösen.

Eine ähnlich heftige Reaktion ist auch auf Salzwasserfische möglich.

Allergie durch Hausstaub und Hausmilben

Die Hausmilbe lebt im Staub unserer Wohnungen, vor allem in Kissen und Matratzen, wo sie sich von unseren Hautschuppen ernährt. Sie ist sehr häufig für Allergien (Asthma) verantwortlich.

Arzneimittelallergie

Schmerzmittel und Antibiotika können so heftige Reaktionen auslösen, daß schnelle ärztliche Hilfe unbedingt nötig ist.

3. Welche Möglichkeiten der Behandlung gibt es?

Wenn der Verdacht auf eine Allergie naheliegt, muß zuerst einmal der Auslöser gefunden werden. Dies kann nur der Arzt mit Hilfe eines Hauttests. Er trägt je nach Substanz diese auf die Haut auf oder spritzt kleinste Mengen unter die Haut. Bildet sich eine rote Quaddel, bedetet das: auf diesen Stoff reagiert der Körper allergisch. Erlaubt der Hauttest keinen eindeutigen Befund, steht noch der relativ teuere RAST-Test zur Verfügung. Dabei entnimmt der Arzt dem Patienten Blut und bringt es mit Testallergenen zusammen. Die Antikörper im Blut verbinden sich mit den Allergenen und können so nachgewiesen werden. Ein RAST-Test wird vor allem bei Verdacht auf Schimmelpilz-, Arzneimittel- oder Insektenallergie gemacht.

Die Suche nach Allergien ist grundsätzlich sehr schwierig und für den Arzt oft eine regelrechte Detektivarbeit. Hier ist die Mitarbeit durch den Patienten besonders wichtig.

Hat man die Ursache entdeckt, kann man Allergien auf verschiedene Weise behandeln. Die gängigsten Medikamente sind sogenannte Antihistamine. Sie verhindern die Bildung von Histaminen, den »Boten« der Allergie. Zum Beispiel das Kortison. Bei schlimmen Allergien muß der Arzt oft schwerere Geschütze auffahren. Gegen allergisches Asthma zum Beispiel helfen oft nur gezielte Mittel, die verhindern, daß sich die glatte Muskulatur der Bronchien zusammenzieht.

Die Wissenschaftler setzen heute große Hoffnungen auf körpereigene Substanzen, die eine wichtige Rolle bei den komplizierten Vorgängen unserer Körperabwehr spielen. Diese Substanzen werden Lymphokine genannt und umfassen viele einzelne Eiweißstoffe, die in ungeheuer kleinen Mengen wichtige Abwehrvorgänge steuern - darunter auch das Interferon, von dem man sich soviel verspricht. Interferon hilft dem Immunsystem unseres Körpers, indem es die Vermehrung von Viren hemmt. Auf diese Abwehrstoffe - die Lymphokine - ist man bei der Erforschung von besonders giftigen Substanzen gestoßen, die von Abwehrzellen unseres Körpers (Killer-T-Zellen) freigesetzt werden. Die T-Zellen und die Killer-T-Zellen spielen eine wichtige Rolle bei der Abwehr von Virusinfektionen, bei denen Lymphokine die Abwehrkräfte und -aktivitäten steuern.

4. Welche Erste-Hilfe-Maßnahmen sind möglich?

Bei Lebensmittelallergien kann es nicht nur zu Magen-Darm-Beschwerden kommen, sondern auch zu Asthmaanfällen. In diesem Fall ist besonders wichtig, die Erstickungsangst zu nehmen und beruhigend auf den Betroffenen einzuwirken. Wichtig ist, die Hyperreaktion in den Griff zu bekommen. Dabei hilft eine einfache Atemtechnik. Beide Arme rauf und runter!

Sollten Sie Bachblüten (Rescu-Tropfen) im Haus haben, sofort verabreichen, weil sie die Seele stark machen.

Nach dem Anfall unbedingt etwas Flüssigkeit (keine Milch, keinen Alkohol) verabreichen.

Die Flüssigkeit kann den zähen Schleim in den Bronchien verdünnen.

Kommt es zu einem anaphylaktischen Schock, besteht Lebensgefahr. Sofort den Notarzt alarmieren. Im ersten Stadium kommt es zu kalten Schweißausbrüchen und Blässe. Der Puls ist stark beschleunigt. Im zweiten Stadium treten Atembeschwerden ein, und der Puls beginnt zu rasen. Im dritten Stadium kommt es zu Bewußtlosigkeit und bläulicher Färbung im Gesicht. Die beste Erste-Hilfe-Maßnahme: Legen Sie den Patienten auf ein Bett oder notfalls auf den Boden. Lagern Sie seine Beine hoch, damit der Kreislauf entlastet wird. Das Weitere ist dem Notarzt überlassen.

Zur Ausrüstung der Notfallapotheke empfiehlt sich ein Adrenalin-Spray, mit dem man die Atem- und Kreislaufbeschwerden beim allergischen Schock bekämpfen kann. Adrenalin-Sprays müssen vom Arzt verschrieben werden.

Schwermetalle - eine Gefahr für uns alle
Blei, Cadmium, Quecksilber

Begriffe

akute Erkrankung:
Tritt unvermittelt auf und verläuft schnell und heftig. Es ist daher relativ einfach, die Ursache zu erkennen. Gegensatz zur chronischen Erkrankung.

chronische Erkrankung:
Entwickelt sich langsam, manchmal über Jahre. Es ist oft schwierig, die Ursache einer chronischen Erkrankung zu erkennen.

biologische Halbwertszeit:
Zeit, innerhalb deren ein Stoff im Körper ohne zusätzliche Aufnahme zur Hälfte abgebaut wird.

Emission:
Bezeichnet das Ausströmen luftverunreinigender Stoffe, z.B. aus Schornsteinen, an die Außenluft.

Höchstmengen:
Zum Schutz des Verbrauchers festgelegte zulässige Mengen von Rückständen in Lebensmitteln, die selbst bei lebenslanger Aufnahme nach derzeitigen wissenschaftlichen Erkenntnissen nicht zu nachweisbaren Schäden führen. Bei Überschreitungen kann die Lebensmittelüberwachung die Ware aus dem Verkehr ziehen sowie den Verursacher gerichtlich belangen.

Immission:
Einwirkung von Luftverunreinigungen, Geräuschen u.a. auf Menschen, Tiere, Pflanzen und Sachgüter.

WHO-Werte:
Sind von der Weltgesundheitsorganisation (World Health Organization = WHO) festgelegt.

Sie werden als »vorläufig duldbare wöchentliche Aufnahme« angegeben. Sie sind Empfehlungen und haben daher keine Gesetzeskraft.

ppm:
parts per million = Teile je Million, das bedeutet z.B.: 1 Pfennig in 10.000 DM = 1 ppm, 1 Roggenkorn in einem 5-kg-Sack mit Weizenkörnern = 1 ppm.

Recycling:
Wiederverwendung bereits benutzter Rohstoffe. Wird gemacht, um Rohstoffe zu sparen und um die Umwelt mit bestimmten Stoffen nicht zu sehr zu belasten.

Richtwerte:
Sind vom Bundesgesundheitsamt festgelegt. Sie sind ein Maßstab für die Belastung von Lebensmitteln mit Blei, Cadmium und Quecksilber. Bei Überschreitungen dieser Werte gibt es keine gesetzliche Grundlage, die Lebensmittel vom Markt zu ziehen.

Wie kommt Blei ins Wasser?

Die Bleibelastung eines Gewässers kann eine natürliche Ursache haben: die Verwitterung und Auswaschung bleihaltiger Minerale. Meistens hat auch hier der Mensch die Hand im Spiel: Auslaugung - Versickern des Regenwassers ins Grundwasser - von Erz- und Abraumhalden, Bleiverarbeitung und industrielle und kommunale Abwässer sind häufig die Verschmutzungsquelle.

Der Rhein z.B. transportiert jährlich ca. 2.000 t Blei in die Nordsee.

Bis etwa 1935 wurden unsere Wasserleitungen aus Bleirohren hergestellt. Trinkwasser aus solchen Leitungen enthält, vor allem nach längerem Stehen des Wassers in den Rohren, erhebliche Bleimengen.

Wie wirkt Blei im Menschen?

Akute Bleivergiftungen treten plötzlich auf, verlaufen schnell und heftig und können tödlich sein. Sie sind zwar selten geworden, können aber auftreten, wenn z.B. saure Lebensmittel wie Fruchtsäfte oder Essig in Tongefäßen aufbewahrt werden, deren Glasuren bleidurchlässig sind.

Die Aufnahme von Blei durch Nahrungsmittel ist im allgemeinen geringer, so daß es hier nicht zu einer akuten Bleivergiftung kommt. Evtl. ist aber eine chronische Bleivergiftung nicht auszuschließen, da sich Blei im Körper anreichert. Sie beginnt schleichend mit einer allgemeinen Anfälligkeit, mit Appetitlosigkeit, Magenbeschwerden, Verstopfung, Müdigkeit, Schwindelgefühl und Kopfschmerzen. Die graue Verfärbung des Zahnfleisches (Bleisaum) ist ebenfalls ein Anzeichen chronischer Bleivergiftung.

Im Kindesalter werden Hirnfunktionsstörungen festgestellt. Die Lernleistung und Aufmerksamkeit der Kinder kann beeinträchtigt werden.

Blei wird im Knochen anstelle des Calciums abgelagert. Es beeinflußt den Aufbau des roten Blutfarbstoffs, was zu einer Blutarmut führen kann. Auch Nervenlähmungen, Magenschleimhautentzündungen, eine leichte Erhöhung des Blutdrucks und Nierenschädigungen wurden beobachtet.

Für Blei ist die »vorläufig duldbare wöchentliche Aufnahme« mit 3 mg/Woche angegeben.

Wie kommt Quecksilber ins Wasser?

Ins Wasser gelangt das vom Menschen verbrauchte Quecksilber in erster Linie über ungeklärte Abwässer aus der verarbeitenden Industrie. Ein verstärkter Bau von modernen Kläranlagen sowie technische Verbesserungen in der Papierindustrie und bei den Chlorproduzenten haben jedoch bereits zu einem erheblichen Rückgang des Quecksilbergehaltes in den Flüssen geführt. Ein Beispiel: Hatte der Rhein 1970 eine Jahresfracht von 96 t Quecksilber, so betrug die mitgeführte Menge 1977 »nur« noch 28 t.

»WHO-Wert«, also die »vorläufig duldbare wöchentliche Aufnahme«, beträgt 0,3 mg/Woche für Quecksilber bzw. 0,2 mg/Woche für Methylquecksilber.

Wie wirkt Quecksilber im Menschen?

Die Giftigkeit des Quecksilbers hängt sehr stark von seiner Bindungsform ab. Am giftigsten sind die sogenannten metallorganischen Quecksilberverbindungen, insbesondere das bereits genannte Methylquecksilber. Es wird im Körper vorwiegend im Gehirn gespeichert und wirkt schädigend auf die Nerven. Aber auch Muskeln und Nieren sind Speicherorgane des Quecksilbers.

Die Nierenfunktion kann so stark beeinträchtigt werden, daß es zu einem Nierenversagen kommt. Anzeichen einer chronischen Quecksilbervergiftung sind Kopfschmerzen, Zahnfleischentzündungen, Übelkeit und Schlaflosigkeit. Sehr giftig sind auch Quecksilberdämpfe, die z.B. beim Zerbrechen eines Thermometers entstehen. Quecksilber überwindet zudem die Placenta-Schranke, d.h., schon das Ungeborene wird belastet.

Wie kommt Cadmium ins Wasser?

Fünfmal mehr Cadmium als in der Luft (ca. 160 t pro Jahr) landet im Wasser, fast die Hälfte davon stammt aus industriellen Abwässern, vorwiegend aus der metall- und cadmiumverarbeitenden Industrie. Diese Abwässer werden zwar gereinigt, dennoch geht ein nicht unerheblicher Anteil an Cadmium in die Flüsse. In der Kanalisation werden cadmiumhaltige industrielle Abwässer mit den Haushaltsabwässern vermischt, und in der Kläranlage werden dann zwischen 60 und 95% des Cadmiums im Klärschlamm angereichert. Der Rest lagert sich in den Flüssen als Sediment an und/oder belastet das Grund- und Trinkwasser. Allein der Rhein – so schätzt man – transportiert eine jährliche Cadmiumfracht von mehr als 100 t.

»WHO-Wert«: Für Cadmium werden 0,4–0,5 mg/Woche angegeben.

Wie wirkt Cadmium im Menschen?

Bis heute besteht noch keine endgültige Klarheit über die Wirkung des Cadmiums im Organismus. Akute Vergiftungen durch Cadmium sind sehr selten. Die Symptome solcher Vergiftungen kennt man von Arbeitern, die durch »Berufsunfälle« über längere

Zeit hochkonzentrierte Cadmiumoxid-Dämpfe einatmen: es kommt zu Durchfall und Erbrechen, die Niere funktioniert nicht mehr, und bei Überschreiten einer kritischen Menge endet die Vergiftung tödlich.

Viel tückischer ist eine schleichende, chronische Cadmiumvergiftung, wie sie langfristig durch die überhöhte Aufnahme cadmiumhaltiger Lebensmittel und Rauchen entstehen kann. Das Cadmium kann an vielen Punkten des Körpers angreifen, ohne daß ein Arzt auf den Gedanken kommen müßte, daß das gefährliche Schwermetall dabei eine Rolle spielt.

Cadmium sammelt sich hauptsächlich in der Niere. Übersteigt die Konzentration des Cadmiums in der Niere einen bestimmten Wert, kann das komplizierte Organ seine Filterfunktion nur noch eingeschränkt ausüben. Es entsteht eine Nierenfunktionsstörung. Anzeichen dafür ist eine vermehrte Eiweißausscheidung.

Ob ein Teil der Nierenerkrankungen in der Bundesrepublik bereits heute auf eine zu hohe Cadmiumaufnahme zurückgeht und wie viele Menschen davon betroffen sind, kann noch niemand genau nachweisen.

Warum ist Nitrat im Trinkwasser so gefährlich?

Nitratstickstoff im Trinkwasser ist sehr bedenklich. Nitrate können sich im Körper in Nitrite umwandeln. Nitrite beeinflussen die Sauerstoffbindung an das Eisen im Blut. Zu hoher Nitratgehalt im Trinkwasser kann **bei Säuglingen** tödlich wirken bzw. Blausucht hervorrufen.

Auch bei älteren Menschen muß eine hohe Nitrataufnahme unbedingt vermieden werden, da ein Teil des gebildeten Nitrats in krebserzeugende Nitrosamine verwandelt werden kann.

Nitrosamine gehören zu den stärksten bekannten krebserregenden Substanzen. Sie können Krebsgeschwüre in praktisch allen Organen erzeugen. Außerdem können Nitrosamine das Erbgut verändern.

Als obere Toleranzgrenze für den Nitratgehalt im Trinkwasser wird von der FAO, der Fachorganisation der Vereinten Nationen für Ernährung, Landwirtschaft und Forstwesen, ein Wert von 50 mg NO_3/l gesetzt. **Empfohlen werden niedrigere Werte**. Die Trinkwasserversorgung der Bundesrepublik Deutschland (Bundesgesetzblatt vom 31. 01. 1975) nimmt z. Z. einen Wert von 90 mg NO_3/l an. Ab 01. 01. 1985 gilt ein Grenzwert von 50 mg NO_3/l.

Vielerorts ist ein solcher Wert auch in öffentlichen Wassernetzen nicht erzielbar. Private Brunnen haben oft zehnfach höhere Werte.

Die Seele-Geist-Körper-Harmonie

Wenn Sie bereit sind, endlich sich selbst kennenzulernen, dann werden Sie auch erfahren, welche phantastischen Möglichkeiten in Ihnen ruhen. Mit diesem Buch können Sie alles erwecken, was der Mensch mit auf seinen Lebensweg bekommen hat, um nach der Vervollkommnung zu streben. Wie Sie wissen, ist unser ganzes Leben ein Lernprozeß: eine Schule, die viel mehr Spaß machen kann als die, die uns der Staat verordnet. Auf der anderen Seite kann die Schule des Lebens mörderisch schmerzhaft und vernichtend sein, wenn wir die Instrumente nicht nutzen, die in uns stecken. So entstehen zum Beispiel psychosomatische Krankheiten, wenn unsere Seele durch nicht verarbeitete Konflikte vergiftet wird. Ärzte und Psychologen, die sich mit dem Gebiet der Psychosomatik jahrelang befaßt haben, bekommen immer deutlichere Hinweise darauf, daß Krankheiten wie Krebs durch einen inneren Vergiftungsprozeß entstehen. Diese Seelenvergiftung geht mit einer Vergiftung des Denkens und der Körpersäfte einher, weil der Mensch immer ganzheitlich reagiert. Und das ist ein gutes Beispiel dafür, warum ich Ihnen mit diesem Buch das »Seele-Geist-Körper«-Prinzip so ans Herz legen möchte. Glauben Sie keinem, der Ihnen einreden will, daß gesunde

Ernährung alles ist. Oder daß man nur Sport treiben muß, um erfolgreich, gesund und glücklich zu werden. Andere behaupten steif und fest, daß man länger jung und gesund bleibt, wenn man nur genügend Humor ins Leben einbringt. Alles ist richtig und gleichzeitig falsch. Nur durch das richtige Zusammenspiel vieler Verhaltensweisen können wir länger jung, länger vital und länger erfolgreich sein:

Die Formel lautet: Die Seelen-, Geist- und Körperenergie muß ständig fließen

Damit dies nicht so theoretisch klingt, werde ich Ihnen aufzeigen, wann diese Energien fließen.

Seelenenergie fließt:
Wenn Sie lieben.
Wenn Sie sich freuen.
Wenn Sie idealistisch sind.
Wenn Sie anderen Menschen helfen.
Wenn Sie an sich glauben.
Wenn Sie verzeihen. Sich selbst und anderen.
Wenn Sie ein Erfolgserlebnis haben.

Seelenenergie ist blockiert:
Wenn Sie sich überfordert fühlen.
Wenn Sie hassen.
Wenn Sie sich ärgern.
Wenn Sie mutlos sind.
Wenn Sie an nichts glauben.
Wenn Sie andere Menschen betrügen und ausbeuten.
Wenn Sie nicht verzeihen können.
Wenn Sie neidisch sind.
Wenn Sie nicht loslassen können.
Wenn ein Zyklus nicht abgeschlossen ist.
Wenn Aggressionen schwelen.

Und so wirkt Seelenenergie auf den Körper

Zuwenig Seelenenergie löst psychosomatische Krankheiten aus. Das geht von Befindlichkeitsstörungen bis zum Krebs.

Wer seine Seelenenergie in Fluß bringt, kann sowohl Krankheiten vermeiden als auch heilen. Der innere Arzt ist niemand anderer als die Energie der Seele. Die Wissenschaftler haben dies wie immer ein bißchen komplizierter gemacht und nennen diesen Vorgang »Psychoneuro-Immunologie«. Es ist die Lehre von der Wirkung positiver Emotionen auf das Immunsystem. Schon in den siebziger Jahren entdeckten Forscher, daß der menschliche Körper Substanzen produziert, sogenannte Neuropeptide, die ebenso wirksam sind wie Drogen oder Schmerzmittel. Einer dieser Stoffe ist beispielsweise ein körpereigenes Schmerzmittel und annähernd zweihundertmal so stark wie Morphium.

Die Hauptaufgabe der Neuropeptide, die aus reinen Aminosäuren bestehen, ist die Vermittlung von Informationen, indem sie sich an den Rezeptoren der einzelnen Körperzellen niederlassen und ihnen so Botschaften überbringen. Die meisten Rezeptoren sitzen tief im Zentrum des Gehirns, im sogenannten Limbischen System, das zuständig ist für Stimmung, Wachheit und Müdigkeit, Körpertemperatur und Herzschlag, den Appetit und auch die sexuelle Lust.

Ebenso haben Körperorgane wie Leber, Milz, Darm und Keimdrüsen Rezeptoren, die es ihnen ermöglichen, über chemische Botenstoffe Befehle zu empfangen. Lange Zeit hatten die Forscher gerätselt, wie das Immunsystem erkennt, ob der Mensch traurig ist oder froh, gestreßt oder zufrieden, depressiv oder glücklich. Bis die Biochemikerin Candace Pert vom National Institute of Mental Health in Bethesda, Maryland, herausfand, daß die Immunzellen ebenfalls Rezeptoren für die Botenstoffe des Nervensystems besitzen.

Das Herz ist ein weibliches Organ, ein Yin-Organ, und braucht deshalb den Fluß von Seelenenergie. Kein anderes Organ im menschlichen Körper ist solchen Strapazen ausgesetzt wie das Herz. Diese Pumpe ist ein Muskel, der durch Kontraktion funktioniert – zusammenziehen und ausdehnen. Elektrische Energie spielt aber bei der gleichbleibenden Herzleistung eine wichtige Rolle. Immer dann, wenn das Blut beispielsweise dicker ist, muß die Pumpleistung verstärkt werden. Für eine richtige Dosierung oder Zuschaltung der Reserveenergie sorgen Impulse, die ebenfalls etwas mit den Botenstoffen, den Neuropetiden, zu tun haben. Ist jedoch der Mensch in einer physisch kritischen Situation (verdicktes Blut) auch noch psychisch angeschlagen, so vermitteln die Neuropetide statt fördernde eher hemmende Impulse an die Rezeptoren des Herzens. Ein zusätzliches Risiko entsteht – der Mensch wird zum Infarktkandidaten.

Ein Mensch, der jedoch »gutherzig« ist, wie der Volksmund schon richtig sagt, versorgt durch seine unbewußt positiven Impulse das Herz automatisch mit zusätzlicher Energieleistung. Dies wirkt sich schonend auf das Herz aus und ist so eine der wichtigsten Voraussetzungen, um länger jung und gesund zu bleiben. Menschlichkeit, Liebe und Nächstenliebe werden also nicht erst im Himmel belohnt, sondern schon auf der Erde.

Mit Seelenenergie kann der Mensch sich selbst heilen. Er kann die Rekonvaleszenzzeit verkürzen, schwere Krankheiten besiegen, negative Engramme (gespeicherte Negativerlebnisse) abbauen und sogar tiefe Seelenverletzungen aus der Kindheit und Jugendzeit ausheilen.

Denn trotz aller Psychotechniken und Mentalprogramme bleiben die Heilungsanstrengungen über den Kopf wirkungslos, wenn die »Energie aus der Seele« versagt bleibt. Dies ist leicht zu erklären. Die Seelenenergie liefert die Ausdauer. Wir mechanistisch erzogenen Menschen erwarten sofortige Wirkung, wie auf Knopfdruck. Oder wie dies mit einer »Happy Pill« erreicht werden kann. Man wirft ein Psychopharmakon ein, und der Seelenschmerz läßt nach. Längst weiß man, daß dieser schnelle Weg der Hilfe der falsche ist, weil er verhindert, daß der Mensch durch sein ganzheitliches Sein an der Verarbeitung des Problems, zum

Beispiel einer Trennung, arbeitet. Nur wenn der Kopf der Seele hilft, kann die Seele schneller gesunden. Und das gilt im umgekehrten Sinne ganz besonders. Wenn der Leib krank ist, müssen Kopf und Seele ein Arbeitsteam bilden, um beispielsweise das Problem Krebs zu lösen. Der Bauunternehmer Josef P. wurde von seinem Geschäftspartner aus der Firma gedrängt. Ein Gericht sprach ihm eine stattliche Abfindung zu, so daß er sich über seine wirtschaftliche Zukunft keine Sorgen machen mußte.

Trotzdem geriet Josef P. in eine schwere, lebensbedrohende Krise. Er erkrankte an Lungenkrebs. Trotz einer relativen Früherkennung, modernster krebstherapeutischer Versorgung und einer liebevollen Frau, die sich Tag und Nacht um ihn sorgte, verschlimmerte sich der Zustand von Herrn P. dramatisch.

Eines Tages verlangte Josef P. ganz von sich aus nach einem Psychologen, mit dem er über seine Seele sprechen wollte. Im Laufe der Gespräche stellte sich heraus, daß Josef P. ein Verzeihungsproblem hatte. Er haßte seinen ehemaligen Geschäftspartner mit allen Fasern seines Herzens. Wenn er so stundenlang dalag, ging ihm wieder und wieder nur ein Gedanke durch seinen Kopf: Wie kann ich bittere Rache nehmen.

Der Psychotherapeut erkannte darin die Ursache für die Krebserkrankung von Josef P. und natürlich auch die Ursache für die dramatische Entwicklung der Krankheit. Im Zuge einer Psychotherapie gelang es, Josef P. von seinem Verzeihungsproblem zu heilen. Ab diesem Moment kam Josef P. endlich aus der Übersäuerung seines Geistes, seiner Körpersäfte und aus der Energieblockade seiner Seele. Plötzlich konnte auch die Bekämpfung seiner Krebskrankheit reifen. Mittlerweile sind fünf Jahre vergangen, und die Krebskrankheit von Herrn Josef P. kann als geheilt bezeichnet werden. Dem Lösen der Seelenenergie-Blockade verdankt der ehemalige Bauunternehmer sein Leben.

So wirkt Seelenenergie auf das Denken, auf den Geist

Wenn der Mensch ohne Seelenenergie denkt, dann wird er seinem »Lieblingskind« Computer ähnlich. Er analysiert und berechnet kühl. Er ist in der Lage, Fakten zu speichern, Fakten zu verarbeiten und Schlüsse zu ziehen, die der Durchsetzung egoistischer Ziele dienlich sind. Dieses Denken ist jedoch sehr eindimensional, weil ihm die übergeordnete visionäre Dimension fehlt, die der Mensch bekommt, wenn er kraftvoll denkt - mit der Kraft der Seele. Mit der Kraft der Seele denken, das ist »dualistisches Denken« oder - wie die Amerikaner sagen - Commitment-Denken: Es bezieht den anderen Menschen immer mit ein. Es läßt ein Nebeneinander unterschiedlicher Interessen zu. Commitment-Denken ist so selbstbewußt und so kraftvoll, daß es sogar die anderen Menschen fördert, aber gleichzeitig den eigenen Interessen dient. Dies ist keine Quadratur des Kreises und kein Paradoxon. Wer in seinem Denken die Commitment-Dimension einschaltet, wird ein Feedback erzeugen, das so gewaltig ist wie eine Kernfusion. Fairneß und Mitmenschlichkeit sind ein Saatgut, das reiche Ernte bringt, ohne daß man sich um das Einfahren der Früchte selbst kümmern muß. Wie ein Bumerang fliegt der positive Impuls des großräumigen Denkens zurück. Wie sehr dies in negativer Umkehrung möglich ist, zeigt uns die Zerstörung unserer Umwelt. Da haben zu viele Menschen aus engen, egoistischen Motiven heraus Denken praktiziert: sogenanntes Profitdenken, das an sich nichts Schlechtes ist, wenn auch Seelenenergie mit einfließt. Die ist aber ganz bestimmt nicht geflossen, wenn Chemiekonzerne ihren giftigen Abschaum in Flüsse und Meere ableiteten. Dieses Beispiel zeigt ganz deutlich, wie gefährlich für jeden Menschen auf dieser Welt das Denken ohne Seelenenergie ist. Denn auch der Vorstand der Chemieunternehmen wird eines Tages zugrunde gehen, wenn die Welt nicht mehr zu retten ist. Beim seelenlosen Denken sind negative Eskalationen möglich, die wir uns gar nicht vorstellen können. Und beim Denken mit Seelenenergie sind positive Eskalationen möglich, die wir uns auch nicht vorstellen können, weil sie so gewaltig sind.

Geistenergie fließt:
Wenn Sie interessiert sind.
Wenn Sie grundsätzlich offen sind.
Wenn Sie keine Vorurteile haben.
Wenn sie alles für möglich halten.
Wenn Sie für nervlich-geistige Fitneß sorgen.
Wenn Sie genügend Lebensfreude haben.

Geistenergie fließt nicht:
Wenn Sie nicht motiviert sind.
Wenn Sie gegenüber einem Menschen oder einer Sache Vorbehalte haben.
Wenn Sie kein Selbstvertrauen haben.
Wenn Sie nicht fit sind.
Wenn Sie sich falsch ernähren.
Wenn Sie geistigen Herausforderungen immer aus dem Wege gehen.

Und so wirkt Geistenergie auf den Körper

Geistenergie ist das Schwungrad zum physischen Jungbleiben. Wer geistig »abschaltet«, schaltet gleichzeitig den Stromkreis ab, der den Stoffwechsel in Schwung hält, somit die wichtigsten Funktionen der Verbrennung, Entgiftung und Nahrungsverwertung. Ein geistig träger Mensch hat auch eine träge Verdauung, träge Organleistungen und träge Bewegungsabläufe.

Dazu kommt, daß geistige Trägheit auch die Lebensfreude lähmt. Und warum Lebensfreude grundsätzlich gut für die Gesundheit ist und sogar den Fettabbau fördert, läßt sich medizinisch-wissenschaftlich leicht erklären: Es hat in erster Linie etwas mit dem endokrinen System des Menschen zu tun.

Dieses Kerngebiet des Gehirns steuert viele Vorgänge in unserem Körper: Wärme, Blutdruck, Atmung und Schlaf-Wach-Rhythmus. Speziell der Hypophysen-Vorderlappen produziert sechs verschiedene Hormone. Hormon kommt übrigens aus dem Griechischen und ist das Wort für antreiben. Depressionen sind das genaue Gegenteil. Wer deprimiert ist, reduziert auf psychosomatische Weise auch die Tätigkeit des Hypophysen-Vorderlappens und somit die Produktion des STH-Hormons. Logisch, daß Lebensfreude mehr als nur ein Schlagwort ist, nämlich eine echte therapeutische Maßnahme.

Nicht umsonst bleiben jene Menschen länger jung, die ihr ganzes Leben lang geist- und seelenvoll waren. Daß einem das nicht zufällt, sondern auch Disziplin erfordert, ist der Preis für ein lohnendes Ziel.

Die geistige Weiterentwicklung ist die einzige echte Chance, die der Mensch hat, dem physischem Alterungsprozeß entgegenzuwirken. Sowohl auf spiritueller Ebene als auch auf materieller.

Durch die geistige Weiterentwicklung strebt der Mensch den Dimensionen des »Jenseitigen« entgegen und wird so immer freier von den Fesseln des »Diesseitigen«. Jeder, der diese wunderbare Entwicklung erlebt, weiß, daß das Jungsein eigentlich erst mit dem Älterwerden beginnt. Eine gewisse Leichtigkeit befreit von zwanghaften Bedürfnissen und Verhaftungen der Jugendjahre. Um so wichtiger ist es, in dieser schönsten Zeit des Lebens auch physisch jung zu bleiben. Die Beweglichkeit zu erhalten als Voraussetzung für die vitale Funktion der Organe, des Gehirns und der Muskulatur.

Und so wirkt Geistenergie auf die Seele

Es gibt Phasen im Leben eines Menschen, wo seine seelischen Energiereserven völlig erschöpft sind. Dies sind jene kritischen Momente, wo man dem Sterben näher ist als dem Leben. In einer solchen Situation muß man auf »Reserve« umschalten – auf

Geistenergie. Diese Geistenergie kommt aus dem »positiven Denken«. Das Glauben an sich selbst und an den Sinn seiner persönlichen Ziele setzt noch einmal so viel Energie frei, daß der Akku zur Selbst-Revitalisierung der Seele wieder angeworfen werden kann. So gesehen ist also das »positive Denken« eine Art Ladegerät für die erschöpfte Seele.

Im Geist-Seele-Dialog entsteht aber noch mehr als nur Energieaufladung. Im negativen Falle kann ein falsch gepolter Geist die Seele übersäuern. Das negative Denken mündet zwangsläufig in den Untiefen der Seele und richtet dort großen Schaden an. Dies kann in kurzer Zeit zu einer völligen Veränderung der Persönlichkeit führen. Der Geist speist die Seele mit Nahrung, die angst macht, besessen oder gelähmt. Diese Nahrung sind Suggestionen und Impulse, die der Mensch entweder selbst gegen sich richtet, oder es sind Fremdsuggestionen, die nicht abgeblockt werden können, weil man in dieser Lebensphase zu schwach ist. Erfreulicherweise läßt sich das Ganze auch umkehren. Eine vergiftete, kranke Seele kann wieder entgiftet und gesund werden. Das Unterbewußtsein hat zwar die vielen negativen Suggestionen gespeichert, kann aber durch Gegensuggestionen zu einem positiven »Souffleur« werden. Immer mehr bewähren sich die sogenannten Subliminal-Suggestionen, die direkt das Unterbewußtsein ansprechen. Subliminal-Kassetten können für die Seele ein wahrer Segen sein, wenn sie ethisch eingesetzt werden. Das heißt, es müssen auf der Rückseite der Kassette alle versteckten Suggestionen als Flüstersuggestionen bewußtgemacht werden.

Der Geist-Seele-Dialog hat aber noch eine andere wichtige Funktion für die Gesundheit des ganzen Menschen. In Situationen, wo die Seele verletzt wird, muß der Geist eine Art Reparaturtätigkeit übernehmen. Er muß der verletzten Seele, die ja nur zwischen gut und böse, positiv oder negativ, angenehm oder unangenehm unterscheiden kann, ein Führer sein. Gerade in den vielen Grauzonen zwischen negativer oder positiver Empfindung muß das Denken, das sogenannte positive Denken, »Zünglein an der Waage« spielen und die Seele positiv polen. In vielen Situationen, wo der Mensch mit den vielen Ungerechtigkeiten des Lebens nicht fertig werden würde, muß er durch sein positives Denken die Verletzungen der Seele lindern und heilen. Der Schlüssel heißt verstehen lernen und im Nichtverstehen akzeptieren lernen. Wer dies nicht kann, zerbricht sonst an den sinnfehlenden Unmenschlichkeiten irdischer Existenz.

Körperenergie fließt:

Wenn die Energiefluß-Kanäle (Meridiane) des Organismus frei sind.
Wenn die Nahrung komplexe Energieträger hat.
Wenn der Säure-Basen-Haushalt des Menschen ausgeglichen ist.
Wenn Versorgung und Entschlackung ungehindert funktionieren.
Wenn der Mensch in Bewegung bleibt.
Wenn alle Organe gesund sind.
Wenn die Sauerstoffversorgung optimal ist.

Körperenergie fließt nicht optimal:

Wenn die Energiefluß-Kanäle blockiert sind. Durch Streß und negative Spannung.
Wenn die tägliche Nahrung denaturiert und ohne Vitalstoffe ist. Zum Beispiel leere Kohlenhydrate.
Wenn der Mensch durch Umweltgifte, falsche Ernährung und Genußgifte übersäuert ist.
Wenn der Stoffwechsel reduziert ist.
Wenn Herz und Kreislauf untrainiert sind.
Wenn der Sauerstoffanteil im Blut reduziert ist. Zum Beispiel durch Rauchen.

So wirkt Körperenergie auf die Seele

Wenn der Mensch physisch stark ist, kann er ein Seelentief leicht ausgleichen. Durch die Verwobenheit aller Energiekreise, Seele,

Geist und Körper, ist der Austausch von Energie das Geheimnis von oft unglaublicher Leistungskraft. Wenn ein Energiekreis schwach ist, kann er durch bewußtes Transformieren aus dem anderen Energiekreis gestärkt werden. Der Mensch hat also mehr Reserven, als er für möglich hält.

Da Körperenergie eine grobstoffliche Energie ist, muß sie erst durch den Geist für die Seele nutzbar gemacht werden. Die Seele besteht aus feinstofflicher Energie. Der Umwandlungskatalysator heißt, schlicht und einfach gesagt, Liebe.

Was der Mensch in Liebe und aus Liebe tut und denkt, erzeugt automatisch eine Aufladung der Seelenenergie. Nicht umsonst sind Menschen, die lieben, so stark. Menschen, die sich in einer schwierigen Lebenssituation befinden, können sie nur überstehen, wenn sie aus dieser Situation den sozialen Lernprozeß annehmen und anderen Menschen helfen. Nur so finden sie die Kraft, ihre eigene Belastung kraftvoll zu durchstehen. Wer dieses Prinzip begriffen hat, wird auch vor schlechten Zeiten keine Angst haben.

Grundsätzlich wirkt physische Energie auch positiv stimulierend auf Seele und Geist. Menschen, die viel in Bewegung sind und für die notwendige Sauerstoffsättigung des Blutes sorgen, leiden weniger unter Depressionen als der unbewegliche Typ.

Und so wirkt Körperenergie auf den Geist

Wer ein geistiger Schwerarbeiter sein muß, der sollte mindestens so fit sein wie ein körperlicher Schwerarbeiter. Denn Konzentrationsenergie ist das »Prana« für Denkarbeit, sozusagen der Zündstoff für spirituelle Kreativität.

Wer jedoch als Kopfarbeiter nach den gleichen Energiequellen greift wie als physischer Schwerarbeiter, wird schnell ins Energietief kommen. Ernährung für die nervlich geistige Fitneß braucht positive feinstoffliche Schwingungen, die vor allem aus pflanzlicher Nahrung kommen.

Länger jung bleiben

Wellness-Gesetz Nr. 1

Wer seinen Energiestrom aus der Seele blockiert, bringt Körper und Geist ins Risiko

»Meinst du, daß ich Sterbehilfe bekomme, weil ich immer so deprimiert bin«, fragte mich eines Tages eine gute Freundin. Im ersten Moment empfand ich diese Frage als makabren Scherz, weil sie von einer 30jährigen Frau gestellt wurde, die eigentlich alles hat, was man sich nur wünschen kann: Schönheit, Intelligenz und den interessanten Beruf einer Journalistin. Aber – sie hatte finanzielle Probleme, die zwar lösbar, aber auf Dauer kein Vergnügen waren. Dies war der Auslöser ihrer Depressionen. Als ich sie besuchte, fiel mir sofort auf, daß ihr hübsches Gesicht alt wirkte, beinahe ausgezehrt. Ihre Bewegungen und ihr Gang waren undynamisch und schleppend. Jetzt erst wurde mir klar, wie groß die Krise war, in der Petra B. steckte. Diese typischen Symptome bezeichnen Medizin-Wissenschaftler als »Psychosomatische Interaktion«. Die leidende Seele erzeugte eine Streß-Belastung (Anpassungs-Leistung), die sowohl den Körper als auch den Geist in Mitleidenschaft gezogen hat. Daß auch eine geistige Verwirrung mit der psychosomatischen Interaktion einherging, war klar erkennbar, wenn man bedenkt, daß ein gesunder, gutaussehender, intelligenter Mensch nicht mehr leben will, bloß weil irgend ein hektischer Beutelschneider oder eine Bank Druck ausüben. Wenn man bedenkt, daß Tausende von Menschen in Krankenhäusern dahinvegetieren und unter Qualen auf ihren Tod warten. Trotzdem kann man Petra B. keinen Vorwurf machen, weil man längst weiß, daß der energetische Strom der Seele die größte fördernde und zugleich die größte blockierende Kraft auf unsere beiden anderen Energieströme ausüben kann.

Ich wunderte mich nicht, als Petra tags darauf anrief und mitteilte, daß sie mit Grippe im Bett läge.

Ihr Körper war nicht mehr in der Lage, den seelischen Streß abzuwehren. Albert Einstein hat einmal das wechselseitige Energie-Phänomen wie folgt beschrieben: »Unsere fließenden Kräfte sind ein eigenes Energie-Universum, und eine nicht ruhende Quelle der Erneuerung unserer ganzheitlichen Energie.« Ist jedoch einer dieser Energieströme reduziert oder sogar blockiert, entsteht eine Disharmonie in der Wechselbeziehung zu den anderen Energieströmen. Dies kann sich so negativ auswirken, daß der Mensch erkrankt. Entweder an der Seele, an seinem Geist, oder an seinem Körper. Der amerikanische Arzt und Leiter des Zentrums für Ganzheitsmedizin in Meadowlark/California, Dr. Loomis, beschreibt das Phänomen der wechselseitigen Energie-Verwobenheit so: »Eines, der uns durchdringenden Energiefelder, das vitale Feld, ist eng mit dem physischen Körper verbunden. Ein großer Teil unserer Experimente bezog sich auf dieses Feld in seiner Beziehung zu den physischen Zuständen. Das zweite, das Gefühlsfeld, das sich 30 bis 45 cm weit über den menschlichen Körper hinaus erstreckt, und das dritte, das geistige Feld, das im allgemeinen 60 cm und mehr über die Körperperipherie hinausreicht, sind Teile des Gesamtfeldes, das den menschlichen Körper umgibt.« Diese Aura, von der Dr. Loomis sprach, kann sich schon mit der Art der Gedanken und Emotionen verändern. Und somit einen Einfluß auf die seelische, geistige und körperliche Verfassung des Menschen haben.

Lebensfreude verstärkt diese Aura (Licht-Silhouette) und läßt ihre Farben aufleuchten, hingegen zeigen sich bei Depressionen nur trübe Farben. Das Wahrnehmen dieser Phänomene ist jedoch nur solchen Menschen vorbehalten, die mit sogenannten PSI-Fähigkeiten (außersinnliche Wahrnehmung) ausgestattet sind. Dies stellt jedoch längst nicht mehr in Frage, ob die energetischen Ströme wirklich vorhanden sind. Selbst die Schulmedizin fängt langsam an, sich damit zu beschäftigen und den

Menschen als ein ganzheitliches Wesen zu begreifen. Jeder, der sich der Erkenntnis vom Seele-Geist-Körper-Prinzip nicht verschließt, hat in Zukunft ungeahnte Möglichkeiten, sein Leben neu zu bestimmen, und anders zu gestalten als bisher. Er kann, wenn er mit diesem Wissen umgehen lernt, zwar nicht seine Gen-Schrift (Vererbungs-Anlage) und sein Schicksal verändern. Aber – er hat die Schlüssel dafür in der Hand, wie er seinen besten Jahren Leben und Vitalität geben kann.

Länger jung bleiben

Wellness-Gesetz Nr. 2

Positive Energie hält jung Negative Energie macht alt

Negative Energie ist eine zerstörerische Energie, positive Energie eine, die belebt und aktiviert. In einer Zeit wie dieser, wo der Überlebenskampf immer härter wird, ist keiner davor gefeit, daß er negative Ladungen wie ein Magnet anzieht. Er hat plötzlich Aggressionsfelder in sich, die die innere Harmonie verändern. Ein Mensch, der sauer ist, wird auch in seinen Körpersäften sauer, und erhöht damit sein Krankheitsrisiko. Denn - Gesundheit, und somit länger jung bleiben, hängt vom Gleichgewicht ab. Dieses Gleichgewicht zwischen Azidität (Säuren) und Alkalität (Basen) des Blutes ist empfindlich und erlaubt nur geringe Schwankungen. Im Körper wirkt jeder treibenden Kraft eine hemmende, ausgleichende entgegen. Die genaue Einhaltung dieses Gleichgewichtes ist ganz wichtig für die Regelung der zahlreichen Zellfunktionen.

Würde einer der beiden Faktoren die Oberhand gewinnen, so käme es sofort zur Unordnung. Die Störung würde dort krankheitsauslösend sein, wo der Körper seine Achilles-Ferse hat. Leiden sind nur Ausdruck innerer Unordnung, die sich immer wieder an derselben Stelle bemerkbar macht. Viele Menschen haben von Kindheit an ihre Emotionen so unterdrückt und gehemmt, daß sie unfähig sind zu weinen, oder ihrem Aggressionsstau Luft zu machen. Die daraus entstehende Spannung ist auch ein Erzeuger negativer Energie. Diese gilt es so schnell wie möglich abzubauen, damit wieder positive Energie fließen kann.

Der Wellness-Weg

Negative Energie positiv umwandeln

Aggressionen wirken dann noch als negative Energieströme nach, selbst wenn wir sie mit dem Kopf verarbeitet haben. Sie blockieren unser Dreikreis-Energie-System und verhindern, daß neue positive Energie aufgenommen werden kann. Wir müssen sie loswerden. Schreien würde ebenso eine Befreiung bringen wie weinen und streiten. Falsch – das wäre reine Energieverschwendung. Nutzen Sie die Kraft Ihrer negativen Geist-Seele-Energie, um physische Energie aufzubauen. Führen Sie noch am selben Tag ein Lauf- und Sport-Programm durch.

Tags darauf wird dann Ihre aktivierte Körper-Energie die reduzierte Seelen-Energie stärken helfen. Hier wirkt das Prinzip der wechselseitigen Dynamisierung.

Länger jung bleiben

Wellness-Gesetz Nr. 3

Wer positive Energie nicht aufbaut, baut schneller ab

Wie kommt diese positive Energie eigentlich zustande? Ganz einfach: Kraft muß gegen Widerstand ankämpfen - dann wird Energie erzeugt. Ein Beispiel: Windkraft läßt sich nur gewinnen, indem man ihr den Widerstand einer Windmühle entgegensetzt. Wir wachsen als kraftvolle Persönlichkeit in dem Maße, indem wir beide zu trainieren verstehen: Die Kraft - und den Widerstand.

Alles, was wir schaffen, ist ein Produkt aus unserer persönlichen Anwendung dieser beiden Gegensätze. In der geistigen Sphäre ist es ebenso wenig möglich, etwas zu leisten, wie in der körperlichen und in der seelischen, wenn wir nicht mit Kraft Widerstände zu überwinden versuchen. Entscheidend bei der Betrachtung dieses Prinzips ist jedoch die Tatsache, daß zwischen beiden Elementen ein gewisses Gleichgewicht erzielt werden muß. Denn wenn die aufgewendete Kraft zu stark ist, würde der Widerstand hinweggefegt werden, wie eine Windmühle im Wirbelsturm. Ist jedoch der Widerstand zu stark, würde sich die Windmühle nicht drehen. Erst im Laufe der Zeit, wenn die Kraft durch den Widerstand stärker geworden ist, kann sie etwas in Bewegung setzen.

Auch unsere geistige, intellektuelle Kraft wächst am Widerstand, der sich uns in den Weg stellt, oder den wir uns selbst suchen. Je stärker die Energieströme sind, die uns im Laufe unseres Lebens durchfließen, desto länger bleiben wir jung. Es hat etwas mit der ganzheitlichen Aktivierung des Zellstoffwechsels zu tun. Der Energiestrom, der die Durchblutung unseres Gehirns belebt, sorgt nicht nur für bessere Denkleistung, sondern auch für eine Belebung des Regenerations-Stoffwechsels. Denn dieser geht vom Gehirn aus. Aus diesem und keinem anderen Grunde steht geistige und körperliche Jugend in direktem Zusammenhang.

Fazit: Wer bis ins hohe Alter geistig arbeitet, bleibt länger jung. Wer jedoch zu viel schläft und im Nichtstun verharrt, verkümmert schneller.

Der Wellness-Weg

Dynamisieren Sie Ihre Seele

Um jung zu bleiben, ist es von entscheidender Bedeutung, daß Sie dem Gen-bedingten Alterungsprozeß Ihres Körpers eine starke Seele entgegensetzen, um die zwangsläufig häufiger auftretenden Erschöpfungsphasen ausgleichen zu können. Denn erschöpft sein und sich schwach fühlen, deprimiert. Wie ich Ihnen anhand des Beispiels mit der Windmühle vor Augen führte, wächst Kraft nur durch die Überwindung von Widerstand. Das bedeutet das Gegenteil von ›sich durchhängen lassen und in die Sonne blinzeln‹.

Es ist vielmehr die Herausforderung in einer dynamischen Steigerung Seelenkraft aufzuwenden. Dies geht nur durch Engagement für übergeordnete Ziele. Nur dann, wenn der Mensch sich für eine idealistische Sache engagiert, ist er in der Lage durchzuhalten und durch tiefe Seelentäler zu schreiten. Da die Menschheit vor einer Reihe schier unüberwindlicher Probleme steht, sind Idealismus und Engagement überlebenswichtig. Wer seine Seelenkraft dynamisierend stärkt, indem er dafür kämpft, daß wir wieder aus den giftigen Jahren kommen, hat sich einen Prüfstein erwählt, an dem er langsam aber stetig Seelen-Energie aufbauen kann.

Dynamisieren Sie Ihren Geist

Unsere Gesellschaft ist vor allem reproduzierend statt kreativ. Viele Arbeitsabläufe in Industrie, Handel, Handwerk und Verwaltung sind immer wieder dieselben. Zu viele Menschen haben statt auf Hirn, auf Routine umgeschaltet. Darin liegt wohl auch die Begründung, warum nur einzelne Gruppen unserer Gesellschaft die Probleme der Zeit erfassen und die sich abzeichnenden Bedrohungen anprangern.

So kann man weder langfristig überleben noch kurz- bis mittelfristig jung bleiben. Unsere zehn bis vierzehn Milliarden Hirnzellen müssen ernährt werden. Aber nicht nur durch den Strom des Blutes, sondern auch durch energetische Ströme, die durch die Kraft-Widerstand-Formel zum Fließen kommen. Die Forderung an Sie, wenn Sie länger jung bleiben möchten, heißt also, dem Gehirn stets neue Aufgaben stellen.

Ein hervorragendes Krafttraining ist das Erlernen einer neuen Sprache. Ich kenne einen Mann, der kurz vor seinem 50. Lebensjahr seinen Job verlor und nach einem Jahr depressiver Stagnation einen völlig neuen Lebensweg einschlug. Er verbesserte seine Englischkenntnisse und ließ sich zum Sprachtrainer für Manager ausbilden. Aus einem stellungslosen Techniker ist ein selbständiger, dynamischer Pädagoge geworden. Oscar E. sieht nicht nur jünger aus denn je, er ist es auch. Weder seine Seele noch sein Gehirn haben am Widerstand Schaden genommen. Ganz im Gegenteil. Beide sind stärker geworden.

Dynamisieren Sie Ihren Körper

Die stärkste Dynamisierung des Körpers erfolgt über regelmäßige Bewegung mit einer stetig zunehmenden Leistungserweiterung. Dies wäre eine gesunde Dynamisierung. Eine ungesunde hingegen sind spontane Kraftakte, motiviert aus dem schlechten Gewissen, lange schon im Bewegungsdefizit zu sein. Das Risiko der Überlastung von Herz und Kreislauf ist hier groß. Deshalb:

Lieber einen festen Lebensrhythmus suchen, in dem Bewegung ein integrierter Bestandteil ist. Man könnte dies antizyklisches Bewegungsverhalten nennen. Warum, werden Sie gleich sehen.

So sieht Ihr typischer Alltag aus:

1. Aufstehen
2. Frühstücken *(sitzen)*
3. Autofahren *(sitzen)*
4. Liftfahren *(stehen)*
5. Arbeiten *(sitzen)*
6. Mittagessen *(sitzen)*
7. Arbeiten *(sitzen)*
8. Autofahren *(sitzen)*
9. Abendessen *(sitzen)*
10. Fernsehen, lesen *(sitzen)*

Und so sollte ein antizyklischer Tag aussehen:

1. Aufstehen
2. 10 Minuten Gymnastik *(bewegen)*
3. Autofahren *(sitzen)*
4. Treppensteigen *(bewegen)*
5. Arbeiten *(sitzen)*
6. 10 Minuten Gymnastik *(bewegen)*
7. Mittagessen *(sitzen)*
8. Spaziergang *(bewegen)*
9. Arbeiten *(sitzen)*
10. 10 Minuten Gymnastik *(bewegen)*
11. Arbeiten *(sitzen)*
12. Autofahren *(sitzen)*
13. Abendessen *(sitzen)*
14. 10 Minuten gehen oder laufen *(bewegen)*

Länger jung bleiben

Wellness-Gesetz Nr. 4

Mit Energie-Timing können Sie doppelt so viel erreichen wie bisher Und doppelt soviel Lebensfreude haben

Weniger arbeiten und trotzdem effektiver sein, heißt nichts anderes als mehr Produktivität bei geringerem Verschleiß. Um dies zu verstehen, muß man sich ein bißchen mit dem Energie- oder Bio-Rhythmus seines energetischen Systems auseinandersetzen.

Biorhythmik ist die Lehre von berechenbaren Perioden oder Zyklen. Da gibt es den seelischen Zyklus, den geistigen Zyklus und den Körperzyklus.

Der seelische Zyklus ist einem 28-Tage-Rhythmus unterworfen, der geistige einem 33-Tage-Rhythmus und der physische einem 23-Tage-Rhythmus. Das heißt, daß der rhythmische Verlauf aller drei Zyklen um 5 Tage verschoben ist. Und das ist der Grund, warum der Mensch jedes Mal von einem anderen Energiestrom dominiert wird. Mal überwiegt die Seele, mal überwiegt der Geist, mal dominiert die Physis. Oder anders ausgedrückt: Ist die Seele biorhythmisch in einem Hoch, kann der Körper biorhythmisch im Tief sein. Um geistig vielleicht plus minus null.

Das, was der Berliner Arzt Wilhelm Fließ wissenschaftlich ergründet und bewiesen hat, kennen Sie aus Ihrer Selbstbeobachtung. Es gibt Tage, an denen Sie sich undynamisch fühlen, aber zu guten Konzentrationsleistungen fähig sind. Oder – Sie fühlen sich seelisch stark, aber physisch schwach. Und es gibt die kurzen Phasen, wo alles stimmt. Wo Seele, Geist und Körper im Schnittpunkt eines gewaltigen Hochs liegen.

Warum dieser stetige Wechsel? Ohne Wechsel entsteht keine neue Entwicklung. Aus dem Verschiedenen ergibt sich die schönste Harmonie. Gegensätze gehören zusammen. Der Biorhythmus verdeutlicht dieses kosmische Gesetz am allerbesten.

Was haben Sie davon, wenn Sie Ihre Kurvenkonstellationen kennen?

- Sie haben einen guten Grund beim Zahnarzt abzusagen.
- Sie können Prüfungen auf den Tag verlegen lassen, an dem Sie seelisch, geistig und körperlich voll positiv sind.
- Sie fahren dann in Urlaub, wenn Sie in Hochstimmung sind.
- Sie gehen Gott Amor aus dem Weg, weil Sie wissen, daß Sie nur der Schwächere wären.
- Sie streben keine Sport-Medaillen an, weil Sie das Risiko der Überforderung einschätzen können.
- Sie lachen über Ihre eigenen Fehlleistungen, weil Sie wissen, daß der Biorhythmus schuld ist.

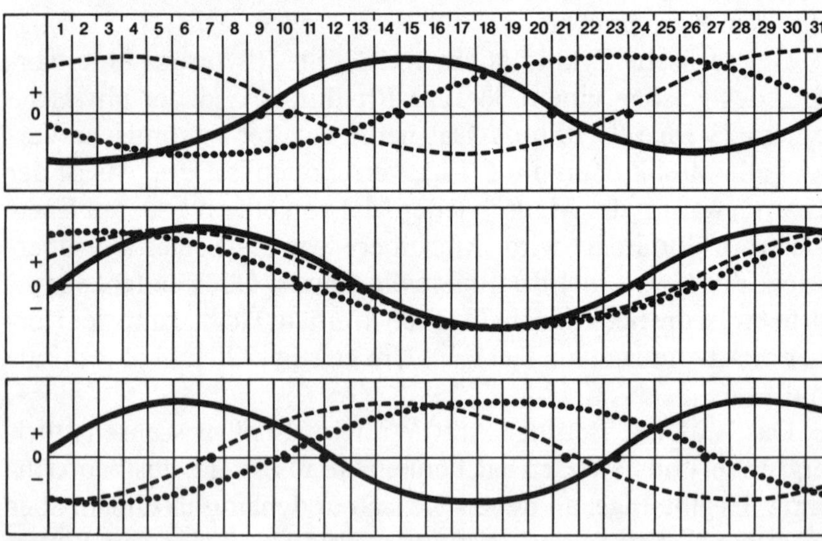

Biorhythmen:
seelischer Zyklus - - - - - -   geistiger Zyklus ••••••••   Körperzyklus ▬▬▬

Durch die verschieden lange Dauer der einzelnen Rhythmen ergeben sich immer neue Konstellationen und damit auch Auswirkungen.

Seele, Geist, Körper im Auf und Ab des Bio-Rhythmus
Diese Kombinationen sind möglich:

Körper positiv + Seele positiv + Geist positiv
Sie sind in Hochform

Alles, was Sie jetzt anpacken, gelingt. Die Seele beflügelt den Geist, und der Körper gibt die notwendige Vitalität für Höchstleistungen. Ein idealer Zeitpunkt für Prüfungen, sportliche Höchstleistungen, neue partnerschaftliche Beziehungen. Auch das Ausheilen von Krankheiten findet in dieser Phase seinen besten Start. Operationen können hervorragend überstanden werden. Auch ist man in so einer Phase leicht dazu in der Lage, seinen Feinden zu vergeben und ihnen die Hand zu reichen.

Körper positiv + Seele negativ + Geist positiv
Sie sind ein »Seelchen«

Da die Seele im Minus ist, fehlt es bei allen Unternehmungen am nötigen Schwung. In dieser Phase sind Sie mehr abwartend als drängend. Dies ist genau die richtige Einstellung, weil für Aggressiv-Power zu wenig Seelenenergie vorhanden ist. Aber Ihr Geist arbeitet hervorragend aus der Position des stillen Betrachters und Strategen. Der Körper hat ausreichend Energie, solange er nicht durch die Seele belastet wird.

Körper positiv + Seele positiv + Geist negativ
Denken tut weh, aber der Körper ist fit

Die körperlichen Kräfte sind hochaktiv, aber die geistigen Kräfte dagegen gehemmt. Schwierige Kopf-Entscheidungen sollten Sie jetzt vertagen. Aber Ihre hohe physische Widerstandskraft führt zu positiven Reaktionen des Körpers bei Sport, Behandlungen, Massagen, Zahnextraktionen, Infektionserkrankungen, Diätkuren, Saunakuren und klimatischen Veränderungen.

Körper negativ + Seele positiv + Geist positiv
Der Geist ist rege, aber die Vitalität schwach

Kopf und Seele bilden ein Superteam. Künstler, Denker und Manager sprühen nur so vor Ideen und Inspiration. Da aber der Körper im Tief ist, sollte man sich vor Überforderung in acht nehmen. Denn - wenn alle Energiedepots aus Geist und Seele ausgeräumt werden, gibt es keinen Ausgleich mehr. Der energetische Strom des Körpers kann nichts einbringen, und der Mensch ist total ausgebrannt. Dieser Zustand öffnet Tür und Tor für Infektionen, Mißgeschicke und Depressionen.

Körper positiv + Seele negativ + Geist negativ
Außer Sport kein Interesse

Der Körper befindet sich in gutem, ausgeglichenem Zustand. Sie spüren zwar keine Antriebskraft, durch das Seelentief, haben aber genügend physische Ausdauer. Lustlosigkeit und mangelnde Triebkraft sind typisch für diese Konstellation.

Körper negativ + Seele negativ + Geist positiv
Streß vermeiden heißt das Gebot der Stunde

Ihr Körper verträgt zur Zeit nicht allzu viel. Wenig Widerstandskraft macht Streß zum höchsten Risiko. Auch Operationen sind zu vermeiden. Da die Stimmungslage aber gut ist, könnte man sich körperlich leicht überschätzen.

Körper negativ + Seele positiv + Geist negativ
Gehen Sie jetzt jeder seelischen Belastung aus dem Weg

Ihr Körper ist ebenfalls in einem Tief und könnte deshalb seelische Belastungen kaum ausgleichen. In dieser Situation ist es sehr vorteilhaft, wenn man autogenes Training beherrscht. Der Kopf - das gesteuerte Bewußtsein - wäre ein wichtiger Filter gegen unvermeidbare Belastungen.

Körper negativ + Seele negativ + Geist negativ
Zurückziehen und regenerieren. Das Beste, was Sie jetzt tun können

In dieser Phase neigt man dazu, grundlos deprimiert zu sein und alles in Frage zu stellen. Außerdem gefällt Ihnen Ihr Spiegelbild nicht, weil man das Vitalitätstief sehen kann. Üben Sie in diesen wenigen Tagen das Loslassen. Keine Wünsche, keine Programme, kein Ehrgeiz, nur Entspannung und Meditation.

Den Biorhythmus kann man ausrechnen, und man kann ihn erfühlen

Ich erkläre Ihnen aus zwei Gründen nicht, wie man den Biorhythmus ausrechnet: erstens, weil niemand von uns Lust dazu hat, komplizierte Rechenaufgaben zu lösen. Und zweitens, weil wir wieder lernen müssen, auf unsere Instinkte und unsere intuitive Intelligenz zu hören. Alles steckt in uns drin: Sensoren und Impulsgeber. Wir müssen nur lernen, wieder auf diese Signale zu hören. Es gäbe weniger Herzinfarkte, Unfälle, Konflikte und Depressionen, wenn wir endlich wieder begreifen, daß die menschliche Ganzheit (Körper - Seele - Geist) eine wunderbare Schöpfung ist. Niemand kann ununterbrochen Dauerstreß und Dauerbelastung ertragen. Aber wir können in unseren Hochphasen unglaublich kreative und physische Leistungen erbringen. Kein Mensch ist Durchschnitt - wir haben nur durchschnittliche Leistungsphasen, die ebenso zu unserem Menschsein gehören, wie die Tiefs, in denen uns alles mißlingt. Wer spürt, daß er auf ein seelisches Leistungstief zusteuert, sollte dies akzeptieren, sich zurückziehen ist da die beste Taktik. Wenn ganz von selbst die Kraft zurückkehrt - sollte man die schwierigen Dinge am Schopfe packen. Wer sich stark fühlt und trotzdem nur »schwache Leistungen« bringt, ist ein Faulpelz. Oder ein Feigling.

Länger jung bleiben

Wellness-Gesetz Nr. 5

Sorgen Sie dafür, daß der größte Energiefluß unseres Lebens nicht länger Luft für Sie ist

Als ich mit Helmut L. zum ersten Mal in einem Verlag zusammentraf, hielt er gerade seine Kündigung in der Hand und war völlig verzweifelt. Da ich nur freiberuflicher Mitarbeiter war, faßte er rasch Vertrauen zu mir und erzählte seine Geschichte. »Dies ist schon die vierte Kündigung in einem Jahr«, sagte er mit monotoner, kraftloser Stimme. Es war deutlich – dieser Mann war am Ende seiner seelischen, geistigen und körperlichen Belastbarkeit. »Warum vier Kündigungen im Jahr?« fragte ich direkt. »Ach wissen Sie, wenn es nicht so traurig wäre, müßte man darüber lachen. Ich bin der Mann der halben Sätze. Ich schreibe Manuskripte, in denen immer wieder Sätze auftauchen, die nur bis zur Hälfte durchdacht und aufgeschrieben sind.« »Sehen Sie das nicht beim Korrekturlesen«, entgegnete ich. »Nein – ich sehe es eben nicht, aber alle anderen, die sich über mich lustig machen. In diesem Verlag nennen sie mich nur Mr. Half-line.« Ich konnte es nicht glauben und insistierte noch einmal. »Warum entdecken Sie beim Korrekturlesen nicht Ihre halben Sätze?« »Es ist so«, entgegnete er resigniert. »Ich war deswegen schon bei mindestens zehn Psychiatern, und fast jeder sagte mir das gleiche. Mein Unterbewußtsein wäre auf das Unperfekte programmiert. Deshalb empfände ich es auch als Normalität, wenn ich meine halben Sätze lese.« »Und welche Therapie haben die vorgeschlagen«, wollte ich wissen.

»Fast alle stocherten in meiner Vergangenheit herum und deklarierten dies als Tiefenpsychologie.«

Jetzt fiel es mir wieder auf, worüber ich mich schon in den

ersten Minuten der Begegnung mit Helmut L. wunderte. Er hatte einen fast keuchenden, abgehackten Atemrhythmus. Als ich ihn darauf ansprach, schaute er mich ganz verwundert an und meinte nur apathisch, daß ihm dies noch nie aufgefallen sei. Da ich mich schon seit einiger Zeit mit Rebirthing beschäftigte, sah ich eindeutige Zusammenhänge zwischen Psyche und Atem. Deshalb beschwor ich Helmut L. bei der deutschen Gesellschaft für Rebirthing in Berlin nach Therapie-Gruppen zu fragen. Ich erklärte ihm, was Rebirthing ist und warum Rebirthing der Schlüssel zur Lösung seines Problems sein könnte.

Der Atem ist eine der wichtigsten Energiequellen unseres Körpers. Unter normalen Umständen atmen wir 18mal in der Minute, 1080mal in der Stunde, und 25 920mal am Tag. Wir können bis zu 40 Tage und mehr ohne Nahrung auskommen. Wir können 2 bis 5 Tage ohne Flüssigkeit leben. Aber wir können nur wenige Minuten ohne Atem überleben. Die Atmung ist unsere vitalste Kraft, unsere Hauptantriebskraft. Von Aristoteles stammt der Satz: »Luft gibt uns Seele, Leben und Bewußtsein.« Luft ist Pneuma und Spirit - Vitalkraft. Die Japaner nennen es »Chi«, die Inder »Prana« - Lebensenergie. Für moderne Astrologen ist nicht der Moment der Geburt wichtig, sondern der Moment des ersten Atemzuges, der Moment also, in dem wir zu einer »lebendigen Seele« werden und am »Reigen des Erdentanzes« teilnehmen. Es könnten noch viele Beispiele angeführt werden. Allen gemeinsam ist die Botschaft, daß Atmen eine wichtige Quelle für körperliche und geistige Gesundheit ist und außergewöhnlich zur Bewußtseinserweiterung beiträgt.

Helmut L. hatte mir bisher so aufmerksam zugehört, daß ich gar nicht merkte, wie tief ich schon in der Poesie des Atmens drinsteckte und immer noch nicht Rebirthing erklärt hatte. Rebirthing heißt sinngemäß: Neu-geboren-Werden. Viele unserer Verhaltensmuster, Ängste, Gefühlsblockaden und Krankheiten lassen sich auf das Geburtstrauma zurückführen. Mit Hilfe von Atemtechniken, spirituellen Reinigungstechniken und Affirmation geht man noch einmal durch dieses Geburtstrauma hindurch, um zur natürlichen Lebensenergie zurückzufinden. Das Wiedererleben der eigenen Geburt ist ein Akt der Befreiung. Rebirthing ist die Chance, noch einmal geboren zu werden. Und zwar diesmal auf sanfte Weise und in eine Welt, die einen mit Liebe als den annimmt, der man ist.

Ein Hoffnungsschimmer flackerte in den Augen von Helmut L. auf, und er versprach mir ganz fest, einen Rebirther aufzusuchen und sich therapieren zu lassen.

Zwei Monate lang hörte ich nichts mehr von Mr. Half-line, bis eines Tages plötzlich das Telefon läutete. »Hallo Franz, ich hab' s geschafft – ich bin geheilt – wir müssen uns treffen, damit ich dir alles erzählen kann.« Als ich Helmut L. tags darauf in einem Café traf, fiel mir die Veränderung sofort auf. Dieser Mensch, der bei unserer letzten Begegnung überhaupt keine Aura mehr hatte, strahlte geradezu eine überschäumende Lebensenergie aus. Seine Kurzatmigkeit war verschwunden, und sein Blick war nicht mehr unruhig und unsicher, sondern fest. Er erzählte mir sogleich, wie es ihm bei seiner Rebirthing-Therapie ergangen ist.

»Wir waren zwanzig Teilnehmer und lagen alle auf Matten. Ein Kassettenrecorder spielte meditative Musik. Der Rebirther erklärte uns jene Atemtechnik, die alle Blockaden bei uns lösen sollte. Und er wies uns darauf hin, wie wichtig es ist, weiterzumachen, wenn die ersten Angstgefühle kommen. Nur wer weiteratmet, kann den Vorgang des ›Zurückführens in sein Geburtstrauma‹ voll abschließen. Nach wenigen Minuten intensiven Atmens entstand ein Kribbeln in Armen und Beinen. Trotzdem – ich atmete weiter und spürte plötzlich ein extremes Kälte-Gefühl. Ich hatte die Vision, in einem Tunnel festzustecken, meine Beine waren ganz warm, aber mein Kopf naß und kalt. Weiter atmen, immer weiter atmen. Ich höre Stimmen, die sehr aufgeregt sind, aber ich kann die Sprache nicht verstehen. Weiter atmen. Der Druck an meiner Hüfte läßt jetzt nach, ich fühle mich nicht mehr so eingeengt. Ich fühle plötzlich, kein halber Mensch mehr zu sein – ich bin ein ganzes Wesen und keine zwei Teile – warm und kalt.

Der Rebirther gibt mir einen leichten Klaps auf die Schulter. Mein ganzer Körper spannt sich, wie von der Feder geschnellt, um gleich darauf eine wohltuende Entspannung zu erleben. In dem Moment wußte ich, ich bin noch einmal zur Welt gekommen, aber ich habe ein ganz anderes Lebensgefühl.

Dieses ständige Vorhandensein von Zerrissenheit war verschwunden. Ich fühlte mich zum ersten Mal in meinem Leben als vollständiger Mensch.«

Helmut L. hatte durch Rebirthing auch atmen gelernt. Wobei die Technik, das Lernen nur ein Teil davon war. Der andere Teil steckte in seiner Psyche, die jetzt vom Geburtstrauma befreit war. Helmut L. konnte fließend atmen, weil der energetische Strom seiner Seele frei von Blockaden war.

Und nicht zu vergessen - Mr. Half-line schreibt jetzt nur noch ganze Sätze. Nicht jeder Mensch ist durch so ein gravierendes Geburtstrauma belastet, wie dies bei Mr. Half-line der Fall war. Aber fast jeder Mensch atmet falsch, wenn' s darauf ankommt.

In Streß- und Angstsituationen stockt uns der Atem. Oder wir atmen ein, während wir einen sportlichen Kraftakt vollbringen. Beides ist voll daneben. Warum? Grundsätzlich atmen wir, um die Ausgewogenheit von Sauerstoff und Stickstoff aufrechtzuerhalten. Mit jedem Einatmen nehmen Sie Sauerstoff aus der Luft auf, und mit jeder Ausatmung befreien Sie sich von Abfallprodukten ihres Stoffwechsels. Beobachten Sie doch einmal selbst Ihre Atmung und wie sie sich verändert, wenn Ihre Bewegungsabläufe sich ändern, oder Ihre Stimmung. Das heißt, wir können durch gezieltes Atmen den Körper positiv unterstützen. Wenn Sie viel Energie brauchen, brauchen Sie mehr Sauerstoff (einatmen). Dies fördert aber nicht die Entspannung. Wenn Sie sich entspannen wollen, ist ein flacherer Atemrhythmus angezeigt. Und wenn Sie bei Streß einen Ausgleich suchen, wirkt forciertes Ausatmen entspannend.

Der Wellness-Weg

Ziel 1: Autodynamisches Atmen

Wie schon erwähnt, neigt jeder Mensch dazu, in bestimmten Gemütsverfassungen, Bewegungen und Anstrengungen seinen Atem anzuhalten, oder aus dem harmonischen Atemrhythmus zu kommen. Dies schafft ein Mißverhältnis von Sauerstoff und Stickstoff. Zu viele Schlacken werden zurückgehalten, und zu wenig neue Lebensenergie strömt ein.

Wenn Sie sich wieder die Zähne putzen, passen Sie bitte auf. Halten Sie den Atem an, oder atmen Sie weiter gleichmäßig durch die Nase?

Bestimmt werden Sie dabei den Atem anhalten, so wie die meisten Menschen es tun. Gut so, weil dies die beste Herausforderung ist, das sogenannte autodynamische oder unbewußte Atmen zu lernen. Was Sie davon haben? Sie werden in schwierigen Situationen (Streß, Kummer, Leid) gelassener und überlegener bleiben. Sie können sich besser wehren und behalten einen kühlen Kopf.

Die Formel für fließendes Atmen

1. Stets aufrechte Haltung bewahren.
2. Über den Bauch einatmen.
3. Die Luft in den Brustkorb fließen lassen, bis hinauf zu den Schulterblättern.
4. Gründlich ausatmen, bis sich der Bauch nach innen wölbt.

Ziel 2: Energie aufladen

Angenommen Sie haben mehrere Stunden Konzentrationsarbeit geleistet und sind mit Ihrer Energie am Ende. Brauchen aber ganz schnell Kraft für eine weitere Energieleistung. Kein Problem - machen Sie sich bereit zum Energiesprung. Stellen Sie sich gerade hin und machen zwei kleine Sprünge hintereinander, wo Sie nur einatmen. Und noch einmal zwei Sprünge, wo Sie nur ausatmen. Springen Sie, so lange Sie möchten. Der Effekt der Übung ist, daß Sie sich in entspannter Weise mit einem Lächeln auf dem Gesicht mit Energie aufladen.

Ziel 3: Streß abbauen

Wenn Sie mittendrin sind, in einer Situation, die sehr belastet und bis an die äußersten Reserven geht, kann man mit komplizierten Übungen nichts anfangen. Die Konzentrationsfähigkeit ist ohnehin eingeschränkt. Aber - eines können Sie sich merken:

Bei Streß mehr ausatmen, als einatmen. Denn nervöses »Luftschnappen« würde Ihrem Organismus noch mehr Energie verleihen. Das wäre in diesem Moment falsch, da der Mensch bei Streß ohnehin unter Strom steht und die Überdosis Adrenalin kaum umsetzen kann. Jede weitere Energiezufuhr wäre dann der letzte Tropfen, der das hochempfindliche Energiesystem Mensch zum Kollabieren bringt. Angezeigt ist Entspannung und Befreiung von Stoffwechselgiften. Dies wird durch verstärktes Ausatmen erreicht.

Regenerieren nach einer Streßbelastung durch emotionale Befreiung

Ziehen Sie sich in einen Raum zurück, wo Sie niemand stört. Dunkeln Sie ihn ab. Beginnen Sie mit der Übung zum Energieaufladen (Auf- und Abspringen), um das Energieniveau auf einen Normalpegel anzuheben.

Legen Sie sich flach und entspannt auf den Boden.

Schließen Sie Ihre Augen, atmen Sie fließend (Bauch - Brust - Schultern). Konzentrieren Sie Ihre momentanen Empfindungen nur auf Ihren Körper, als ob Sie selbst neben sich liegen würden und sich beobachten.

Wenn Sie spüren, daß ein Druck von Gefühlen in Ihnen aufsteigt, atmen Sie in diesen hinein. Und wenn Sie eine Blockierung in Ihrer Atmung fühlen, atmen Sie in diese Blockierung hinein und genießen den Ablauf der emotionalen Entladung.

Der Schlüssel dieser Übung liegt im Erlernen von Hingabe. Beenden Sie diese Übung erst dann, wenn Sie das Gefühl haben, völlig entspannt und aggressionsfrei zu sein.

Ziel 4: Meditation

Leiten Sie mit dieser Yoga-Atemtechnik Ihre Meditation ein

Sitzen Sie ruhig und entspannt, und beobachten Sie einen Moment lang Ihre Atmung.

Atmen Sie dann heftig durch die Nase ein, so daß Sie über 2 Sekunden lang die Lungen füllen.

Halten Sie den Atem 4 Sekunden lang an.

Atmen Sie 6 Sekunden lang aus.

Halten Sie den Atem 4 Sekunden lang an.

Atmen Sie wieder 2 Sekunden lang ein.

Setzen Sie diesen Rhythmus solange fort, bis das beglückende Gefühl tiefer Entspannung über Sie kommt

Wie sehr die Kraft des richtigen Atmens Einfluß auf unsere Gesundheit hat und den Ausschlag für langes Jungbleiben gibt, ist auch in Schriften der indischen Überlieferung zu finden. Es wird berichtet, wie Yogi mit Hilfe von Atemtechniken (Pranayama) den Verfall ihrer Körperzellen verlangsamen oder sogar ganz aufheben konnten.

Aus 2500 Jahre alten chinesischen Medizinbüchern ist zu erfahren, daß unser Atem unsere Handlung bestimmt und auch eine Quelle für Freud und Leid ist.

Länger jung bleiben

Wellness-Gesetz Nr. 6

Eine schöne Seele macht schön und das gilt auch für das Gegenteil

Kennen Sie die Geschichte vom Bildnis des Dorian Grey? Es ist die Geschichte eines jungen Mannes, der gegen alle Gesetze der Fairneß und Menschlichkeit verstößt und das Lustprinzip zu seinem Götzen macht. Er nutzt skrupellos jede Chance dem Genuß zu fröhnen, auch wenn er dabei die Seelen anderer Menschen verletzen muß.

Eines Tages, als er wieder voller Narzismus sein schönes Antlitz im Spiegel betrachtet, macht er eine erschreckende Entdeckung: Die Physiognomie seines Gesichtes hat sich verändert; harte Züge um den Mund geben dem Gesicht einen maskenhaften Ausdruck. Dorian Grey ist verzweifelt, aber er ändert sein Leben nicht. Jeden Tag muß er vor dem Spiegel seiner Seele erkennen, wie häßlich er schon geworden ist. Und wie häßlich er noch werden wird. Die Geschichte endet tragisch - Dorian Grey stirbt als häßlicher, alter Mann mit 35 Jahren.

Ich selbst bin Augenzeuge einer solchen »Dorian Grey-Geschichte« geworden. Einer meiner besten Freunde war zum ersten Mal in seinem Leben glücklich. Er glaubte die Frau fürs Leben gefunden zu haben. Und dies nach Jahren härtester Prüfungen. Krankheit, Scheidung, finanzielle Verluste inklusive. Peter ist plötzlich ein anderer Mensch geworden, seine Jungenhaftigkeit war wieder da. Typisch für ihn, daß er gleich seine letzten Ersparnisse zusammenkratzte und mit seiner geliebten Ina nach Hawaii fuhr. Er stand am Anfang eines neuen Lebensabschnittes. Ina war eine schöne blonde Frau um 30, die auch mit ihrem Charme zu fesseln verstand.

Die Beziehung vertiefte sich übers Jahr, und Peter sprach immer öfter von Heirat. Zwei Wochen nach unserem letzten Treffen passierte das Ungeheuerliche: Peter erkrankte schwer, er wurde von schlimmen Koliken geplagt, denn er hatte einen Nierenstein. Die eigentliche Katastrophe sollte über Peter aber erst noch hereinbrechen. Wie er mir unter Tränen gestand, mußte er erst krank werden, um zu erkennen, daß die Frau, die er heiraten wollte, kein Herz hatte. In jener Nacht, als er zum ersten Mal von der eisernen Faust des Kolik-Schmerzes gepackt wurde, wußte er, daß er allein war. Und wieder allein sein würde. Denn – auf seine Bitte hin, Ina möge doch in den nächsten Nächten dableiben und bei einer sich ankündigenden Kolik den Arzt rufen, kamen nur Ausflüchte. Das schöne blonde Kind hatte keinen Sinn für Verantwortung, Mitmenschlichkeit und Liebe. Sex und Geld waren wohl alles, was sie bei Peter suchte.

Als dieser wieder genesen war, brachte er die Kraft auf, mit einem Abschiedsbrief eine Beziehung zu beenden, die ihn noch ein ganzes Jahr unter Leidensdruck setzte.

Ungefähr drei Jahre später schlenderten Peter und ich durch die Münchner Fußgängerzone. Ina kam uns entgegen. Zuerst erkannten wir sie nicht, denn sie hatte sich verändert. Tiefe, häßliche Falten um den Mund gaben ihrem ebenmäßigen Gesicht harte, maskuline Züge. Diese Frau trug den Spiegel ihrer Seele für jedermann sichtbar mit sich herum. Peter war sehr deprimiert.

Er wollte einfach nicht begreifen, wie so etwas möglich ist.

»Es liegt an ihrer Seele, und diese hat zu viele maskuline Züge. Diese Frau besteht überwiegend aus Yang-Anteilen«, erklärte ich ihm.

»Das Mißverhältnis ihrer Yin-Yang-Harmonie überträgt sich auf die Physis und somit auch auf die Physiognomie.«

Vor 5000 Jahren haben die Chinesen ein dialektisches System erfunden: Yin und Yang. Diesem System entsprechend werden alle Aspekte der Energie in zwei Polaritäten aufgeteilt.

Zum Beispiel in Mann (Yang) und Frau (Yin), hart (Yang) und weich (Yin), sauer (Yang) und süß (Yin). Und so weiter und so fort. Die Polarität dieser Gegensätze zeigt sich in allen Formen des Seins. Entscheidend ist, daß die Harmonie vom Gleichgewicht dieser beiden Kräfte abhängt. Sei es im menschlichen, globalen oder kosmischen Bereich. Ein Mensch kann nur jung bleiben, wenn er seine männlichen (Yang) und weiblichen (Yin) Anteile ins richtige Harmonie-Verhältnis bringt. Dieses Diagramm unterstreicht die grundsätzliche Relativität von Yin und Yang. Das eine kann genausowenig ohne das andere existieren, wie der Tag ohne die Nacht und die Stille ohne den Klang existieren kann. Wie das Tao Te Ching sagt:

Wenn alle das Schöne als schön ansehen,
dann gibt es auch das Häßliche,
Wenn alle das Gute als gut ansehen,
dann gibt es auch das Böse,
Sein und Nichtsein erzeugen einander –
Schwer und leicht vollenden einander.
Lang und kurz gestalten einander.
Hoch und tief bedingen einander.
Vorher und Nachher folgen einander.

Das Yin-Yang-Symbol

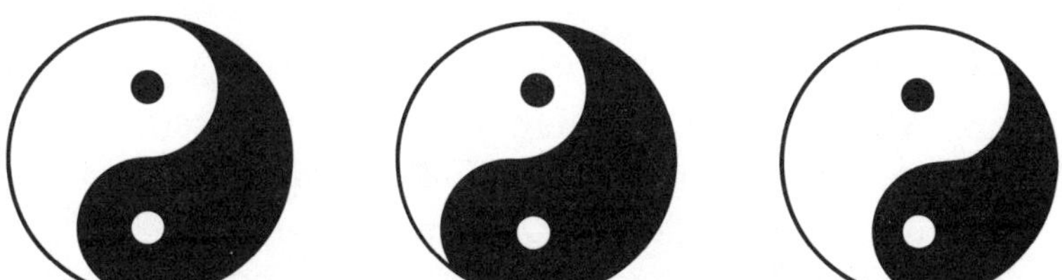

in perfektem Gleichgewicht — Yin-Überschuß Yang-Mangel — Yang-Überschuß Yin-Mangel

Der Wellness-Weg

Nach dem Harmonie-Prinzip leben:

Wer nimmt, muß etwas geben

Meine Großmutter sagte immer: »Was man zur Türe herausgibt, kommt zum Fenster wieder herein.« Diese Gesetzmäßigkeit läßt sich auch als autodynamischer Mechanismus bezeichnen.

Geben heißt ja nichts anderes, als einen Mitmenschen für sich zu gewinnen. Der Ball der Großzügigkeit kommt so wieder auf einen zurück. Das Energiefeld dieser Dynamik heißt Motivation.

Was hat Ihre Seele davon, wenn Sie einem Notleidenden etwas schenken? Der Yin-Anteil (weiblich, gefühlsbezogen) bekommt Nahrung und bleibt so in der ausgewogenen Harmonie von Yin und Yang. Dies gilt für den Mann ebenso, wie für die Frau. Eine Seele mit Yang-Überhang wird hart und alt.

Wer seine Interessen durchsetzen will, muß erst die Interessen des anderen verstehen lernen

Dies läßt sich am besten durch das Erlernen des Rollenspiels erreichen. Stellen Sie sich vor, ein Schauspieler zu sein, der in die Haut eines anderen Menschen schlüpft. Versuchen Sie mal ganz nüchtern die Sache mit den Augen des anderen zu sehen. Würden Sie ihr Verhalten akzeptieren, wären Sie an seiner Stelle? Auf diese Weise können Sie Konflikte vermeiden, die aus Ihrem eigenen Fehlverhalten entstehen. Konflikte gehen an die drei energetischen Ströme und sorgen so dafür, daß man schneller altert.

Wer Liebe erwartet, muß auch mit Leid rechnen

Liebe kann nur aufkommen und bestehen, wenn die Yin- und Yang-Anteile bei beiden Partnern in ausgewogener Harmonie vorhanden sind. Wenn nur einer der beiden in seinem Engagement zu stark im Yang (materialistisch) ist, so gibt es insgesamt ein Yin- (idealistisches Element) Defizit. Dies sollte man versuchen herauszufinden, bevor man seine Seele ganz öffnet. Liebeskummer gehört zu den wirklich gravierenden seelischen Belastungen. Der Grad negativer Einwirkungen kann so groß sein, daß alle drei energetischen Ströme »entladen« werden. Diese stark reduzierte Lebenskraft hemmt den Zellstoffwechsel und schwächt das Immunsystem. Zusätzliche geistige und seelische Belastungen können kaum mehr ausgeglichen werden.

Wer sich nicht zurückziehen kann, kann auch nicht nach vorne treten

Yang symbolisiert das Männlich-Drängende. Und Yin das Weiblich-Wartende. Wir brauchen das eine wie das andere. Die weiblichen Elemente in uns sind die schöpferischen. Daraus holen wir unsere Ideen, Strategien und Erkenntnisse. Immer weniger Menschen nutzen diese Phasen des sich Zurückziehens, um mit neuer Substanz den Strom des Lebens zu bereichern. Wer nur nach dem Yang-Prinzip lebt, drängend, fordernd, egoistisch, wird bald ausgelaugt auf der Strecke bleiben. Dies ist einer der entscheidenden Gründe, warum sich so viele Menschen total verausgaben und trotzdem nicht vorwärts kommen. Die Japaner und Chinesen leben mit dem Wechselspiel von Yin und Yang und sind uns in fast allen Lebensbereichen überlegen.

Wer Bescheidenheit kennt, darf auch Ansprüche stellen

Bescheidenheit ganz ohne Moralaspekt betrachtet, ist ein hervorragendes Selbstregulativ. Bescheidenheit ist jene Instanz in uns, die den Abstand vom »Ich« bringt und trotz Subjektivität gewisse Stufen realistischer Selbsteinschätzung und Selbstkritik ermöglicht.

Diese Fähigkeit zur Bescheidenheit ist einer der wichtigsten Selbstschutzmechanismen, die uns vor selbstgewählter Überforderung bewahren und zwar in allen drei Bereichen – seelisch, geistig und körperlich. Je erfolgreicher jemand ist (Yang-Bereich), desto mehr braucht er den Ausgleich durch Yin (Selbstbeobachtung).

Bescheidenheit ist also einer der wichtigsten Faktoren, um länger jung zu bleiben.

Wer zu sehr auf andere zugeht, löst Furcht aus

Wie schon gesagt: Yang ist das männlich-drängende Element. Ein Mensch, der sowohl beruflich als auch privat bei der Kommunikation zu stark Yang-orientiert ist, löst zweierlei aus: Entweder er fordert den Yang-Anteil seines Gegenübers heraus und schafft so Spannungen, oder er bewirkt, daß der Gesprächspartner sich in seine Yin-Ecke zurückzieht.

Beides erzeugt kein kooperatives Ergebnis. Dies Beispiel verdeutlicht besonders eingängig, warum die Ausgewogenheit von Yin und Yang so wichtig ist. Auch für das Jungbleiben.

Besser ist, eine Begegnung durch Yang zu forcieren, aber dann stärker den Yin-Anteil einsetzen, damit der andere aus seiner passiven Ecke kommt.

Wer nicht regeneriert, wird nicht wirklich aktiv sein können

Leistung erbringen heißt nichts anderes, als die Speicher seiner Energie entweder dosiert zu öffnen oder auf einmal zu leeren. Dies gilt sowohl für die Seele als auch für Geist und Körper. Wer klug ist, vermeidet eine schnelle und totale Ausbeutung seiner energetischen Ströme. Der Grund dafür ist verblüffend einfach. Selbst für unsere Regeneration brauchen wir Energie. Und wenn wir auch diese 25% Restenergie verbraucht haben, geht es uns wie einer Autobatterie. Wir brauchen mit dem Aufladen um ein Vielfaches länger. Und - wir können die Regeneration nicht aus uns selbst heraus finden, sondern benötigen fremde Regenerationsenergien (Psychologen, Ärzte, Heilpraktiker).

Auch hier ist das totale Ausleben der Yang-Anteile die Ursache für eine Störung in unserem Harmonie-Haushalt.

Wer die Tiefen akzeptiert, wird auch Höhen erleben

Tiefen kommen daher, daß wir zu lange im Yin-Defizit gelebt haben. Wir haben geerntet, aber vergessen zu säen. Dieser Mechanismus hat weniger mit Schicksal zu tun, als mit den Urgesetzen des Kosmos. Ein tiefes Tal zu durchwandern erfordert Energie und Moral.

Nur durch den ausgewogenen Einsatz von Yin und Yang bringen wir sowohl Kampfesmut als auch kreative Schöpferkraft auf. Um überleben zu können, werden wir in dieser Phase unseres Lebens gezwungen, beide Anteile virtuos zu beherrschen. Mit dieser Fähigkeit ausgestattet, können wir nicht nur ungeahnte Höhen anstreben, sondern uns auch auf ihnen halten.

Wer bestraft wird, kann lernen zu verzeihen

Das, was wir allzuoft als Schicksalsschläge bezeichnen, ist in erster Linie das Resultat unseres Fehlverhaltens. Wir haben die Gesetze kosmischer Harmonie schändlich mißachtet und müssen dafür bezahlen. Wir strafen uns selbst so wie ein Bauer, der im Frühjahr nicht gesät hat, im Herbst nicht erntet und im Winter hungert. Dies ist typisch für unsere Zeit, in der zu viele Menschen Glück auf Kredit kaufen. Wir nehmen Kredit bei unseren Energiepotentialen, um in einem Monat das Ausleben zu können, was der Zeit eines Jahres bedarf. So werden wir Schuldner bei unserer

Vitalität. Der Würgegriff der Abzahlungsverpflichtung wird immer substanzverzehrender. Aus diesem Teufelskreis herauszukommen, gelingt nur noch durch totales Umdenken.

Was heute für die ganze Welt gilt, gilt auch für den einzelnen Menschen. Erst durch die Fähigkeit, Verzeihen zu können, erschließen wir neue Wege. Denn im Verzeihen steckt soviel Einsicht über das eigene Fehlverhalten, daß endlich der Teufelskreis der menschlichen Tragödie durchbrochen werden kann. Diese Tragödie hat einige Hauptdarsteller: Selbstsucht, Arroganz, Dummheit, Lebensgier und Angst. Eine Welt, die den Mut hat, dies zu erkennen und dagegen anzukämpfen, kann länger jung bleiben.

Wer vergessen kann, findet neue Gedanken

Ohne Verzeihen kein Vergessen. Und ohne Vergessen kein freier Geist und keine freie Seele. Vergessen ist im Yin-Bereich angesiedelt, was einmal mehr beweist, daß diese Welt unter der Dominanz des Yang lebt, des harten, fordernden, selbstsüchtigen Elements.

Die Dynamik der zwischenmenschlichen Aggressionen kommt dadurch zustande, daß wir die Wunden, die uns andere zugefügt haben, nicht durch Verzeihen verheilen lassen. So bleibt ständig ein Bodensatz an Aggression in uns, der immer dann eine zwischenmenschliche Begegnung belastet, wenn sogenannte Engramme (Erinnerungen) ausgelöst werden. Auf diese Weise entsteht auch das Vorurteil gegenüber einem anderen Menschen. Nur weil er ähnlich aussieht wie jemand, der uns einmal sehr wehgetan hat, übertragen wir diese Aggressionen auf ihn. Auf diese Weise wird das globale gesellschaftliche Klima belastet – Aggressivität liegt förmlich wie knisternde Spannung in der Luft. Kein Wunder, daß positive Koexistenz in der heutigen Zeit immer seltener anzutreffen ist.

Sogenannter Team-Geist weicht mehr und mehr dem Unterdrückungsprinzip: »Ich bezahle – du mußt für mich arbeiten.«

»Ich bezahle - du mußt mich lieben.« Oder - »Ich liebe dich - aber dafür mußt du bezahlen.«

Eine Gesellschaft, die sich so entwickelt, ist auf dem besten Wege steinalt zu werden, weil sie seelisch zu Stein erstarrt. Und wenn von der Gesellschaft die Rede ist, so sind damit die einzelnen Menschen gemeint. Eine Gesellschaft kann sich nur dann geistig, seelisch und physisch verjüngen, wenn jeder einzelne dazu bereit ist.

Dies gelingt am besten, wenn wir mit Hilfe der Yin- und Yang-Harmonie unser Leben neu einrichten: geben und nehmen, lachen und weinen, arbeiten und entspannen, kämpfen und bewahren, abschließen und neu beginnen, verzichten und beanspruchen, reduzieren und mehren, versprechen und beweisen.

Länger jung bleiben

Wellness-Gesetz Nr. 7

Verletze die Seele des anderen nicht

Was habe ich davon, warum bleibe ich so länger jung?

Wer häufig die Seelen anderer verletzt, ist auf dem besten Wege abzustumpfen und den Sensor für jene feinen Impulse zu verlieren, die das Jungbleiben ermöglichen. Grundsätzlich ist jeder Mensch ein Sender und ein Empfänger. Durch diese Fähigkeit wird überhaupt erst unser soziales Zusammenleben möglich. Die Kraftquelle für diese beschriebenen geistigen Impulse ist die Seele. Ohne ihre Kraft gibt es keine Ausstrahlung und keinen Empfang. Ein Volk, daß sich gegenseitig in einem unaufhaltsamen, schleichenden Prozeß seine Seelen zerstört, wird eines Tages total entfremdet sein. Wir sind bereits auf dem besten Wege. Die Flucht in die materielle Isolation schafft immer mehr Einsamkeit und Sprachlosigkeit. Dabei verkümmern die wichtigsten Fähigkeiten des Menschen: die Spontaneität, die Unvoreingenommenheit und der Spieltrieb. Menschen, die dies alles verlieren, verlieren auch die Fähigkeit lange jung zu bleiben.

Seelenlose Menschen, die zu Robotern verkümmern, sind ausschließlich den Gesetzen biologischer Zellalterung unterworfen. Sie haben die Gnade jenes Mysteriums verwirkt, vor dem Wissenschaftler und Mediziner sprachlos bleiben, wenn plötzlich Unerklärliches geschehen ist: ein unheilbar Kranker wurde wieder gesund, ein 40jähriger sieht aus wie 30, obwohl er kein leichtes Leben hatte, ein 60jähriger heiratet noch einmal und ist plötzlich so dynamisch wie ein 40jähriger. Wissenschaftliche Erklärungen gibt es dafür nicht, aber sehr konkrete Hinweise, daß die Kraft aus jener Quelle kommen muß, die wir Seele nennen.

Seele, was ist das eigentlich. Verleugnen kann sie keiner von uns, weil sie jener tiefe Teich ist, aus dem die Emotionen, die Gefühle kommen. Das Leid, wenn einer unserer geliebten Anverwandten gestorben ist. Oder die explosive, sprühende Euphorie, in der ersten Phase des Verliebtseins. Die Seele kann uns himmelhoch über die Last der Erdenschwere hinwegtragen. Die Seele kann uns aber auch in den Hades der Ängste und des Hasses schleudern, wenn wir gegen die Gesetze des Universums verstoßen haben.

Obwohl unsere Seele noch lange nicht oder nie erforscht sein wird, gibt es zumindest das, was man als die Wissenschaft von der Seele bezeichnen kann. Keine Antwort darauf, woher sie kommt und wohin sie geht. Aber – typische Verhaltensweisen des Menschen, die nicht vom analytischen Verstand gelenkt sind, sondern vom reaktiven. Das heißt, daß ein Mensch in einer bestimmten Situation nicht vernünftig handelt, sondern für andere unverständlich, weil das Unterbewußtsein Regie geführt hat. Und jetzt sind wir bereits mittendrin in der Tiefenpsychologie Freuds. Er teilte die Seele des Menschen in drei Schichten auf:

Das Es
Das Ich
Das Über-Ich

Das **Es** ist jene Kraft in uns, die auf Lust programmiert ist. Es ist der Draufgänger in uns, der keine Moral kennt. Er will die Herrschaft des Lustprinzips durchsetzen. Und zwar völlig skrupellos. Sein Gegenspieler ist das **Über-Ich**.

Dieses Potential aus angesammelten Geboten und Verboten sagt nein, wenn das Es ja sagt. Das **Über-Ich** ist also der Spielverderber.

Damit das Leben aber noch Spaß macht und im richtigen Moment ausgelebt werden kann, gibt es die dritte Instanz: **Das Ich**.

Man könnte es als eine Art Schiedsrichter bezeichnen, der die schwierige Aufgabe hat, zwischen Triebbefriedigung und Triebverzicht zu entscheiden. Freud sprach vom armen **Ich,** das ständig zwischen den Fronten steht, aber Entscheidungen treffen muß. Das »Ich ist siegreich«, schreibt die Tochter Anna Freud, »wenn es ihm gelingt, die Entwicklung von Angst und Verlust einzuschränken durch notwendige Triebumwandlungen, dem Menschen auch unter schwierigen Umständen noch Triebgenuß zu sichern und damit - soweit es möglich ist - eine Harmonie zwischen **Es, Über-Ich** und den Außenmächten herzustellen.« Diesen Sieg des **Ichs**, das Ziel jeder glücklichen Persönlichkeitsreifung, faßt Freud mit dem Motto: »Wo **Es** war, soll **ICH** werden« zusammen.

Der größte Teil unserer Erinnerungen, Erfahrungen und Gefühle schlummert im Unbewußten. Aus dieser Sicht vom unbewußten Seelenleben schuf Freud sein System der Tiefenpsychologie.

Also - an die Schwelle, die das Bewußte vom Unbewußten trennt, setzt Freud einen Wächter, einen Zensor, der nur das hindurchläßt, was unser Ich-Bewußtsein ohne Seelen-Frust vertragen kann. Das andere wird verdrängt. Ich würde dies als Seelenschlacken bezeichnen. Das Unbewußte ist also das, was unser Ich nicht wissen soll und darf.

Das Unbewußte - also ein Potential nicht bewältigter Konflikte, die in uns schlummern oder gären.

Und weil es so stark ist, treibt es uns immer wieder zu denselben Fehlleistungen. Es sei denn, wir gehen mit Hilfe der Psychoanalyse dieser Fehlleistung auf den Grund. Dazu ist nicht immer die Hilfe eines Psychoanalytikers nötig, wenn wir endlich wieder lernen würden, mit uns selbst »reden« zu lernen. Der innere Dialog - das Sprechen mit der eigenen Seele - muß wieder gelernt werden. Bei einer Reise in die Tiefen des Ichs werden uns Dinge erschlossen, die so faszinierend sind, daß wir auf einmal das Gefühl der Einsamkeit verlieren. Alles andere, was uns die Außenwelt bisher bieten konnte, wird so klein und schal, daß das Loslassen vom Tand dieser Welt wie von selbst geht. Und wir halten nur noch an den wirklich wichtigen Dingen fest. Aber wo ist der Einstieg in die verborgenen Gärten der Seele. Sie finden ihn ganz von selbst, wenn Sie den Mut aufbringen, an bestimmten Tagen der Woche mehrere Stunden zu meditieren. Eine einfachere Bezeichnung dafür - nichts denken und in absoluter Stille verharren. Die Emotionen steigen in Ihnen auf. Verdrängte Haßgefühle, Neid, Angst, Trauer, Hoffnung und vielleicht auch ein bißchen Verzweiflung.

Die ersten Momente der Begegnung mit Ihrem Unterbewußten sind vielleicht schockierend. Sie haben sich selbst die rosarote Brille abgenommen und schauen in den Spiegel Ihrer Ich-Realität.

Dies ist ein Prozeß, der behutsam und in Phasen erfolgen muß, damit das Gleichgewicht zwischen Außen- und Innenwelt nicht aus dem Lot kommt. Konkrete Hilfen dafür finden Sie im nächsten Kapitel.

Aber warum eigentlich, wenn das doch am Anfang alles so bewegend ist. Weil Ihre Seele ebenso eine Reinigung braucht, wie Ihr Körper.

»Seelenschlacken« vergiften Geist und Körper und sind einer der Hauptverursacher für vorzeitiges Altern. Wer jedoch eine ausgeglichene, unbelastete Seele hat, kann mit diesem stärksten aller energetischen Ströme nicht nur dynamische Lebenskraft erzeugen, sondern auch »Reparaturarbeiten« an seinen beiden anderen energetischen Strömen vornehmen. Konkret: Wer einen Unfall hatte und eine Verletzung ausheilen muß, kann mit einer starken Seele (frei von Seelenschlacke) in kürzester Zeit gesund werden. Das gleiche gilt natürlich auch im umgekehrten Fall. Ein verletzter Körper mit einer kranken Seele hat nur schwache Selbstheilungskräfte. Er ist ein Fall für die Schulmedizin und benötigt das ganze Spektrum »pharmakologischer Bomben«.

Auch hier wird das Seele-Geist-Körper-Prinzip wirksam. Jedoch auf negative Weise. Wer klug ist, sorgt dafür, daß der stärkste energetische Strom nicht unterbrochen ist: durch Konfliktsituationen, Neurosen oder Psychosen.

Länger jung bleiben
Wellness-Gesetz Nr. 8

Wir müssen mehr Sonnenlicht essen

Erstaunlich, aber wahr – die wichtigste Substanz unserer Ernährung ist gespeichertes Sonnenlicht. Die Wissenschaftler nennen diesen Vorgang »Photosynthese«. Ein kleiner Teil des unvorstellbaren Energie-Vorrates der Sonne kommt durch Licht und Wärmestrahlen zu uns und wird vom Chlorophyl der Blätter festgehalten. Diese können dann mit Hilfe von Wasser, Wärme und Kohlendioxyd die Energie der Sonne chemisch in Traubenzucker (Glucose) verwandeln. Die so erzeugten Kohlenhydrate dienen allen Lebewesen als Ausgangsstoff für die verschiedensten Stoffwechselvorgänge. Denn – was das tierische und pflanzliche Leben nährt, ist Sonnenenergie. Dr. Bircher-Benner, der schon Tausende von Patienten aus vielen Teilen der Welt in seiner berühmten Schweizer Klinik behandelt hat, erkannte, daß die ganze wunderbare chemische Struktur der lebendigen Pflanzen-Stoffe eine große Schatzkammer von Sonnenlicht ist. Seit langem wissen wir auch, daß Bestrahlung mit ultraviolettem Sonnenlicht im Körper die Bildung von Vitamin D steigert. Und in zunehmendem Maße erkennen wir die Beziehung zwischen Sonnenlicht und Vitamin C. Es kommt besonders reichlich in den Blättern von Pflanzen vor. Fazit: Wir müssen unserer Ernährung einen größeren Anteil von »lebendiger Nahrung« zukommen lassen. Das Gegenteil davon ist »totgekochtes« Gemüse.

Dies wird jeder akzeptieren, der weiß, daß Obst und Gemüse bereits ihren Vitamin-C-Gehalt um gut 20% verlieren, wenn sie mehrere Tage gelagert werden. Ganz zu schweigen, was passiert, wenn Lebensmittel über 55 °C erhitzt werden. Kartoffeln verlieren über 25% des Vitamingehaltes. Bei Fleisch geht nach dem Braten ein noch höherer Prozentsatz des Nährwertes verloren. Es ist so, als ob die lebensspendende Komponente verschwindet, und nur noch das chemische Gerüst erhalten bleibt.

Die Wellness-Formel für biologisch aktive Ernährung lautet deshalb:

Jeden Tag einmal etwas Frisches:
rohes Gemüse oder Obst

*

Statt kochen:
garen und dünsten

*

Sonnenlicht essen,
durch Lebensmittel, die nicht verändert (denaturiert) wurden

Gemüse roh macht froh

In Gemüse steckt Folsäure. Und Folsäure vertreibt die Trübsal. Statt in die Apotheke zu gehen und Antidepressiva zu kaufen, sollten Sie Ihr Stimmungstief lieber durch frisches Gemüse, roh verzehrt, ausgleichen.

Kanadische Ärzte untersuchten Folsäuremangel als auslösendes Element für Depressionen. In einer Studie der McGill University in Montreal wurde der Gehalt an Folsäure anhand von 3 verschiedenen Patientengruppen untersucht. Erstens, eine depressive Gruppe, zweitens, eine Gruppe psychisch Kranker und drittens, eine Gruppe psychisch Kranker, aber nicht depressiver Patienten. Die Wissenschafter entdeckten, daß der Folsäuregehalt im Blutserum der depressiven Patienten erheblich niedriger war als bei den seelisch und körperlich kranken Patienten. Die depressiven Patienten waren zwar seelisch gesund, litten aber trotzdem an unerklärlichen Depressionen. Der Grund war, wie dieses Experiment bewies, Folsäuremangel.

Die Vorurteile gegen rohes Gemüse treiben schon seltsame Blüten. So gibt es Leute, die darauf bestehen, von Rohkost Durchfall zu bekommen. Genau das Gegenteil ist der Fall: Die Ballaststoffe in rohem Gemüse ermöglichen eine zuverlässige »Ballast-Befreiung«, nach der man die Uhr stellen kann. Und nicht nur das, Rohkost verhindert den kolikhaften Durchfall – bedingt durch Pantothensäure.

Pantothensäure ist ein Vitamin des B-Komplexes und kommt in reichem Maße in vielen Gemüsesorten vor. Dieses Super-Vitamin hat aber noch andere Aufgaben. Es reguliert nicht nur die Verdauung, sondern auch den Herzschlag und die Lungenfunktionen. Und – längeres Leben durch Pantothensäure.

Dr. Szorady von der Universität in Szeged (Ungarn) ist sich mit Dr. Williams (University New York) darüber einig, daß Pantothensäure die biochemischen Prozesse verlangsamt und dadurch das Leben verlängern kann. Dr. Williams führte einen Versuch mit zwei Gruppen von Mäusen durch und gab ihnen identisches und vollwertiges Futter. Die eine Gruppe bekam jedoch zusätzliche Mengen an Pantothensäure in das Trinkwasser. Die Tiere ohne zusätzliche Pantothensäure lebten im Durchschnitt 550 Tage. Diejenigen mit zusätzlicher Pantothensäure lebten jedoch um 103 Tage länger: 653 Tage.

»Wenn man die 550 Tage mit 75 Lebensjahren beim Menschen gleichsetzt, dann würden die 653 Tage etwa 89 Jahren entsprechen«, schreibt Dr. Williams in seinem Buch *Nutrition against Disease* (1971).

»Rein statistisch gesehen«, fügte er hinzu, »möchte ich wetten, daß, wenn eine große Anzahl entwöhnter Kleinkinder täglich 25 mg zusätzliche Pantothensäure während ihres ganzen Lebens verabreicht bekämen, sich ihre Lebenserwartung mindestens um 10 Jahre erhöhen würde.

Der Arzt Dr. Schroeder, Autor einer Studie mit dem Titel: *Verlust an Vitaminen und Mineralstoffen als Ergebnis der Verarbeitung und Haltbarmachung von Nahrungsmitteln,* bestätigt die Wichtigkeit von Pantothensäure. Er weist gleichzeitig mit aller Deutlichkeit darauf hin, daß dieser wertvolle Stoff in den Regalen der modernen Haushalte kaum mehr zu finden ist. Und schon gar nicht in den Gefriertruhen. Wenn frisches Gemüse tiefgekühlt wird, dann wird der Pantothensäure die kalte Schulter gezeigt. Das Gemüse verliert zwischen 37% und 57% dieses Vitamins. Gemüse in Dosen verliert zwischen 46% und 78% seines Pantothensäuregehalts. Mehrfach verarbeitetes, ausgemahlenes Getreide, sogenanntes Auszugsmehl, verliert 37% bis 74% seines Nährwertes. Bei industriell verarbeitetem Fleisch sieht es nicht besser aus: 50% bis 75% gehen verloren. (American Journal of Clinical Nutrition, Mai 1971).

Eine kürzlich in Kanada durchgeführte Studie zeigt auf, daß Fertignahrung für Babys nur 25% des Pantothensäurebedarfs für Kleinkinder bereitstellen kann.

Dr. K. Pietrzik - ein anderer Wissenschaftler - bezweifelt sogar, daß die meisten Menschen genug Pantothensäure aufnehmen. In seiner Rede vor der 59. Jahresversammlung der Federation of the American Societies for Experimental Biology in Atlantic City im April 1975 gab er zu bedenken, daß eine Ernährung mit 25%igem Pantothensäuremangel das zentrale Nervensystem schon nach 6 Monaten schädigt. Ein guter Grund, mehr zurück zur Naturkost zu kommen. Zum gespeicherten Sonnenlicht und den damit verbundenen Vitalstoffen.

Länger jung bleiben

Wellness-Gesetz Nr. 9

Die Zellen nicht verhungern und verdursten lassen

Jung bleiben heißt vor allem, unser Zellplasma flüssig halten. Grundsätzlich entwickelt sich mit zunehmendem Alter beim Menschen eine Verarmung an Wasser. Das Verhältnis der festen zu den flüssigen Bestandteilen nimmt mit dem Alter zu. Deshalb werden ja auch die Reaktionen mit zunehmendem Alter langsamer. Ergo - wir müssen und können dafür sorgen, daß unser Zellplasma liquide bleibt.

Eine der Hauptursachen für Wasserverarmung ist zum großen Teil eine Verschlackung der Zelle. Im Plasma lagern sich Stoffe ab, die für den Stoffwechsel der Zelle nicht gebraucht werden. Dies ist ein physiologisch normaler Verschlackungsvorgang, dem der Mensch etwas entgegensetzen kann: Entschlackung. Wichtig vor allem aber ist festzustellen, wer denn überhaupt die entscheidenden Schlackenbildner sind:

1. **Die Überflußernährung**
2. **Zu wenig Bewegung**
3. **Die Umweltgifte**

Es klingt paradox, aber es stimmt: Indem wir zuviel von bestimmten »Lebensmitteln« zu uns nehmen, geraten wir in eine Mangelversorgung. Der Vorgang ist leicht vorstellbar: Wir verschlacken unsere Zellmembranen durch einen zu hohen Anteil an Eiweiß und versperren somit dem Nährstrom aus Vitaminen, Kohlenhydraten und Mineralien den Zugang zu unseren Mitochondrien (Bausteine im Plasma) und zum Zellkern (Nukleus).

Das bedeutet, daß wir den Keim des Lebens unterversorgen,

weil wir die »Versorgungskanäle« verschlackt haben. Bei dieser von Prof. Dr. Lothar Wendt entdeckten »Eiweißspeicher-Krankheit« entsteht zur Unterversorgung auch noch die Verschiebung des Säure-Basen-Gleichgewichtes. Prof. Dr. Wendt, der aufgezeigt hat, daß der Mensch überflüssiges Eiweiß nicht absorbiert, sondern speichert, schildert die damit verbundenen Gefahren auf dramatische Weise: »In den Bevölkerungen der Industriestaaten wächst die Angst über das Waldsterben durch den sauren Regen, weil man befürchtet, daß dem Waldsterben das Menschensterben bald folgen wird.

Aber die Wirklichkeit ist viel schlimmer. Die menschlichen Zellen sterben in ständig steigender Zahl durch die Versäuerung ihres Nährbodens des Interstitium (Bindegewebs-Zwischenraum). Und das schon seit 1950, hingegen der Wald erst seit 1970. Am Herzmuskel des Menschen ist dieser Säure-Tod der Herzinfarkt. Die ansteigende Kurve der tödlichen Infarkte seit 1950 demonstriert, wie furchtbar der saure Tod unter den Menschen wütet. Er ist eine der großen Seuchen unserer Zeit und verursacht mehr als 50% aller Todesfälle. Doppelt soviel wie Krebs. Wenn die an saurem Tod sterbende Menschenmenge stehenbleiben würde, wie die sterbenden Bäume, dann würde eine Menschenmenge noch trauriger aussehen als der am sauren Regen sterbende Wald.«

Des weiteren beschreibt Prof. Dr. Wendt den krankhaften Vorgang der Verschlackung so: »Eine verdickte Kapillarwand (Verbindung zu Arterien und Venen) setzt dem durchsickernden Nährstoffstrom erhöhten Strömungswiderstand entgegen und vermindert seine Strömungsgeschwindigkeit mit der Folge einer Nährstoffspiegelerhöhung im Kapillarblut durch Stau. Und einer Mangelernährung der Zellen.«

Allen Skeptikern und Eiweiß-Fanatikern sei als Ergänzung zu diesem Buch das Buch von Prof. Dr. Lothar Wendt ans hoffentlich noch nicht übersäuerte Herz gelegt: *Gesund werden durch Abbau von Eiweißüberschüssen.*

Daß dieser Mann recht haben muß, bestätigt uns eine Begebenheit, die mehr als erstaunlich ist. Nennen wir den Hauptdarsteller der folgenden Geschichte Mister X. Im Alter von 35 Jahren war er organisch bereits ein alter Mann. Als ich ihn zum ersten Mal sah, fiel mir sofort seine fahle, blasse Gesichtsfarbe auf und sein stets müder Blick. Wäre die Diskrepanz zu seiner sonst so jugendlichen Art nicht gravierend gewesen, hätte ich es bei einer flüchtigen Begegnung belassen. So aber wurde meine Neugierde geweckt, und ich bemühte mich darum, mit ihm ins Gespräch zu kommen. Dies gelang mir damals leider nicht. Letzte Woche, nach fünf Jahren, sah ich ihn auf einer Faschingsveranstaltung wieder. Der Mann hatte eine erstaunliche Wandlung durchgemacht. Er sah um mindestens 10 Jahre jünger aus. Die damals blasse, fahle, zerfurchte Haut war glatt und gut durchblutet. Seine Augen wirkten nicht mehr matt und müde, sondern strahlend und dynamisch munter. Dieser Mensch wirkte wie ausgewechselt oder besser gesagt wie neugeboren.

Relativ rasch ergab sich eine Gelegenheit, mit ihm ins Gespräch zu kommen. Ohne lange Umschweife kam ich auf den Punkt: »Als ich Sie vor fünf Jahren zum letzten Mal sah, wirkten Sie ausgebrannt und um 10 Jahre älter. Wie ist diese Wandlung möglich?« wollte ich wissen.

Er lachte und freute sich, wie ein Mensch sich eben freut, wenn er das Kostbarste dieser Welt wiedererlangt hat: Gesundheit und Jugend.

»Ja – das ist eine verblüffende Geschichte«, begann er seine Erzählung. »Als Sie mich vor fünf Jahren auf dieser Party gesehen haben, war ich ein Wrack, seelisch, geistig und körperlich. Ich hatte gerade den Konkurs meiner Firma hinter mir und gleichzeitig einen privaten Verlust. Meine Freundin war gegangen. Ich war nun ganz allein auf meinem sinkenden Schiff und obendrein alles andere als gesund. Schon seit Jahren fühlte ich mich den beruflichen Anforderungen nicht mehr gewachsen. Ich hatte immer das Gefühl, als würde meine Lebensenergie langsam erlöschen. Die Ärzte sagten jedoch, daß ich gesund sei. Die negative Dynamik konnte sich so ständig weiterentwickeln. Ich hatte

es zwar schriftlich, gesund zu sein, trieb aber immer mehr in eine Krankheit, die man als ›falsche Lebensführung‹ bezeichnen kann. Heute, nachdem ich den harten aber heilsamen Weg des Umdenkens hinter mir habe, weiß ich um die ausschlaggebenden Faktoren. Jahrelang war der Hauptbestandteil meiner Ernährung Fleisch und nochmals Fleisch. Gemüse und Beilagen empfand ich als störend. Am liebsten ernährte ich mich von Eiweiß.«
»Ja – haben denn Ihre Nieren das überhaupt mitgemacht?« wollte ich wissen.

»Ja und nein. Ich wußte ja nicht, daß ein leicht trüber, flockiger Urin ein klares Zeichen dafür ist, daß die Nieren überfordert sind. Als ich Schmerzen in den Gelenken bekam, sprach mein Internist von Gicht. Die Harnsäurespiegel-Untersuchung bestätigte dies. Endlich hatte ich einen Anhaltspunkt. Ich kaufte mir Bücher über Vollwerternährung, Makrobiotik, Vegetarismus und die Haysche-Trenndiät. Es dauerte ein Jahr, bis ich aus den extremen Untiefen des Adeptentums zu einer eigenständigen Linie fand, bei der ich auch heute noch bin.«

»Sie sind also kein Asket geworden«, unterbrach ich ihn, um endlich das Wunderrezept zu erfahren.

»Das Entscheidende an meiner Ernährung ist die Formel: Weniger essen, aber dafür vitalstoffreiche Lebensmittel. Also von der Menge her esse ich nur noch ein Drittel dessen, was ich früher so vertilgt habe. Und – ich gehe bei meiner Ernährung mit Köpfchen ran und stopfe nicht mehr alles in mich hinein. Schließlich ist die richtige Ernährung einer der wesentlichen Schlüssel für unser Glück.« Als er dies sagte, spürte ich, wie viel dieser Mann durchgemacht hatte und wie sehr er dazu bereit war, anderen Menschen zu helfen. Er strahlte eine wahrhaftige Integrität aus, so – als hätte er einen geistig-seelischen Reinigungsprozeß hinter sich. Dieser Mann bestätigte mir, was ich selbst schon seit langer Zeit wußte: Der Mensch muß für seine Vitalität kämpfen und zwar in einer geistig-moralischen Auseinandersetzung. Zuerst muß er wieder lernen, seine Nahrung zu ehren. Denn jedes Stück Brot, das wir wegwerfen, könnte einen anderen Erdenbürger vor dem Verhungern retten (⅔ der Weltbevölkerung hungern). So, wie wir essen, so denken wir, so sehen wir aus und so handeln wir auch. Unsere Ernährung ist unser Schicksal. Länger jung bleiben bis ins hohe Alter oder in einem relativ kurzen Leben frühzeitig altern - wir haben es selbst in der Hand.

Der Wellness-Weg

1. Stellen Sie Ihre Ernährung neu zusammen

Und zwar nach dieser Formel:

15% Eiweiß (Milch, Joghurt, Ei, Fisch, Fleisch)
60% Kohlenhydrate (Kartoffeln, Brot [Vollkorn], Reis)
25% Fett (ungesättigte Fettsäuren [Distelöl])

Zur besseren Orientierung möchte ich Ihnen anhand eines konkreten Beispiels zeigen, wie wenig Eiweiß der Mensch täglich braucht, um keinen schädlichen Mangel, aber auch keinen Überfluß zu haben, damit Sie sich nicht in die Eiweißspeicherkrankheit essen.

Am Morgen

1 Glas Orangensaft
Tee oder Kaffee mit Honig gesüßt
1 Glas Kefir oder magere Milch
1 Frischkorn-Müsli
2 Scheiben Vollkornbrot mit Honig

Mittag

Kartoffeln aus der Alu-Folie mit
Frisch-Kräuter-Dip
Chinakohl mit Champignons
Gebackene Banane mit Honig

Abend

Chicoréeauflauf

oder

Auberginen, überbacken.

Das Typische an diesem Tages-Ernährungs-Beispiel ist der hohe Anteil von Kohlenhydraten und Mineralien plus Vitaminen. Eiweiß wird durch Kefir oder Milch abgedeckt. Dies genügt für den ganzen Tag. Das sonst gewohnte Stück Fleisch wäre schon wieder ein Schritt in Richtung Eiweißüberernährung. Machen wir es doch so wie unsere Großeltern: Essen wir Fleisch nur am Wochenende.

2. Schützen Sie sich vor Übersäuerung

Unsere Körpersäfte schwanken zwischen Azidität (Säuren) und Alkalität (Basen). Da viele unserer Lebensmittel azidisch sind, haben viele Menschen einen Säureüberschuß. Die sich daraus ergebenden Risikofaktoren hat Prof. Dr. Wendt bereits erläutert. Dies ist jedoch kein Aufruf, nur noch basenreiche Lebensmittel essen zu müssen. Wichtig ist vor allem, daß Sie stets an den Ausgleich denken.

Ein großes Steak oder Schnitzel verlangt zur Neutralisation seiner Säuren schon nach einer opulenten Salatplatte.

Säureüberschüssige Lebensmittel:

Aal, Anchovis, Avocado, Bauchfleisch, Bier, Blutwurst, Bockwurst, Bonbons, Brathering, Bratwurst, Bries, Butterkeks, Curry-Ketchup, Dorsch, Drops, Edamer, Edelpilzkäse, Eierlikör, Eisbein, Emmentaler (45% Fett i.Tr.), Erdnüsse, Fasan, Fischstäbchen, Fleisch, Fleischwurst, Forelle, Frankfurter, Frikadellen (Hamburger), Fritierfett, Gänseleber, Gans, Gelbwurst, Gorgonzola, Hackfleisch, Hase, Hecht, Heilbutt, Hering, Hummerkrabben, Jagdwurst, Jackobsmuscheln, Kabeljau, Käsekuchen, kandierte Früchte, Karpfen, Kartoffel-Chips, Kassler, Kirschwasser, Kochwurst, Kokosfett, Kokosnuß, Kotelett v. Schwein, Krebsfleisch, Kroketten (fritiert), Kunsthonig, Lachs, Lamm, Languste, Laugenbrezel, Leber, Leberknödel, Leberwurst, Lebkuchen, Limonade, Linsen, Madeira, Makrelen, Malzbier, Marzipan, Mayonnaise, Mettwurst, Miesmuscheln, Niere, Nougat, Obstwein, Ochsenzunge, Parmaschinken, Pfifferlinge, Pfirsich aus der Dose, Pilze, Plockwurst, Pommes frites, Remoulade, Rinderbraten, Roastbeef, Rohrzucker, Rollmops, Rotbarsch (geräuchert), Rotwurst, Rum, Rumpsteak, Sachertorte, Salami, Salz, Sardellen, Sardinen, Schinken (roh), Schlackwurst, Schmelzkäse, Schweinefleisch (fett), Seelachs, Sekt, Speck, Suppenwürfel, Teewurst, Thunfisch in Öl, Truthahn, Weinbrand, Weißwein, Weißwurst, Whisky, Wiener, Wildschwein, Zanderfilet, Zimtsterne, Zucker, Zunge.

Basenüberschüssige Lebensmittel und neutrale:

Allgäuer Emmentaler, Ananas, Apfel, Apfelkuchen (Hefeteig), Apfelmus, Apfelsaft, Apfelsine, Apfelsinensaft natur, Apfelwein, Aprikosen, Artischocken, Aspik, Auberginen, Austern, Bambussprossen, Banane, Birnen, Bleichsellerie, Blumenkohl, Bohnen (grün), Briekäse, Brokkoli, Brombeeren, Butter, Buttermilch, Camembert (30% Fett i.Tr.), Chicorée, Diätmargarine, Diätöl, Diätsalz, Dickmilch, Dill, Dillgurken, Distelöl, Eisbergsalat, Endiviensalat, Erbsen (frisch), Erdbeeren (frisch), Essiggurken, Fenchel, fettarme Milch, Filet v. Kalb, Filet v. Rind, Filet v. Schwein, Frischkäse, Gänsebrust, Gelatine, Grahambrot, Grapefruitsaft, Graubrot, Graupen, Grieß, Grünkohl, Gurken, Hagebutten, Harzer Käse, Hefe, Heidelbeeren, Himbeeren, Hirse, Honigmelone, Huhn (gebraten und gekocht), Joghurt, Johannisbeeren, Kakhi-Früchte, Kalbshaxe, Karotten, Kartoffeln, Kartoffel-Knödel, Kartoffelsuppe, Kirschen, Knäckebrot, Knoblauch, Knödelpulver, körniger Frischkäse, Kohlrabi, Kondensmilch, Kresse, Leinsamen, Magermilch, Mais, Margarine, Maultaschen, Melone, Milch (1,5 u. 3,5% Fett), Mineralwasser, Mirabellen, Nektarinen, Nudeln, Nüsse, Obstessig, Obstkuchen, Orangen, Orangensaft, Petersilie (frisch), Pflaumen, Porree, Pumpernickel, Putenfleisch, Quark (Magerstufe), Quitten, Radieschen, Rahmspinat, Rehkeule, Reis (Vollkorn), Rettich, Rhabarber, Rinderfilet, Roggenmehl (Typ 997), Roggen-Vollkornbrot, Rosenkohl, Rote Bete, Rotkohl, Sanddornsaft, Sauerkraut, Sauerkrautsaft, saure Sahne, Schellfisch, Schichtkäse, Scholle, Schwarzwurzel, Schweinefleisch (mager), Sellerie, Sojakeimlinge, Sonnenblumenöl, Spargel, Spinat, Stachelbeeren, Suppengemüse, Tee, Tomaten, Trüffel, Vollkornbrot, Weißkohl, Wirsingkohl, Zitronen, Zucchini, Zuckermais, Zwiebeln.

(Diese Liste ist nur ein Auszug und stammt aus dem Lexikon der Nahrungsmittel/Pharmatek-Verlag).

Fazit: Jetzt haben Sie das notwendige Wissen, um Ihre Ernährung so zu gestalten, daß die Harmonie zwischen Säuren und Basen gewährleistet ist. Das heißt also nicht, auf Lebensmittel der ersten Gruppe ganz verzichten zu müssen, sondern immer ein Lebensmittel der zweiten Gruppe gegenüberzustellen. Wer sich nur von säureüberschüssigen Lebensmitteln ernährt, begibt sich zwangsläufig ins gesundheitliche Risiko.

Bitte beschäftigen Sie sich damit, weil dies einer der wichtigsten Schlüssel ist, um länger jung zu bleiben.

Länger jung bleiben

Wellness-Gesetz Nr. 10

Körperschlacken sind auch Seelenschlacken

Auch hier ist das Prinzip der wechselseitigen Wirkung ganz typisch. Eine belastete Seele macht die Körpersäfte sauer und bewirkt so eine Schlackenbildung bis in unsere Zellen. Auf der anderen Seite belastet ein verschlackter Organismus die Seele. Selbst wenn wir den Zustand des sich langsam entwickelnden Krankheitsbildes durch den Verstand verdrängen, so hat unser Unterbewußtsein längst die Last registriert - sozusagen wie ein Frühwarnsystem. Aber wer hört heutzutage noch auf seine innere Stimme. Ganz im Gegenteil. Wenn etwas nicht in großen Lettern auf dem Computerbildschirm auftaucht, hat es keine Gültigkeit. Diese Informationsroboter mit unserer intuitiven Intelligenz zu vergleichen, ist eine Sünde am Menschen. Der nächste Schuß vor den Bug, bevor eine Total-Verschlackung eine autodynamische Zellveränderung einleitet, wäre zum Beispiel ein Nieren- oder Gallenstein oder ein typisches Gichtsyndrom. Die Ursachen für die Übersäuerung beim Menschen sind nicht nur auf die Ernährung und auf die Giftbelastung der Umwelt zurückzuführen. Einen wesentlichen Anteil daran hat ganz sicher auch der Seelenzustand des Menschen, der erkrankt. Wie wäre es sonst zu erklären, daß ein ganzes Volk, das sich weitgehend falsch ernährt und dieselbe Luft atmet, nicht durchgehend erkrankt ist. Selbst wenn man unterstellt, daß ein Großteil davon bereits das latente saure Milieu in sich trägt. Ein großer Teil unserer Bevölkerung hat zwar schon gewisse Blessuren davongetragen, aber kann immer noch als gesund bezeichnet werden. Dies sind jene Menschen, die unbewußt oder bewußt eine totale Ausbeutung ihres energetischen Stroms aus der Seele vermeiden. Was soviel heißt wie im richtigen Moment für Lebensfreude zu sorgen, weil Lebensfreude die größte regenerierende Kraft für unsere Seele ist.

Wer nur arbeitet mit dem starren Blick auf die erste Million, um dann richtig zu leben, hat leider am Leben vorbeigelebt. Einer der wesentlichen Leitgedanken des Zen-Buddhismus ist die Konzentration auf das Jetzt. Nicht in der Vergangenheit und nicht in der Zukunft sollen unsere Gedanken liegen, sondern im Jetzt, im Augenblick jedes Atemzuges. Und so muß Lebensfreude gelebt werden, als ein spontanes Willkommenheißen des Lebens und dem Ausleben der Gegenwart. Zur Nutzung dieser Seelenregeneration gehört aber nicht nur das Genießen des Augenblicks, sondern auch Fairneß und Menschlichkeit.

Denn wer auf Kosten anderer Lebensfreude stiehlt, schießt ein Eigentor. Unser Unterbewußtsein ist eine Instanz, die wir nicht belügen können. Auch wenn der Verstand noch so sehr zur Verdrängung fähig ist - das Unterbewußtsein hat bereits alles gespeichert - und zwar in Form negativer Energie, die wiederum für eine Übersäuerung unseres Organismus sorgt. Dagegen sind wir machtlos. Die einzige vernünftige Konsequenz muß heißen: Entschlacken und entgiften von Körper und Seele. Und zwar rasch, weil eine wechselseitige Dynamik den Zustand unserer Übersäuerung immer mehr vorantreibt.

Länger jung bleiben ohne Entgiftung und Entsäuerung ist undenkbar.

Der Wellness-Weg

1. Entgiften der Seele

Das größte Gift, das wir in unserer Seele speichern, sind die nicht erledigten Konflikte. Sie sind nichts anderes als Begegnungen mit Menschen, die uns tief verletzt haben. Dadurch sind negative

Energien entstanden, die man als Haß bezeichnen kann. Auf der einen Seite verbieten uns die Gesetze, daß wir uns an diesen Menschen rächen und Selbstjustiz üben. Auf der anderen Seite finden wir kein Ventil, um die unbändige Wut an den Mann oder die Frau zu bringen. Und so etwas ein ganzes Leben mit sich herumzutragen, ist eine Qual mit Langzeiteffekt. So etwas geht an keiner Seele spurlos vorüber. Was tun?

Sie müssen allen Ihren Feinden Verzeihung gewähren

Das ist der Schlüssel – aber wie bekommt man ihn in die Hand. Nur zu sagen, daß man verzeiht, genügt nicht, weil sich das Unterbewußtsein nicht belügen läßt. Es muß aus dem Herzen kommen. Auch das ist leichter gesagt als getan. Eine kleine Hilfe: Ein Mensch, den Sie einmal sehr geliebt haben, hat Sie verlassen, und sie können ihm das nicht verzeihen. Im Gegensatz dazu sind Sie jemand anderem nicht böse, obwohl er Sie auch verlassen hat. Warum? Weil Sie diesen Menschen nicht so geliebt haben. Ergo: Ihr Engagement ist der Auslöser für den Haß/Liebe-Konflikt. Der Ball liegt bei Ihnen. Werden Sie diesen Menschen in Zukunft weiter hassen oder weiter lieben. Man kann einen Menschen lieben, ohne Besitzansprüche damit zu verbinden. Das Schöne daran ist das bereichernde Gefühl allgegenwärtiger Liebe, die einfach nur in der Luft liegt und wie der prickelnde Rausch eines Föhntages unsere Seelenpotentiale stimuliert. Das Prinzip heißt Umwandlung: Aus Haß mach Liebe.

Was tun wir aber mit jemandem, der uns geschäftlich und sogar existenziell geschadet hat? Lieben brauchen wir einen solchen Menschen natürlich nicht, aber auch nicht hassen. Aber, wir sollten ihm dankbar sein, weil er uns die Sinne geschärft hat für die Risiken, die im Strom des Lebens zum Prinzip gehören.

Nehmen Sie es mehr von der spielerischen Seite, und stecken Sie diesen Reinfall in Ihr Erfahrungs-Schatzkästchen. Niemand ist immer Verlierer, und niemand ist immer Gewinner.

Entscheidend ist nur, daß Sie Ihre Seele frei bekommen, durchatmen können, und Platz für neue positive Energie haben.

Machen Sie sich eine Liste, auf der die Namen jener Menschen stehen, denen Sie eigentlich nur Schlechtes wünschen. Beschäftigen Sie sich mit jedem einzelnen, bis Sie zur Verzeihung fähig sind und einen Erledigt-Haken dahinter machen können. Man nennt dieses Prinzip Konfrontation. Ein wesentlich gesünderer Weg als Verdrängung.

2. Entgiften des Körpers

Die Zelle und der Organismus, als eine Vielzahl von Zellen, lassen sich entschlacken. Auch dadurch kann die individuelle Zelle verjüngt werden.

Beginnen Sie Ihre Entschlackung am besten mit einer Entschlackungs-Diät

• Die Schrothkur

Die von Johann Schroth empfohlene Fastenkur verbindet eine sehr einfache, knappe, völlig reizlose, eiweiß- und kochsalzarme, vitaminreiche vegetarische Diät mit zeitweiligem strengen Flüssigkeitsentzug und physikalischen Anwendungen, vor allem von Schwitzpackung und Massage. Es muß besonders darauf hingewiesen werden, daß diese strenge Kur nur unter ärztlicher Kontrolle, am besten in einem Spezialsanatorium, durchgeführt werden darf. Der Wochenplan einer 4-6 Wochen währenden Schrothkur könnte folgendermaßen aussehen. (Seite 60)

Sollte Ihnen eine Schrothkur nicht möglich sein, weil Sie von zu Hause nicht wegkönnen, so bietet sich eine Alternative.

Tag	**Diät**	**Flüssigkeitsaufnahme**	**Äußere Anwendungen**
1. Tag	100 g Weizenkeime	Keinerlei Flüssigkeit	21 Uhr, eine Ganzpackung
2. Tag	Das gleiche, dazu mittags Weizenkeimbrei mit Zitrone und Wasser	Um 16 Uhr 1 Glas warmen Wein, weiter 1–2 Glas kalten Wein dazu etwas Knäckebrot	Wie 1. Tag
3. Tag	Wie 1. Tag	Keinerlei Flüssigkeit	Wie 1. Tag
4. Tag	Wie 1. Tag, dazu Getreidebrot mit Pflaumenkompott	Morgens 1 Glas Rotwein, um 16 Uhr 1 Glas warmen Wein anschließend bis 1 Liter kalten Wein mit Knäckebrot	Wie 1. Tag
5. Tag	100 g Weizenkeime	Keinerlei Flüssigkeit	Wie 1. Tag
6. Tag	4 Scheiben Knäckebrot um 12 Uhr dicker Getreidebrei mit Wasser, eine halbe Zitrone	Um 16 Uhr 1 Glas warmen Wein, anschließend 1–2 Glas kalten Wein schluckweise mit etwas Knäckebrot	Wie 1. Tag
7. Tag	Wie 4. Tag	Wie 4. Tag	keine Packung

Heilfasten unter Aufsicht Ihres Hausarztes

1. Vorfasten (2 Tage)
Morgens normal frühstücken, aber für den Rest des Tages nichts mehr essen. Tee, Kaffee, Nikotin bitte nicht!

2. Vollfasten (5 Tage)
Mindestens 5 Liter Flüssigkeit am Tag trinken. Jeden Tag Magnesium, Ascorbinsäure (antioxydantium) zu sich nehmen. Innerhalb dieser zwei Tage für starke Darmentleerung sorgen. Am besten mit einem kleinen Eßlöffel Glaubersalz in einem Viertel Liter Wasser gelöst.

Wichtig: Während der Vollfastentage am besten Urlaub nehmen und außer Spazierengehen und Ruhen nichts tun. Hin und wieder zur Blutdruckkontrolle zum Hausarzt gehen.

3. Nachfasten
Sich im Laufe von einigen Tagen wieder an die Normalkost gewöhnen. In der Übergangszeit (ca. 4 Tage) sollte nur Rohkost gegessen werden. Dazu ungesüßte Säfte mit Mineralwasser trinken. Mindestens 4 Liter pro Tag. Dann langsam auf Kohlenhydrate umsteigen: Kartoffel- und Vollkornreisgerichte.

Entgiftung durch die Haut

Das Auslaugebad nach Dr. Erich Rauch.
Sowohl akute Infektionen als auch eine Reihe chronischer Erkrankungen sind durch das Auslaugebad nachhaltig zu heilen. Damit kann man selbst innere Organe entgiften und entschlacken. Überdies machen regelmäßige Auslaugebäder die Haut weich, rein und elastisch.

Zum gesundheitlichen Aspekt kommt also auch noch ein kosmetischer Effekt. Zusätzlich ist das Auslaugebad ein hervorragendes Entspannungsmittel und wirkt ausgesprochen schlaffördernd.

- Lassen Sie ein Vollbad einlaufen, das 37 °C betragen soll. Die Temperatur kann leicht darüber oder darunter liegen, wenn dies Ihr Behaglichkeitsgefühl steigert. Schwitzen sollte auf jeden Fall vermieden werden.
- Legen Sie sich nun genau für 10 Minuten bis zum Hals ins Wasser. Für die Zeitkontrolle am besten eine Uhr zurechtstellen.
- Die 10 Minuten sind vorbei – jetzt kommt das Wichtigste: Stehen Sie in der Wanne auf, und seifen Sie Ihren ganzen Körper gründlich mit unparfümierter Seife ein. Dann legen Sie sich mindestens 30, aber höchstens 60 Minuten entspannt in das Bad zurück. Lesen Sie dabei oder hören Sie Musik.
- Tritt ein Gefühl der Überwärmung ein, lassen Sie kaltes Wasser zulaufen. Hingegen bei Kältegefühl warmes Wasser.
- Sind die 30 oder 60 Minuten abgelaufen, stehen Sie wieder auf und seifen den ganzen Körper ein und bürsten ihn in strich- und kreisförmigen Bewegungen ab (sanft und gründlich). Zunächst Hände und Arme, dann Füße und Beine, zuletzt den Rumpf.
- Zum Abschluß noch einmal 10 Minuten im Bad liegen bleiben. Dann abtrocknen und ins Bett legen.

Wenn Ihre Hände jetzt ausgelaugt wie Wäscherinnenhände aussehen, dann kann sich der therapeutische Effekt einstellen. Und je schmutziger die Randschicht in Ihrer Badewanne ist, desto stärker funktionierte die Entgiftungstätigkeit der Haut.

Das Prinzip funktioniert so:

Durch die Anwendung der Seife wurde der Säuremantel der Haut durchlässiger, damit die Giftstoffe die »Hautschranken« durchwandern konnten. Die zweite Seifenabwaschung vor Badeschluß bezweckt ein Herauslassen jener Krankheitsstoffe, die sich gerade noch in der Haut auf dem Wege nach außen befinden. Das Auslaugebad ist besonders abends vor dem Einschlafen zweckmäßig, da es den gesunden Schlaf fördert. Wenn es nicht zu warm gehalten ist, kann das Auslaugebad auch bei Krankheit genommen werden. Sogar mehrere Tage hintereinander.

Länger jung bleiben

Wellness-Gesetz Nr. 11

Bratwurst und Torte – wenn Ihre Seele das braucht

Vor Jahren ereignete sich in München eine tragische Geschichte. Die Zeitungen waren voll davon. Die Besitzerin eines Kosmetikstudios beging auf eine schreckliche Weise Selbstmord. Sie zündete zuerst ihr Studio an und dann sich selbst.

Wenige Tage später erlag die Frau ihren Verbrennungen. Es wurden die kühnsten Mutmaßungen aufgestellt über die Motive ihrer Tat. »Millionärin hatte Liebeskummer«, schrieben die einen. »Millionärin kurz vor dem Bankrott«, schrieben die anderen. Weder das eine noch das andere stimmte. Ich kannte Luise B. persönlich und wußte, daß sie belastet war. Ich konnte aber nicht vorhersehen, daß diese ehrgeizige Frau durch Selbstüberforderung zu so einer Tat fähig war. Im Rückblick ist mir klargeworden, daß Luise B., die keine Millionärin, aber eine tüchtige Geschäftsfrau war, in jene Risikosituation gekommen ist, in die sich jedes Jahr Tausende von Menschen freiwillig begeben. In das Risiko der totalen Erschöpfung ihrer Seelenenergie. Luise B. wollte zu viele ehrgeizige Pläne auf einmal realisieren, ohne Rücksicht auf das eigene Energiepotential. Der Auslöser, der dann zu der furchtbaren Kurzschlußhandlung führte, war ausgesprochen banal: Sie hatte sich einen Wagen gemietet und touchierte auf der Rückfahrt von einem Wochenendausflug einen Begrenzungspfosten. Ein Kotflügel war leicht verbeult. Dieses Frustrationserlebnis kostete Luise B. ihr letztes Seelenenergiepotential. Sie hatte keine Kraft mehr, selbst eine solche Minimalbelastung abzublocken.

Bestimmt war auch ihr geistiger und ihr physischer Energiestrom total entladen.

In so einem Moment hat man keine Kraft mehr für Hoffnung, Humor und Ausdauer. Und gerade letztere brauchen wir in diesem Leben und in dieser Zeit in ganz besonderem Maße. Ständig kommen Belastungen auf uns zu, mit denen wir nicht rechnen können. Dafür ist sogenannte Ausgleichsenergie nötig. Die Konsequenz daraus: Auf unsere innere Stimme hören, die uns schon sagt, wenn wir in den Grenzbereich zwischen Energiereservoir und Energiereserve kommen. Jeder hat diesen inneren Soufleur, aber nur wenige Menschen glauben an ihn. Dieser Glaube daran ist der erste Schritt zur Erlangung eines »inneren Wegweisers«, der sicher durch das Labyrinth Leben führen kann.

Kein Mensch würde durch Überlastung einen Herzinfarkt bekommen, durch Übersäuerung Krebs oder durch Überkonditionierung Neurosen und Psychosen. In dem Moment, in dem wir die Schwelle der Unvernunft und des Fehlverhaltens überschreiten, bekommen wir Signale von innen: Herzjagen, Angstzustände, die Luft bleibt weg, der Magen verkrampft sich – und ein seltsames Gefühl schleicht sich ein. Das heißt nichts anderes, als daß wir auf dem falschen Weg sind. Immer mehr Menschen gehen zu Wahrsagern, um sich das sagen zu lassen, was ohnehin jeder sieht, auch wenn er keine medialen Fähigkeiten hat. Nur selbst sieht man es nicht, weil man nicht hören will – auf die innere Stimme. Wer wieder einmal taub dafür war und seine energetischen Potentiale ausgelaugt hat, kann nur durch ein Ausgleichsprogramm für die Seele das Schlimmste verhindern: Kurzschlußreaktionen, Selbstzerstörung, ein Alterungsschub.

Der Wellness-Weg

Wenn Sie im Energietief sind: mutlos, deprimiert, kraftlos.

1. Gönnen Sie sich jetzt einen Seelenstreichler.
Essen Sie mal das, was Ihre Vernunft Ihnen sonst immer verbietet: eine grauenhaft fetttriefende Bratwurst mit Curry oder

Ketchup, oder eine Kalorienbombe aus Zucker, Sahne und Teig - sprich Torte.

2. Kaufen Sie sich sofort die Schuhe, die Ihnen schon lange ins Auge stechen.
   Oder den teuren Mantel, der Ihr Konto voll ins Minus bringt. Ihr Bankier lebt schließlich vom Zinsen-Geschäft. Und wenn er es nicht weiß, dann sagen Sie es ihm.
3. Gehen Sie heute mit jenem Ihrer Freunde zum Essen, der voll auf Ihrer Wellenlänge liegt. Sie brauchen keine Diskussionen, sondern Bestätigung und Ermunterung.
4. Richten Sie es so ein, daß Sie am nächsten Tag länger schlafen können. Der Schlaf ist eine unserer wichtigsten Regenerationsquellen.
   In den Träumen verarbeiten wir zum Teil unsere seelischen Konflikte.
5. Nehmen Sie sich für die nächsten Tage keine Kraftakte vor. Leben Sie die nächsten Tage mit einem Gefühl des völligen Abschaltens.
   Innerhalb einer Woche sind Ihre Energieströme wieder stabil.

Länger jung bleiben

Wellness-Gesetz Nr. 12

Nichts macht so schön wie Vollkornreis

Dieses Versprechen kann nur der Naturreis halten. Alle anderen »Reisqualitäten« verdienen nicht das Prädikat.

Deine Nahrung soll dein Heilmittel sein. Dein Heilmittel deine Nahrung. Kein geringerer als Hippokrates sagte dies. Hätte er bei diesem Gedankenblitz gerade Parboiled-Reis oder weißen Reis gegessen, wäre ihm dies bestimmt nicht eingefallen. Das Parboiled-Verfahren wurde etwa um 1940 in den USA entwickelt, um die Armee mit einem extrem lagerfähigen Lebensmittel auszurüsten. Der entspelzte Reis wird eingeweicht, dann folgt ein Dünstvorgang bei 70 °C unter hydraulischem Druck. Anschließend wird der Reis wieder getrocknet. Bei dieser Behandlung nimmt das Stärkekorn einen Teil der Vitamine und Mineralstoffe aus den Randschichten auf. Anschließend wird der Parboiled-Reis poliert. Warum das Ganze? Parboiling macht den Reis lagerfähiger, da Enzyme inaktiviert werden; das Polieren entfernt den Keim, dessen Öl ranzig wird und den Reis verderben kann. Parboiled-Reis ist etwa eineinhalb Jahre lagerfähig, und sein Nährstoffgehalt ist trotzdem höher als der von weißem Reis, aber niedriger als der des Naturreises.

Weißer Reis ist entspelzter als voll geschälter Reis. Alle Schichten des Pericarps werden entfernt, die Testa, die Aleuronschicht und auch der Keimling – alles bis auf den stärke- und eiweißhaltigen Kern. Weißer Reis ist so von allem beraubt, was schnell verderben kann. Eine fast unbegrenzte Lagerfähigkeit ist gesichert. Die Geschmacksqualität verliert sich bereits nach ein, zwei Jahren. Dieser enormen Lagerfähigkeit steht der geringe Nährwert gegenüber.

Der nährstoffreiche »Abfall« wird als Viehfutter verwendet, den nährstoffarmen und kalorienreichen Stärkekörper ißt der Mensch. Geschmacklich ist der weiße Reis relativ neutral - und somit eine »ideale« stärkehaltige Beilage. Ganz im Gegensatz zum Naturreis, der ein echtes Grundnahrungsmittel ist.

Naturreis (brauner Reis) wird so genannt, weil er naturbelassen ist. Er wird aber auch Vollreis genannt, weil er noch im Vollbesitz biologischer Wertigkeit ist. Naturreis wird entspelzt, gereinigt und verlesen, aber sonst nicht weiter behandelt. Silberhäutchen, Keimling und Aleuronschicht bleiben erhalten. Dadurch ist der Naturreis nur begrenzt lagerfähig, verfügt aber über einen hohen Anteil von Vitaminen, Mineralien und Spurenelementen.
Den Unterschied der einzelnen Reisqualitäten sehen Sie auf nachstehender Tabelle.

Reisinhaltsstoffe in 100 g Getreide

		Naturreis	Naturreis (mochi)	Reis, weiß	Reis, weiß (mochi)	Vollweizen
Wasser	%	12	15,5	15,5	40,0	13
Kalorien	g	360	336	351	249	330
Eiweiß	g	7,5	7,6	6,2	4,5	14,0
Fett	g	1,9	2,3	0,8	0,4	2,2
Kohlenhydrate	g	77,4	73,2	76,9	54,8	69,1
Fasern	g	0,9	1,2	0,3	0,3	2,3
Kalzium	mg	32,0	10,0	6,0	4,0	36,0
Phosphor	mg	325	290	120	60	383
Eisen	mg	1,6	1,1	0,4	0,3	3,1
Natrium	mg	10,0	3,0	6,0	6,0	3,0
Kalium	mg	150	unbek.	103	unbek.	370
Vitamin B_1	mg	0,34	0,36	0,09	0,04	0,59
Vitamin B_2	mg	0,09	0,1	0,03	0,02	0,12
Niacin	mg	4,7	4,5	1,4	1,0	4,3

Enthält außerdem noch die Spurenelemente Silizium, Magnesium und Zink.

US Department of Agriculture und Japan Nutritionist Association

Naturreis: Ein Grundnahrungsmittel, das viel für Sie tun kann

Reis-Diät-Tage machen schlank auf sanfte Weise

Naturreis bringt die Kraft nach Krankheiten oder Operationen zurück

Naturreis schenkt langfristig Widerstandskraft und Vitalität

Naturreis hat einen entscheidenden Einfluß auf geistige Beweglichkeit und Konzentrationsfähigkeit

Naturreis ist aber auch eine echte Gaumen-Freude

400 g Naturreis deckt zu einem Viertel die empfohlene Tagesmenge an Vitamin B_2 (Riboflavin). Dieses Vitamin braucht der Körper vor allem für einen gesunden Stoffwechsel (oxidativer Stoffwechsel). Vitamin-B_2-Mangelzustände werden zuerst durch Hautveränderungen offensichtlich. Es ist erwiesen, daß ein Vitamin-B_2-Mangel das Risiko an einem Magen- oder Darmkarzinom zu erkranken, erheblich erhöht. Ein guter Rat ist, Vitamin B_2 in das persönliche Vorbeugeprogramm miteinzubeziehen. Vitamin B_2 kommt noch vor in Hefe, Nüssen, Milch, Eiern und Vollkornbrot.

Vitamin B_1 ist wichtig für sämtliche Abläufe im gesamten Nervensystem. Mangelerscheinungen wirken sich aus in Form von Müdigkeit, Vergeßlichkeit und Darmträgheit. 400 g Naturreis deckt bereits die empfohlene Tagesmenge an Vitamin B_1.

Niacin ist im Naturreis zu 4,7 mg/100 g enthalten. Niacin nimmt Einfluß auf die Durchblutung und ist ebenfalls an der Steuerung des Cholesteringehaltes beteiligt. Bei Mangelerscheinungen treten Schlafstörungen auf oder Pellagra (rauhe Haut). Der Tagesbedarf liegt bei 16 mg.

Natrium und Kalium müssen im ausgewogenen Verhältnis in

unserem Körper vorkommen, damit auch die Stoffwechselprozesse ausgewogen sein können. Überwiegt Natrium (Salz), binden wir zuviel Wasser im Körper. Das Gewebe quillt auf, wirkt fett, und verliert an Elastizität. Kalium ist der wichtige Gegenspieler des Natriums, denn Kalium stimuliert die Flüssigkeitsausscheidung. So nachteilig, wie die Auswirkungen einerseits sind, wenn zuviel Natrium aufgenommen wird, so verheerend sind sie andererseits, wenn man versuchen würde durch eine übergroße Kaliumaufnahme schnell an Flüssigkeit und Gewicht zu verlieren. Eine Reduzierung des Natriums wird nur bei spezifischen Krankheiten empfohlen: Nierenleiden, Rheuma und Hauterkrankungen. Denn bei genügender Kaliumaufnahme wird die Nierenausscheidungsleistung verstärkt. Die Deutsche Gesellschaft für Ernährung empfiehlt einen Tagesmindestbedarf von 4 g Kalium. Dieser kann allein durch den Verzehr von Naturreis nicht gedeckt werden, aber in Kombination mit anderen Lebensmitteln. Kaliumreich sind: Bohnen, Melone, Feige, Banane, Linsen, Tomate (nicht bei Nierensteinen), Gurke, Spargel.

Nicht zu vergessen: Naturreis enthält außerdem noch die Mineralstoffe Kalzium, Phosphor und Eisen.

Wichtig ist auch zu erwähnen, was Reis nicht hat: sogenannte Purine. Das sind Eiweißabbaustoffe, die vor allem für Gicht- und Nierenkranke höchst schädlich sind.

Warum Naturreis von innen heraus schön macht, liegt auch am ausreichenden Silizium-Angebot. Silizium (Kieselsäure) ist für den Bindegewebsaufbau, für Haut, Haare und Nägel von großer Bedeutung. Ein Mangel ist nicht zu übersehen: brüchige Nägel, Haarausfall, Hautausschlag, Parodontose. Im Naturreis sind 30 mg/100 g enthalten.

Ein offenes Wort: Auch der Reis ist belastet

Die biologische Qualität des Reises hängt in erster Linie von der Reinheit des Wassers ab, in dem er wächst. Wenn zum Beispiel Flußwasser zur Bewässerung über die Reisfelder geleitet wird, gelangen große Mengen von Schadstoffen in den Reis. Untersuchungsergebnisse über den Schwermetallgehalt (Quecksilber, Blei, Cadmium) sind alles andere als erfreulich. Der weiße Reis schneidet dabei wesentlich besser ab als der ungeschälte. Das liegt daran, daß sich ein Großteil der Schwermetalle und natürlich auch der Pestizid- und Herbizidrückstände bevorzugt in den nährwertreichen Randschichten einlagert. Es wäre aber eine gefährliche Logik, aus Angst vor den Schwermetallen und Spritzrückständen dem Weißreis den Vorzug zu geben. Die fehlenden Vitamine, Mineralstoffe und Spurenelemente werden uns langfristig noch anfälliger machen - auch gegenüber kleineren Schadstoffmengen.

Die einzig richtige Entscheidung kann nur heißen: Naturreis aus biologisch-organischem Anbau. Deshalb ist es so wichtig, daß man beim Einkauf konsequent und wachsam ist. Nur solche Produkte kaufen, die auf der Verpackung die regelmäßige Kontrolle eines Verbandes garantieren, der den ökologischen Anbau kontrolliert.

Damit hat man die Garantie, daß weder Herbizide noch Pestizide eingesetzt werden, daß die organische vor der künstlichen Düngung immer den Vorzug erhält und in Abständen Proben genommen und Reisanalysen gefertigt werden. Aber auch ein organisch-biologischer Anbau kann eine völlige Schadstofffreiheit nicht garantieren, sondern die Belastung nur auf ein Minimum reduzieren, die durch die allgemeine Luft-, Boden- und Wasserbelastung bereits unumgänglich geworden ist.

Warum biologischer Reisanbau zwangsläufig teurer ist

Wesentliche Voraussetzung für biologischen Reisanbau ist mechanische Unkrautbekämpfung. Eine arbeits- und zeitaufwendigere Alternative zur chemischen Unkraut-Keule. Das Wasser muß von bester Qualität sein. Entweder aus eigenen Quellen stammen oder, wenn es aus Fremdgewässern kommt, ständig überprüft werden. Nach der Ernte muß der Naturreis durch

Trockenlagern etwa 10% seiner Feuchtigkeit verlieren, damit er nicht für Pilze und Kornkäfer anfällig wird. Der Reis bleibt dann so lange wie möglich - bis er vom Großhändler abgerufen wird - in den Trockensilos. Erst dann wird er entspelzt. Beim Großhändler wird entspelzter Naturreis dann sofort mit dem genauen Mindesthaltbarkeitsdatum versehen und an den Einzelhändler weitergegeben. Dies alles ist mit größerem Energie- und Zeitaufwand verbunden als ein sogenanntes denaturiertes Lebensmittel je erfahren wird. Deshalb sollte man die Entscheidung für naturvitale Nahrung nicht vom Preis abhängig machen. Denaturierte Lebensmittel haben einen viel höheren Preis. Nur - daß Ihnen die Rechnung erst in ein paar Jahren serviert wird.

Rezepte rund ums Reiskorn

Sicilianische Reiskroketten Für 4 Personen

225 g gekochte Sojabohnen
225 g gekochter Naturreis (ungekocht 100 g)
50 g geriebener Parmesan
1 Knoblauchzehe, geschält und fein gehackt
1 TL feingehackter
Thymian
2 verquirlte Eier
Salz
frisch gemahlener Pfeffer
100 g Edamer, in 10 große Würfel schneiden
1 geschlagenes Ei
frische oder getrocknete Semmelbrösel
Öl zum Fritieren
8 Zweige Minze zum Garnieren

Sojabohnen, Reis, Parmesan, Knoblauch, Thymian und soviel Ei vermischen, daß das Ganze gebunden ist. Salz und Pfeffer nach Geschmack zufügen.

8 gleich große Bällchen formen und in die Mitte ein Stück Käse drücken. In Ei und Bröseln wälzen und portionsweise in Öl, das auf 180 °C erhitzt wurde, knusprig und goldbraun fritieren. Gut abtropfen lassen. Jede Krokette mit einem Minzezweig garnieren. Mit Tomatensauce servieren.

Empfohlene Beilage: Brunnenkresse-Tomatensalat, Chicorée-Orangen-Walnußsalat.

Gemüsereis Yin und Yang Für 1 Person

1 Tasse Naturreis
1 Paprikaschote
1 Zwiebel
1 Banane
1 Tomate
1 Apfel
1 EL Honig
1 EL Obstessig
1 EL Sojasauce (Shoju)

Den gekochten Naturreis mit etwas Wasser auf kleiner Flamme köcheln lassen. Jetzt kleingeschnittene Zwiebel- und Paprika stücke hinzugeben. Ca. 10 Minuten auf dem Reis dünsten. Über das noch leicht knackige Gemüse die Tomatenscheiben, die Bananen-Stückchen und die Apfelscheiben geben.

Zirka 2 Minuten dünsten lassen und erst jetzt den Obstessig, Honig und Sojasauce würzen.

Risotto 2 Personen

250 g Naturreis
2–3 EL Öl
50 g feingehackte Zwiebel
½ L Gemüsebrühe
Kräutersalz

Feingehackte Zwiebel im erhitzten Öl andünsten, dann den trockenen Reis dazugeben und unter Umrühren leicht anrösten. Dann die Gemüsebrühe zugießen, Kräutersalz zufügen, das Ganze zum Kochen bringen und bei kleiner Flamme im geschlossenen Topf langsam ca. 25 Minuten köcheln und danach noch etwa 20 Minuten ausquellen lassen, bis der Reis körnig und locker ist.

Dazu Gemüse reichen.

Coconut-Reis 1 Person

1 Tasse Naturreis
1 Tasse Wasser
1 Banane
1 Becher Joghurt
2 TL Zitronensaft
3 EL frisches Kokosmark, gerieben

Reis im trockenen Topf wenige Minuten dörren und mit Wasser aufgießen. Dann 15 Minuten sanft kochen lassen, die Bananenscheiben dazugeben und weiterkochen lassen. Solange, bis die ganze Flüssigkeit aufgesogen ist. Anschließend ausquellen lassen. Joghurt, Zitronensaft und Kokosraspeln miteinander verrühren und zum Bananenreis servieren.

Reissalat 1 Person

100 g Naturreis
2 Tassen entfettete Fleischbrühe
150 g Erbsen und
Champignons
1 Tomate
30 g Edamer
50 g roher Schinken

Für die Sauce:
2 EL Keimöl
2 EL Weinessig
2 TL Senf
2 EL herber Weißwein
1 Prise Vollsalz
1 Prise Fruchtzucker
1 Tomate und Kopfsalatblätter

Den gewaschenen Reis mit der Fleischbrühe kochen, bis die Brühe aufgesaugt ist und zum Abkühlen wegstellen. Erbsen und Pilze unter den Reis mischen. Jetzt Tomate, Edamer und Schinken in Würfel schneiden und mit dem Reis vermengen. Öl, Essig, Senf und Weißwein zur Sauce verrühren, mit Salz und Zucker abschmecken und über den Reissalat gießen. Gut durchziehen lassen und auf einer Platte anhäufen. Die Salatblätter waschen, abtropfen lassen, die Tomaten waschen und achteln. Den Reissalat mit grünen Salatblättern und Tomatenachteln garnieren und sofort verzehren.

Wellness-Gesetz Nr. 13

Das Wasser muß nitratfrei bleiben

Von allen Nährstoffen ist Wasser der wichtigste. Der Mensch besteht immerhin zu 66% aus Wasser, das sowohl in den Zellen als auch in den Körperflüssigkeiten vorhanden ist. Kein Wunder, daß ein Mensch nur wenige Tage ohne Wasser auskommen kann. Ohne Wasser wäre unser Körper runzelig und schlaff, und die wichtigsten Körperfunktionen wären nicht möglich. Wasser ist an der Bildung neuer Zellen beteiligt, an der Verdauung, am Blutkreislauf, am Transport der Nährstoffe und der Regulierung der Körpertemperatur. Wasser schützt den Körper vor Überhitzung durch die Schweißbildung.

Zu einem gesunden Lebensprogramm gehört, daß wir täglich mindestens 3 Liter Flüssigkeit aufnehmen. Bei Streß, sportlichen Aktivitäten, Fieber und in der heißen Jahreszeit steigt der Flüssigkeitsbedarf. Aber nicht nur über die Quantität sollte man reden, sondern auch über die Qualität. Wie entscheidend wichtig vor allem die Reinheit des Wassers für unsere Gesundheit ist, kann sich jeder vorstellen, wenn er noch einmal den zweiten Satz liest: »Der Mensch besteht zu 66% aus Wasser«. Das heißt drastisch ausgedrückt, daß Gift im Wasser in jede Zelle unseres Körpers vordringt. Von lokaler Schädigung kann da nicht mehr die Rede sein, sondern von ganzheitlicher. Wie aktuell das Thema »Umweltverschmutzung des Wassers – Gefährdung des Menschen« ist, zeigt drastisch und deutlich ein Bericht des Informationsdienstes des Umweltinstitutes e.V. auf.

Zitat aus den »Umweltnachrichten«, dem Organ des Institutes:

»Nachdem die ersten Messungen gelaufen sind, möchte ich zum Thema ›Nitrat im Trinkwasser‹ einige Hintergrundinformationen geben, einige Worte zum Meßverfahren sagen sowie unsere neuesten Meßwerte veröffentlichen und diskutieren: Nitrat ist ein in Wasser lösliches Anion, die entsprechende Säure heißt Salpetersäure. Salpeter ist das Kaliumsalz dieser Säure, also Kaliumnitrat. Verwendet wird Nitrat zum Pökeln von Fleisch (neben Nitrit - siehe Umweltnachrichten 9/87, »Lebensmittel: Fleisch«).

Die weitaus größere Menge Nitrat gelangt aber in Düngemitteln zum Einsatz und damit in die Umwelt. Nitratdünger wurde früher bergmännisch abgebaut (Chile-Salpeter), heute wird jedoch der größte Teil synthetisch hergestellt.

Bei sehr hohen Temperaturen, wie sie z.B. in Automotoren auftreten, verbinden sich auch die Bestandteile der Luft - Sauerstoff und Stickstoff - zu Stickoxiden, die dann zusammen mit Wasser zur Salpetersäure weiterreagieren. Damit ist der Autoverkehr nach der Düngung die zweite Quelle für Nitrat im Boden.

Durch seine leichte Löslichkeit wird das auf den Acker gebrachte Nitrat beim nächsten Regenguß wieder ausgewaschen und gelangt so ins Grundwasser und damit ins Trinkwasser.

Warum ist Nitrat so gefährlich?

Nitrat an sich ist harmlos. Es wird aber im Körper durch Darmbakterien in Nitrit umgewandelt, und dieses schädigt den Körper auf zweierlei Weise.

1. Nitrit lagert sich an den Blutfarbstoff Hämoglobin (Hb) an und wandelt diesen so um, daß er keinen Sauerstoff mehr transportieren kann. Es kommt dadurch zu einer Sauerstoffunterversorgung des Körpers (Blausucht).

Bei Säuglingen ist dieser Effekt noch wesentlich ausgeprägter, da sie ein anderes Hämoglobin (fetales Hb) besitzen. Erst im Laufe der Kindheit verschwindet dies zugunsten des normalen Erwachsenen-Hämoglobins.

2. Nitrit verbindet sich mit Bestandteilen von Eiweiß im sauren Milieu des Magens zu Nitrosaminen, eine Substanzklasse, die

nachgewiesenermaßen krebserregend ist.

Da die Hauptquelle des Nitrats im Trinkwasser die landwirtschaftliche Düngung ist, haben Gebiete mit intensiver Landwirtschaft auch die höchsten Nitratbelastungen.

Der derzeit in Deutschland gültige Grenzwert für Nitrat im Trinkwasser liegt bei 50 mg/l, wobei ich nicht behaupten möchte, daß darunter liegende Werte als unbedenklich einzustufen sind. Wie bei vielen anderen Schadstoffen, die direkt oder indirekt mit der Entstehung von Krebs zu tun haben (Nitrosamine), sollte man auch hier die Regel »so wenig wie möglich« beachten.

Für die Zubereitung von Säuglingsnahrung existiert wegen der höheren Empfindlichkeit von Säuglingen die Empfehlung, nur Wasser unter 10 mg/l Nitrat Stickstoff zu verwenden.

Zum Beispiel:
Alle Werte in München und viele der Werte außerhalb von München liegen unterhalb von 5 mg/l und sind damit noch nicht besorgniserregend. Es fällt jedoch auf, daß die Werte außerhalb Münchens fast durchwegs höher liegen.

Erstaunlich, auch für uns, war die Tatsache, daß das Seewasser vom Ammer- und vom Starnberger See erheblich niedriger mit Nitrat belastet ist als das in den gleichen Orten entnommene Leitungswasser. Eine Erklärungsmöglichkeit wäre, daß das Nitrat im See relativ rasch wieder abgebaut wird.

Der Spitzenreiter unter den Nitrat-Werten ist der von Stegen am Ammersee. Mit 10,6 mg/l liegt dieser Wert knapp über dem Grenzwert, der für die Zubereitung von Säuglingsnahrung empfohlen wird.

Bei Überkinger Mineralwasser lautet die Angabe auf dem Etikett: 0,1 mg/l und stimmt damit mit unseren Messungen überein. Auch die Angaben, die wir von den Münchner Wasserwerken über den Nitratgehalt erhielten, stimmten im wesentlichen mit unseren Messungen überein.«

Peter Gärtner
unter Mitarbeit von Geyong-Nan Geppert und Eva Döring

Fazit: Die Nitratbelastung kommt durch Essen und Trinken in unseren Körper.

Die Aggressoren sind in einem Satz genannt:

Gemüse aus nitratgedüngtem Boden
Nitrit als Konservierungsmittel (E 250)
Nitrat im Leitungswasser

Die Konsequenz:
Bei der Ernährung bietet sich die Naturkost als »gesunde« Alternative an, weil Gemüse aus dem Naturkostladen aus kontrolliert biologischem Anbau kommt.

Der Wellness-Weg

Schützen Sie sich vor Umweltgiften!

- Auch wenn die Werte von Region zu Region unterschiedlich sind: Das Wasser hat zuviel Nitrat. Durch die Umwandlung im Körper zu Nitrit langfristig ein Risiko.

  Deshalb:
  Wasser aus der Leitung erst abkochen, dann trinken. Dies kann aber nur eine vorübergehende Notlösung sein, weil Schwermetalle, radioaktive Stoffe und Kalk im Wasser verbleiben.

  Die bessere Lösung heißt Wasseraufbereitung zu Hause. Das von mir getestete Gerät Purolux arbeitet nach dem Umkehrosmose-Prinzip. Dadurch werden Schadstoffe bis zu 90% reduziert: Nitrat, Kochsalz, Kalk, Schwermetalle, Bakterien, Viren und radioaktive Stoffe. Dieses Automatik-Gerät kostet zwar DM 1500,–, ist aber für jeden Menschen, der länger jung und gesund bleiben will, eine wichtige Anschaffung.

Wer ab jetzt reines Trinkwasser zu sich nimmt, kann davon ausgehen, daß er damit mehr für seine Zellvitalität tun kann als alle »Frischzellenpräparate« dieser Welt. Purolux ist direkt zu beziehen bei der Firma J.R. Beeg, Trinkwassertechnologie, Postfach 1169, 7313 Reichenbach.

Seit Tschernobyl sind wir mehr denn je durch radioaktive Stoffe belastet. Die Japaner, die als erstes Volk dieser Erde ein »radioaktives Martyrium« zu überstehen hatten, bauen radioaktive Elemente im Körper mit der Miso-Suppe ab. Wissenschaftliche Forschungen belegen den gesundheitlichen Wert von Miso. Dieses Naturprodukt aus fermentiertem Soja plus Gerste enthält eine Substanz die Zybicolin heißt. Diese Substanz hat die Fähigkeit, radioaktive Elemente wie Strontium anzuziehen, zu absorbieren und aus dem Körper auszuscheiden.

Kaufen Sie sich die Miso-Suppe im Naturkost-Laden. Diese goldbraune Paste ist leicht gesalzen und schmeckt hervorragend. Mit Gemüse und Kräutern angereichert kann die Miso-Suppe auch im Büro zwischendurch serviert werden. Im Gegensatz zur 30-Sekunden-Terrine wird damit dem Menschen ein Quell lebendiger Nahrung erschlossen. Ich habe alle Miso-Sorten getestet und empfehle Ihnen aus geschmacklicher Sicht die Kombination Soja-Gerste. Soja-Reis schmeckt langweilig, und Hatcho-Miso ist für unsere Zungen einfach zu herb und salzig.

Bitte den Inhalt aus der Verpackung nehmen und in ein breites Glas stürzen. Offen hält sich Miso-Gerste über ein halbes Jahr im Kühlschrank.

- Grundsätzlich keine Innereien essen, da diese Schwermetalle speichern.
- Unbehandelte Zitrusfrüchte kaufen.
- So wenig wie möglich Nahrungsmittel kaufen, die Konservierungsstoffe enthalten.

- Keine Spraydosen mehr kaufen, wegen der Gefährdung unserer Ozon-Schicht.
- Nur noch Haushaltsprodukte kaufen, die den blauen Umwelt-Engel tragen.

Länger jung bleiben

Wellness-Gesetz Nr. 14

Ein weiches Herz – ein starkes Herz, ein junges Herz

Ein gutherziger Mensch ist weniger herzinfarktgefärdet. Eine kühne Theorie, ein esoterisches Märchen oder pure Naivität? Die Schulmediziner würden fast ausnahmslos dreimal nicken. So leicht kann man aber diese Theorie nicht vom Tisch fegen. Beschäftigen wir uns noch einmal mit der Jahrtausende alten chinesischen Philosophie von Yin und Yang. Die wichtigsten Körperorgane wurden klassifiziert. Und zwar in Yin- und Yang-Organe.

Yin-Organe:	*Yang-Organe:*
Herz	Dünndarm
Leber	Gallenblase
Milz	Magen
Lunge	Dickdarm
Nerven	Harnblase

Die Yin-Organe werden als solche eingestuft, weil sie als Speicherorgane gelten, und weil man sie für tiefer im Körper liegend hält als die Yang-Organe. Das Herz wird als Herrscher über das Blut und als Sitz der Seele betrachtet. Dieses Konzept gibt es auch im Westen, wenn auch nicht als medizinische Funktion. Nach überlieferter Tradition besteht eine enge Verbindung zwischen Herz und Zunge, weshalb der chinesische Arzt auch aufgrund des Zustandes der Zunge diagnostiziert, wie gut das Herz seine Funktion erfüllt. Das Herz ist auch eng verbunden mit den Gefühlen der Freude und Aufregung. Ein Mensch, der ein freudloses Leben führt, hart und verbittert ist, wird mit einiger

Wahrscheinlichkeit ein Herzleiden entwickeln. Die Metapher vom »gebrochenen Herzen« hat ihre Gültigkeit.

Das Herz - ein Yin-Organ - ist also vorwiegend »weiblich« und schöpft so sein Chi (Energie) auch aus dem Energiestrom der Seele. Ein harter, gefühlskalter Mensch wird zwangsläufig immer zu wenig Seelenenergie seinem Herzen zuführen können. Darüber hinaus neigt ein solcher Mensch dazu, daß seine Körpersäfte mehr azidisch (sauer) als alkalisch (basisch) sind. Und dies kann im Verbund mit einer Eiweißüberernährung zur Azidose (Übersäuerung) führen. Prof. Dr. Lothar Wendt, der Entdecker der Eiweißspeicherkrankheit, bezeichnet die Azidose in dramatischer Weise als Zelltod durch Übersäuerung. Wissenschaftlich definiert klingt das so: *Die Pathogenese (Entstehung) der Risikofaktoren beginnt immer mit der Speicherung von Eiweiß im Bindegewebe der Organe. Und - auf den Basalmembranen der Kapilaren, im Blut und zuletzt auf der Arterien-Intima.*

Weniger wissenschaftlich: Die Eiweißschlacken verhindern, daß die Zellen ernährt werden können, weil sie einen Stau bilden. Dies führt dann zum unmittelbaren Tod der betroffenen Zellen. Zu einem Hungertod, Erstickungstod, Verdurstungstod und dem Säuretod. Diese 4 Todesursachen wirken bei den Risikopatienten meistens zusammen, so daß man im Einzelfall eines Herzinfarktes oder eines Schlaganfalles nicht zu sagen vermag, welche dieser 4 Todesursachen den Zelltod hervorgerufen hat.

Wichtig zu wissen ist auch, daß sowohl Alkohol als auch Zigaretten mit zu den Hauptverursachern der Übersäuerung gehören, ebenso wie die gesättigten Fettsäuren.

Zusammenfassend ergibt sich folgende Konsequenz für jeden, der sich ein junges Herz bewahren möchte:

1. **Blut und Körpersäfte im basischen Milieu halten. Und nicht im sauren.**
2. **Das Herz als Muskel begreifen und immer wieder trainieren.**
3. **Dem Herz genügend Seelenenergie zuführen und es nicht unter Streß setzen.**

- Versuchen Sie säureüberschüssige Lebensmittel zu meiden oder zurückzunehmen. (Siehe Wellness-Gesetz Nr. 9).
- Setzen Sie jeder Säurebelastung sofort einen Ausgleich entgegen.

  Wenn Sie unbedingt mal wieder rauchen mußten, haben Sie selbst eine Verengung Ihrer Herzkranzgefäße herbeigeführt. Und – eine Übersäuerung und Verdickung Ihres Blutes.

  Ein kleiner Ausgleich dagegen: Magnesium

  Magnesium weitet die Herzkranzgefäße und wirkt sich günstig auf die Liquidität des Blutes aus, durch seine gerinnungshemmende Eigenschaft.

  Nehmen Sie vor dem Schlafengehen mindestens 3 Tabletten.
- Alkohol bringt Sie nicht nur ins saure Milieu, sondern kann auch die Ursache für einen drohenden Magnesiummangel sein. Bitte sofort ausgleichen: Abends und morgens je drei Tabletten.
- Zucker und Süßigkeiten sind Vitamin-B_1-Räuber. Vitamin B_1 braucht aber Ihr Körper ganz dringend für Nerven, Stoffwechsel und Herz. Bei Mangelerscheinungen kann es zu Herz- und Kreislauf-Erkrankungen kommen.

  Deshalb Zucker immer mit Vollkorn, Hefe oder Naturreis ausgleichen. Dies sind die wichtigsten Vitamin-B_1-Lieferanten.
- Wer mittags auf Fleisch nicht verzichten kann, sollte zumindest den Tag mit einer Schüssel Rohkost-Salat und Mineralwasser beschließen.

  Fleisch immer mit frischem Gemüse ausgleichen. Am besten roh. Säureausgleich durch Basen.
- Wenn Sie den ganzen Tag gesessen sind, haben Sie Ihr Herz nicht als Muskel gebraucht. Dies führt bereits zu einer Reduktion der Leistungsfähigkeit.

  Daher abends lange spazierengehen, laufen, oder zumindest 2 Stunden vor dem Schlafengehen 20 Kniebeugen machen.

Nur so wirken Sie einer schleichenden Herz-Leistungs-Degeneration entgegen.

- In Zukunft nie mehr Lift fahren. Die Treppen sind Ihr »Fitness-Studio« zum Nulltarif.
- Ihr Herz braucht Seelenenergie. Das ist nichts anderes als die Freude, die einem das Herz aufgehen läßt. Sie brauchen diese positive Energie zum Ausgleich gegen die ständig einwirkende negative Energie täglicher Ärgernisse.
  Vernachlässigen Sie deshalb nicht Ihr Lebensfreude (Wellness)-Programm.
  Konkret: Nehmen Sie sich zu Beginn jeder Woche eine Reihe von schönen Dingen vor, die dann im Laufe der Woche Ihre Seelenenergie aufbauen.
  Eine schöne Theatervorstellung kommt ebensowenig zu Ihnen ins Haus, wie der zugefrorene See, der zum Schlittschuhlaufen einlädt. Lebensfreude – das ist etwas, wozu man auch Initiative braucht. Nehmen sie den Spaß am Leben ernst, weil er Ihre Seele bei Kräften hält.
- Meiden Sie Streß. Streß ist ein Herzgift.
  Und dieses Gift konsumieren Sie tagtäglich: beim Autofahren, wenn Sie sich ärgern. In Ihrer Arbeitsstelle, beim Kampf um die Karriere. Auf Ihrer Bank, in der Familie, beim Sport und im Kreise der sogenannten guten Freunde: Streß lauert überall. Nur durch mehr Gelassenheit können Sie den Kampf gegen den Streß gewinnen. Streß ist Gift für Ihr Herz:
  Bei Streß werden alle verfügbaren Kräfte mobilisiert. Alle Muskeln sind angespannt – bei höchster Reaktionsfähigkeit. Sie wissen ja selbst, wie man sich da so fühlt. Das Herz schlägt einem bis zum Hals. Der Atem wird plötzlich flacher und schneller. Der Grund: Der Körper braucht ganz schnell mehr Sauerstoff. Das Blut wird dicker, um seine Gerinnungsfähigkeit im Falle einer Verletzung zu fördern. Das Risiko dabei: Bei bereits vorhandener Arterienverkalkung steigt die Infarktgefahr. Eine weitere Reaktion, die dies unterstützt:
  Streß setzt Fett frei, um die Muskeln zu stärken. Im geneti-

schen Programm des Menschen ist ja vorgesehen, daß der Mensch, wenn er unter Streß steht, einer Lebensbedrohung ausgesetzt ist. In grauer Vorzeit war es ein Dinosaurier, vor dem man flüchten mußte. Heute sind viele Streßanlässe keine momentane Lebensbedrohung mehr, sondern Emotionen. Entweder man steht im Stau, unter Zeitdruck oder in einer schwierigen psychosozialen Problematik. Und genau das macht Streß für den Menschen unserer Tage so gefährlich. Die ins Blut ausgeschütteten Fette werden nicht von den Muskeln verbraucht, da keine physische Fluchtreaktion nötig ist. Der Mensch bleibt bewegungslos und kann den so erhöhten Fettspiegel nicht abbauen.
Die Folge: Ablagerungen in den Arterien und eine Übersäuerung des Blutes und der Körpersäfte.

- Ihr Schutzschild gegen den Streß: Autogenes Training.
  Autogenes Training ist sowohl Selbstsuggestion als auch selbst angewandte Psychotherapie. Das damit erreichbare Ziel: Autonome, vegetative Funktionen, die man sonst seinem Willen nicht unterwerfen kann. Man lernt den Körper beherrschen und die Seele abschirmen. Der sogenannte Erholungsnerv, der Vagus, wird unterstützt und die gesamte Kondition stabilisiert. Streß perlt dann regelrecht an einem ab. Mit autogenem Training bekommt auch die Persönlichkeit ein neues Profil. Gelassenheit und Überlegenheit stellen sich ein. Kurzschlußhandlungen aus Angst und Aggression gehören der Vergangenheit an.

So wenden Sie autogenes Training an

Bevor wir mit den Übungen beginnen, müssen Sie folgende Voraussetzungen schaffen:

- Schirmen Sie Ihre fünf Sinne gegen alles Negative und Störende ab. Ziehen Sie sich nach innen zurück mit positiven, schönen Gedanken.
- Sagen Sie zu sich mehrmals: »Ich bin ganz ruhig.«

- Lernen Sie Ihre innere Uhr zu gebrauchen. Programmieren Sie diese Vorentspannung auf ca. 1–2 Minuten.
- Sie können bei den folgenden Übungen sitzen oder liegen.
- Die beste Zeit zum Üben ist nach der Mittagspause. Trinken Sie aber keinen Kaffee vor den Übungen.

Schwere-Übung zur Muskelentspannung

Mit dieser Übung werden Sie lernen, Ihre gesamte »Willkürliche Muskulatur« zu entspannen. Wir beginnen mit dem rechten Arm. Sprechen Sie 1–2 Minuten mit Ihrer inneren Stimme folgenden Satz in kurzen Intervallen.

Der rechte Arm ist ganz schwer.

Schon nach wenigen Minuten werden Sie eine angenehme Schwere empfinden. Diese wird sich von selbst auf den linken Arm übertragen.

Wenn Sie diese Übung beherrschen, können Sie für das nächste Mal die Formel ändern.

Die Arme sind ganz schwer.

Die Beine sind ganz schwer.

Ich bin überall ganz schwer.

Nicht vergessen: Die Formel für das Zurücknehmen.

Das Zurücknehmen muß genauso geübt werden, wie die Übung selbst.

Das ist wie beim Autofahren: Gas geben – und stoppen. Also – sprechen Sie nach 2 Minuten folgende Rücknahme-Formel:

Arme fest – tief atmen – Augen auf.

Anmerkung: Die Rücknahme zu vergessen, kann sich zwar nicht gesundheitsgefährdend auswirken, kann aber unangenehm sein. Denn es kann passieren, daß bis zu einer Woche das Gefühl der Schwere anhält.

Wärme-Übung zur Gefäßentspannung

Durch Wärme entkrampfen die Blutgefäße, und der Blutdruck sinkt während des Trainierens leicht ab.

Ein leichtes Schwindelgefühl ist die mögliche, aber völlig ungefährliche Begleiterscheinung.

Ziel der Übung ist, daß der ganze Körper schwer und warm wird. So kann zum Beispiel das Problem der kalten Füße auch ohne heißes Fußbad gelöst werden. Selbst auf einem Winterspaziergang können Ohren und Hände erwärmt werden.

Die Formeln zur Schwere-Übung:

Ich bin ganz ruhig (1mal)

Der rechte Arm ist ganz schwer (5mal)

Ich bin ganz ruhig (1mal)

Der rechte Arm ist ganz schwer (5mal)

Ich bin ganz ruhig (1mal)

Der rechte Arm ist ganz warm (5mal)

Ich bin ganz ruhig (1mal)

Der rechte Arm ist ganz warm (5mal)

Ich bin ganz ruhig (1mal)

Zurücknehmen: *Arme fest – tief atmen – Augen auf.*

Atemübung für autodynamische Atmung

Ziel der Übung ist, nicht mehr bewußt, sondern autodynamisch zu atmen. Es soll in uns atmen. Dies hat zum Zweck, daß wir selbst in Streß-Situationen gleichmäßig weiteratmen.

Die Formeln zur Atem-Übung:

Ich bin ganz ruhig (1mal)

Der rechte Arm ist ganz schwer (5mal)

Ich bin ganz ruhig (1mal)

Der rechte Arm ist ganz warm (5mal)

Ich bin ganz ruhig (1mal)

Der rechte Arm ist ganz warm (5mal)

Ich bin ganz ruhig (1mal)

Ich atme ganz ruhig (5mal)

Es atmet mich (1mal)

Ich bin ganz ruhig (1mal)

Es atmet mich (1mal)

Ich bin ganz ruhig (1mal)

Zurücknehmen: *Arme fest – tief atmen – Augen auf.*

Länger jung bleiben

Wellness-Gesetz Nr. 15

Der Mensch hat nicht ein Immunsystem, sondern drei

Meine Großmutter war eine sehr gütige Frau, aber sie war auch furchtbar neugierig. Wenige Tage nach meinem 5. Geburtstag, Großmutter putzte gerade die Fenster, läutete es Sturm. Eine total aufgelöste Nachbarsfrau stand vor der Tür und stammelte immer den gleichen Satz. »Ein schreckliches Unglück ist passiert – ein schreckliches Unglück ist passiert.« Großmutter wußte nichts Besseres, als mich kleinen Kerl unter den Arm zu klemmen und zur Unglücksstelle zu gehen. Auf dem Weg dorhin schilderte die Nachbarin was geschehen ist: »Beim Kohlenhändler auf dem Grundstück ist ein kleiner Junge überfahren worden. Der Traktor soll ihm regelrecht den Kopf abgetrennt haben.« Ich registrierte das Furchtbare mit einer Mischung aus Neugierde, Angst und Gleichgültigkeit. Ich hatte bis zu diesem Zeitpunkt weder einen verletzten noch einen toten Menschen gesehen. Ich wußte also nicht, was auf mich zukommen würde. Nur noch wenige Schritte und wir hatten den Maschendrahtzaun erreicht, der bereits von vielen Menschen umsäumt war. Wir standen in der ersten Reihe, mit uneingeschränktem Ausblick. Und jetzt geschah das Unglaubliche: Ich konnte den kleinen Jungen einfach nicht sehen – nicht wahrnehmen. Immer wieder fragte ich: »Oma – wo liegt denn der Junge – ich sehe ihn nicht.« Meine Großmutter zeigte auf eine abschüssige Stelle im Gelände, die höchstens 5 Meter entfernt war. Trotzdem – ich sah nichts als eine schmutzige, vom Kohlenstaub verfärbte Wiese.

Im Laufe meines Lebens mußte ich immer wieder an diese Begebenheit denken. Und wenn ich anderen Menschen davon erzählte, glaubten sie mir nicht. Seit ich mich jedoch mit dem Studium des ganzheitlichen Prinzips beschäftigte, weiß ich, daß jeder von uns dieses »kleine Wunder« eingebaut hat. Es ist sein geistiges und sein seelisches Immunsystem. Sind beide intakt, so halten sie von uns fern, was wir nicht verarbeiten könnten, was uns geistig oder seelisch zerstören würde. Nur so ist es auch zu erklären, daß Menschen die unsäglichen Belastungen von zwei Weltkriegen überstehen konnten. Oder daß einzelne von uns mit unbeschreiblichen Schicksalsschlägen fertig werden können. Leider ist aber das seelische Immunsystem ebenso Schwankungen und Schwächen ausgesetzt, wie das geistige und das körperliche. Sehen wir es doch wie ein Energiefeld aus drei Schichten. Wenn es nicht immer wieder aufgeladen wird, verliert es seine schützende Kraft. Wie sehr wir diese Kraft brauchen, wird deutlich, wenn wir uns einmal die Risiken und Belastungen des Lebens vor Augen führen:

Partnerschaftskrisen, Finanzprobleme, Ernährungsfehler, Streßbelastungen, Umweltgifte, Infektionen, Existenzangst, Identitätskrisen, Wechseljahre und so weiter und so fort. Ohne unsere drei Immunsysteme wären wir verletzbar wie eine Schildkröte ohne Panzer. Länger jung bleiben ist also nur möglich, wenn wir unsere drei Energiefelder immer wieder stark machen und aufladen.

Der Wellness-Weg

So laden Sie das Immunsystem Ihrer Seele auf

Sie haben schwere Zeiten hinter sich und fühlen sich wie ausgebrannt. Das Energiepotential Ihrer Seele ist erschöpft. Entweder Sie verlieben sich und erhalten einen seelischen Energietransfer durch den Partner. Oder Sie gehen den naturheilkundlichen Weg: Die Bachblüten-Therapie.

Die Reharmonisierung des menschlichen Energiesystems machte Edward Bach zum Ziel seiner Therapie.

Denn er erkannte, daß negative und destruktive Gedanken den Menschen in einen Negativzustand versetzen, als schwimme er gegen den Strom. Ein Mensch, der gegen sich anlebt, verbraucht viel mehr psychische Energie als ein Mensch, der seine Individualität entfaltet. Die scheinbar grundlose Müdigkeit, Erschöpfung oder Unkonzentriertheit mancher Menschen hat hier ihre Ursache. Warum aber ist Dr. Bach auf die Idee gekommen, die Pflanze als Energiekatalysator zu nutzen. »Die Pflanze an sich ist harmonisch und in ihrer geistig-seelischen Entwicklungs-Möglichkeit begrenzt. Der Mensch dagegen ist nicht von sich aus harmonisch, sondern muß sich aufgrund der ihm eigenen Entscheidungsfähigkeit zwischen Gut und Böse immer wieder um seine Harmonie bemühen. Dadurch hat er allerdings die Möglichkeit sein Schicksal selbst zu bestimmen. Ähnlich wie es verschiedene Menschentypen gibt, finden sich psychologische Charakterzüge auch bei bestimmten Pflanzen wieder.« Bach fand 38 verschiedene wildwachsende Pflanzen, Bäume und Sträucher, die er als Pflanzen höherer Ordnung bezeichnete. All diese Pflanzen haben die gemeinsamen Merkmale, nicht giftig zu sein, nicht dem Menschen als Nahrung zu dienen und meistens auch keine altbekannten Arzneipflanzen zu sein. Nach Bachs Vorschriften eingenommen, haben diese 38 englischen Blütenessenzen die Fähigkeit, als subtile Impulsgeber auf psychischer Ebene verschiedene negative menschliche Denk- und Gefühlshaltungen so in Bewegung zu bringen, daß die Selbstentfaltung möglich wird. Und gleichzeitig das Energiepotential der Seele wieder zur Aufladung kommt. Zum persönlichen Einstieg in die Methode veranstaltet das Bach-Centre, German Office, für Ärzte, Heilpraktiker und interessierte Laien die »Dr.-Bach-Blüten-Seminare«. Das sind Wochenendkurse in Deutschland, Österreich und in der Schweiz. In den 50jährigen Annalen der Bach-Zentren ist die Heilung vieler chronischer Krankheiten wie Psoriasis, Ulcus cruris, Heuschnupfen und Dermatitis dokumentiert. Bei allen sogenannten psychosomatischen Störungen, die beispielsweise mit Ängstlichkeit, Schlaflosigkeit, Antriebsschwäche oder depressiven Verstimmungen einhergehen, finden die Bachblüten naturgemäß einen segensreichen Einsatz.

So machen Sie das Immunsystem Ihres Körpers stabil

Immunsystem - was ist das eigentlich. Die wesentlichen Zusammenhänge sind auf einfache Weise zu erklären. Lernen Sie zunächst Ihre vier wichtigsten »Freunde« kennen: 1. Die Thymusdrüse. 2. Die Lymphozyten. 3. Die Antikörper. 4. Die Makrophagen.

Nehmen wir einmal an, Sie sind von Grippeviren überfallen worden. Diese versuchen nun in Ihre Zellen einzudringen und deren Funktion zu blockieren oder zu zerstören. Würden jetzt nicht Ihre vier Freunde einschreiten, käme es zu einer lebensbedrohenden Erkrankung.

Als erstes marschieren die Lymphozyten auf, die die entscheidenden Fußtruppen in der Immunschlacht sind. Lymphozyten treten in Zahlen auf, die sich kein Mensch vorstellen kann. Ihr Körper enthält ungefähr eine Billion davon. In jedem Blutstropfen stecken etwa 3000 Lymphozyten. Ein Teil dieser Heerscharen von Lymphozyten passiert nun die Thymusdrüse, um durch eine spezielles Hormon zu aggressiven Kämpferzellen (T-Zellen) verwandelt zu werden. Dabei sind diese Kämpfer sogar in der Lage, zwischen Freund und Feind zu unterscheiden. Gesunde Körperzellen werden nicht angegriffen. Aber sobald eine Immunzelle auf einen Eindringling trifft, dringt sie in diesen ein wie in ein Schlüsselloch, hält ihn fest und gibt Alarm. Einige dieser Zellen, die natürlichen Killer-Zellen (NKI), greifen die vom Virus angesteckten Zellen an und ersticken sie. Sie setzen tödliche Chemikalien frei, die diese Zellen platzen lassen. Jetzt ist eine regelrechte Immunschlacht im Gange. Sie spüren es an Muskeln, Gelenken und an den geschwollenen Drüsen. Damit nicht genug - das Immunsystem setzt jetzt seine zweite Waffe ein: Die Antikörper. Antikörper zielen wie ferngesteuerte Raketen auf den Eindringling. Sie peilen das Virus an, umgeben es und halten es mit aller Kraft fest. Sicherheitshalber kommen nun auch noch die letzten Kämpfer in der Immunschlacht an die Front: Die Makrophagen, eine andere Art von weißen Blutzellen. Ihr Name bedeutet große Esser - und das sind sie auch. Wann immer sie etwas sehen, das mit Antikörpern bedeckt ist - also einen Eindringling - kommen sie und essen es auf.

Bei soviel Immunverteidigern hat das Virus keine Chance. T-Zellen - Antikörper - Makrophagen - und alle möglichen Blutchemikalien, die das Immunsystem rekrutiert, setzen zu. Bei diesem Tumult in Ihrem Inneren ist es kein Wunder, daß Sie sich bei Grippe so müde fühlen.

Die Immunkämpfe toben, solange wir leben

Es war falsch zu glauben, daß unser Körper nur hin und wieder von Krankheit bedroht wird. In jeder Sekunde unseres Lebens führt unser Immunsystem Krieg gegen die vielen Millionen Mikroorganismen, die sich ständig in unseren Körper einschleichen. Manchmal kommt die Bedrohung sogar von innen - durch die Veränderung unserer Zellen (ein Krebs-Vorstadium).

Dr. Lewis Thomas, der ehemalige Direktor des Memorial-Sloan-Kettering-Krebszentrums in New York, war bahnbrechend an der Erkenntnis dieser Immunüberwachung beteiligt. Er lieferte den Beweis, daß das Immunsystem Zellen, die mutiert sind, ausmachen und zerstören kann. Vorausgesetzt, daß das Immunsystem in keiner Weise geschwächt ist.

Die wichtigsten Gründe für ein schwaches Immunsystem

1. Falsche Ernährung

Wenn unser Körper »Nährstoff-unterversorgt« ist, kann er dem Immunsystem nicht geben, was er braucht: **Aminosäuren, Proteine, Mineralien und Vitamine.**

Vitamine spielen eine herausragende Rolle: Ein Mangel an Vitamin A verringert die Anzahl der T-Zellen.

Ohne genügend B-Vitamine (alle in Vollkorn) können Ihre Zellen die wesentlichen, keimbekämpfenden Antikörper nicht herstellen. Vitamin C hat sich in vielen Untersuchungen als entscheidend wichtig für die Aktivität der Makrophagen erwiesen. Ohne Vitamin C können die Zell-Esser keine gute Arbeit leisten. Zink ist deshalb ein wichtiges Immunmaterial, weil es das Gewebe des Lymphsystems und der Thymusdrüse aktiv erhält. Zuwenig Selen kann zu einer Verringerung der Antikörper führen. Gehen Sie jetzt bitte nicht in die Apotheke und kaufen Mineral-Pillen ein. Ernähren Sie sich vorwiegend vegetarisch, dann haben Sie Ihrem Immunsystem alle notwendigen Mineralien und Spurenelemente zugeführt. Natürlich brauchen Sie vor allem Kohlenhydrate (B-Vitamine), am besten in Form von Vollkornprodukten und Kartoffeln.

Eiweiß (Protein) ist ebenfalls wichtig. Nur – hier ist das richtige Maß entscheidend. Wie schon mehrmals in diesem Buch erklärt, übersäuern wir unsere Zellen, bei einem Zuviel an Eiweiß. Prof. Dr. Lothar Wendt hat die möglichen Risiken erforscht: Zuviel Eiweiß verklebt die Zwischenhäute unserer Zellen und verhindert somit, daß der Nährstrom fließen kann. Ein Zuviel hat also das Paradoxon der Unterversorgung zur Folge. Und dann passiert genau das, wovor ich Sie warnen möchte: ein Immunsystem, das »schmalbrüstig« ist, weil es unter Mangel leidet.

Fett ist ein weiterer Risikofaktor für die Schlagkraft Ihres Immunsystems. Eine fettreiche Ernährung ist gleichbedeutend mit einem hohen Potential an freien Radikalen in Ihrem Körper. Freie Radikale sind Giftstoffe (Radikale), die durch den Blutsauerstoff zu aggressiven Giftstoffen umgewandelt wurden. Der Mechanismus des Alterns ist zu einem hohen Prozentsatz auf freie Radikale zurückzuführen, da diese zellzerstörend wirken. Freie Radikale gelangen nicht nur durch Fett (gesättigte Fettsäuren) in unseren Körper, sondern auch durch Tabak, Wasser und Luft. Die gute Nachricht: Dagegen sind wir nicht wehrlos. Antioxidantien heißen unsere Verbündeten. Das sind alles Vitamine, die Sie kennen: Vitamin C, Vitamin E, Beta-Carotin. Davon brauchen Sie mehr als Sie glauben.

Aber welche Menge brauchen wir nun? Vergessen Sie das mg-Zählen und legen Sie statt dessen Ihre Nahrung so an, daß Sie jeden Tag jedes dieser Vitamine auf natürliche Weise zu sich nehmen.

Vitamin C steckt in:

Zitrusfrüchten	*Kartoffeln*
Tomaten	*Spinat*
Erdbeeren	*Steckrüben*
Rosenkohl	*Schwarze Johannisbeeren*
Paprikaschoten	*Papaya*

Beta-Carotin steckt in:

Kürbis	*Chicorée*
Karotten	*Grünkohl*
Süßkartoffeln	*Lattich*
Tomaten	*Spinat*
Mangold	*Papaya*

Vitamin E steckt in:

Naturreis
Vollkorn
Haferflocken, Maisflocken
Spargel
Süßkartoffeln
Rosenkohl
Brokkoli

2. Seelische Probleme

Wer permanent deprimiert und lebensunfroh ist, schwächt sein Immunsystem in einem höheren Maße als dies bisher von den Wissenschaftlern und Medizinern berücksichtigt wurde. Ein permanent depressiver Mensch schafft ohne es zu wissen ein »saures Milieu« in seinen Körpersäften. Dies führt zu einer unbewußt freiwilligen Schädigung der Zellen. Er schafft somit die Feinde von innen.

Das genaue Gegenteil bewirkt eine bahnbrechende neue Wissenschaft, die Psychoneuro-Immunologie heißt.

Sie untersucht, wie die »innere Moral« die Immungesundheit beeinflußt. In der Simonton-Klinik in Fort Worth/Texas wird den Patienten beigebracht, wie sie sich anhand sehr konkreter Bilder das Immunsystems vorstellen können, und seinen Kampf gegen den Krebs. Einige Patienten stellten sich Ritter auf weißen Pferden vor, andere sehen Engel mit flammenden Schwertern. In einer ausreichenden Anzahl von Fällen waren die Ergebnisse dramatisch: Tumore schrumpften, Symptome verschwanden, und vor allem der psychische Zustand des Patienten besserte sich erheblich. Niemand weiß genau, wie diese geistigen Vorstellungen das Immunsystem stärken, doch verschiedene Forscher haben übereinstimmend berichtet, daß diese Technik sowohl die körperliche als auch die seelische Gesundheit verbessern kann.

So laden Sie das Immunsystem Ihres Geistes auf

Die Angst verlieren durch ein neues Bewußtsein

Werden Sie angstfrei in dem Bewußtsein, daß all das eintrifft, was wir uns mit guten Gedanken wünschen. Und mit ängstlichen Gedanken befürchten. Die Macht des Glaubens ist die stärkste Kraft.

Keine Angst mehr, im Beruf zu versagen

Das Schlimmste, was Ihnen passieren kann, ist, daß Sie tatsächlich versagen. Na und? Das Leben bietet 1000 neue Chancen für Sie, weil grundsätzlich niemand ein Versager ist.

Freuen Sie sich auf einen Neuanfang. Auf eine neue Herausforderung. Auch das hält jung.

Keine Angst mehr, den Partner zu verlieren

Sie werden ihn nur verlieren, wenn Sie weiterhin Angst haben. Aber – wenn Sie nicht mehr angstvoll klammern, wird er von sich aus die Beziehung festigen wollen. Denn – nichts ist so anziehend wie Selbstbewußtsein.

Keine Angst mehr, nicht gesund zu werden

Wer wirklich gesund werden will, kann es auch. Jeder Mensch hat einen »inneren Zerstörer« und einen »inneren Arzt«. Sie brauchen sich bloß zu entscheiden. Und – Sie müssen mit all Ihrer Kraft mitarbeiten, daß Ihre Ärzte ganze Arbeit leisten können.

Keine Angst mehr, nicht geliebt zu werden

Lernen Sie sich selbst zu lieben, dann kommt auch Liebe von außen auf Sie zu.

Sie werden andere Menschen geradezu magnetisch anziehen. Ihre Aura ist die Entsprechung eines harmonischen Energiekreislaufs von Körper, Geist und Seele.

Länger jung bleiben

Wellness-Gesetz Nr. 16

Kleine Alltagssünden sofort ausgleichen

Chronische Erkrankungen kommen nicht wie der Blitz aus heiterem Himmel, sondern sind die Summe der vielen kleinen Gemeinheiten gegen die eigene Gesundheit. Wer klug ist, schafft sofort einen Ausgleich, wenn er mal wieder zu tief ins Glas der Lebensfreude geblickt hat.

Ausgleich gegen das »süße Leben«

Zucker ist ein Vitamin-B_1-Räuber. Der Körper verbraucht Vitamin B_1, um Zucker im Stoffwechsel verarbeiten zu können. Die Folge ist Vitamin-B_1-Mangel, wenn Sie oft Süßigkeiten essen. Den Ausgleich dazu bietet Vollkornbrot, weil es hohe Mengen an Vitamin B_1 liefert.

Ausgleich gegen feuchtfröhlichen Abende

Alkohol führt zur Ausschwemmung der Mineralstoffe. Das gilt vor allem für das für Nerven und Muskeln wichtige Magnesium. Deshalb ist das Erwachen am nächsten Morgen oft mit Kopfdruck, Schwindel und Koordinationsproblemen verbunden. Dies läßt sich vermeiden, wenn man noch abends eine Magnesiumtablette schluckt oder magnesiumreiches Mineralwasser trinkt.

Ausgleich gegen die »gelbe Gefahr«

Nikotin und Teer gehören zu den sogenannten Radikalen. Das sind Gifte, die bei Oxydation zu den gefährlichen freien Radikalen werden und so Böses in den Zellen anrichten können. Vermindern können Sie dieses Risiko mit den sogenannten Antioxydantien. Das ist Vitamin C, E und Beta Carotin. Raucher sollten deshalb jeden Morgen ein Glas frischen Zitronen- oder Orangensaft trinken.

Ausgleich gegen Streß

Streß fördert die Produktion von Fettsäuren (Cholesterin), die sich gemeinerweise in den Arterien ablagern. Mögliche Folgen: Verkalkung, Durchblutungsstörungen, Herzinfarkt. Dieses Risiko läßt sich weitgehend vermeiden, wenn man nach einem Streßtag abends noch Sport treibt. Da Muskeln Fettsäure verbrauchen, saugen sie das noch nicht abgelagerte Cholesterin wie ein Schwamm auf.

Ausgleich gegen Darmträgheit

Vergessen Sie Pillen und Abführmittel und lassen Sie sich lieber von Mutter Natur aufs Örtchen helfen. Jeden Morgen einen halben Liter Mineralwasser trinken und zum Frühstück Vollkornbrot essen. Mittags sollten Sie auf Ballaststoffe achten: Bohnen mit Fasern, Tomaten mit Haut, Sauerkraut (auch mal roh), mehr Kohlenhydrate (Kartoffeln, Reis, Nudeln) als Eiweiß (Fleisch, Wurst, Eier, Fisch).

Ausgleich gegen Kopfschmerzen

Wenn der Schmerz im Hinterkopf bohrt, dann ist meistens Blutdruckabfall der Grund. Trinken Sie eine Tasse Kaffee mit ausgepreßtem Zitronensaft. Der Kreislauf wird angeregt, und der Schmerz läßt schnell nach.

Sitzt der Schmerz hinter der Stirn, so ist meist hoher Blutdruck die Ursache. Ein warmes Wannenbad weitet die Gefäße, entspannt die Muskeln - der Schmerz geht zurück.

Ausgleich gegen Winterdepressionen

Dem Körper fehlt Melatonin, dies ist ein Stoff, den die Hirnanhangdrüse produziert. Ohne Sonnenlicht läßt die Aktivität dieser Drüse nach. Machen Sie zum Ausgleich eine Lichttherapie im Solarium.

Länger jung bleiben

Wellness-Gesetz Nr. 18

Hautnah den Alterungs-Prozeß verzögern

Wenn die Augen der Spiegel der Seele sind, dann ist die Haut der Spiegel der Zellvitalität unserer Organe. Eine schöne, straffe Haut bedeutet also nicht nur jünger aussehen, sondern auch tatsächlich jünger sein. Jünger als man den Jahren nach ist. Dieses Ziel ist nur zu erreichen, wenn Sie sich nicht nur mit einer oberflächlichen Betrachtungs- und Behandlungsweise Ihrer Haut begnügen. Bitte beschäftigen Sie sich auf den folgenden Seiten intensiv mit Ihrer Haut.

Die schädigenden Faktoren für Schönheit und Gesundheit

Bewegungsmangel
Wer sich wenig bewegt, wird es kaum schaffen, körperlich und psychisch gesund zu bleiben. Der Körper arbeitet auf »Sparflamme«, die Muskulatur, die nicht beansprucht wird, baut ab. Das Gefäßsystem verringert seine Arbeit, und die Leistungskraft des Körpers wird auf ein Minimum reduziert.

Es entwickeln sich negative Störungen wie Abgespanntheit, Nervosität usw. Der Körper wird schlaff, ebenso das Gewebe und die Haut.

Übergewicht
Wer zu dick ist und zu viele Kalorien auf die Waage bringt, ist nicht nur weniger attraktiv, sondern auch anfälliger für viele Krankheiten wie Diabetes, hoher Blutdruck usw. Die Pfunde belasten Gelenke, Wirbelsäule und den gesunden Kreislauf. Die Gewebe neigen schneller zu Erschlaffung.

Zu wenig oder schlechter Schlaf

Der Schlaf als Regenerationsphase ist für das körperliche und seelische Wohlbefinden unbedingt notwendig. Im Schlaf erholt sich vor allem das Gehirn und baut die Reize des vergangenen Tages ab.

Wer schlecht schläft, ist am nächsten Tag nicht nur müde und reizbar, er kann sich auch nicht konzentrieren, sieht schlecht und abgespannt aus, ist blaß und fahl, mit dunklen Rändern unter den Augen.

Die Haut ist auch in der Nacht aktiv, sie scheidet Schweiß, Schlacken und Stoffwechselgifte aus (ca. 200 ml alleine im Gesicht).

Streß

Haß, Ärger, Enttäuschungen, Anspannung machen krank und verspannen. Bei Streß werden eine Anzahl von phantastischen Mechanismen in Gang gesetzt. Es werden Hormone ausgeschüttet, der Sauerstoffbedarf nimmt schlagartig zu; Blutdruck, Pulsfrequenz und Herzschlag steigen an, alles deutet auf eine große körperliche Leistung hin.

Streß kann die Ursache von vielen Hautproblemen sein, da die Haut immer auch ein Spiegelbild der Seele ist, z.B. Rötungen, Irritationen, Pustelchen, Bläschen, Pickel, Fältchen, usw.

Alkohol

Alkohol kann die Leber nur in begrenzter Menge verarbeiten. Die giftige Wirkung von zuviel Alkohol ist beeindruckend: Verfettung und Zerstörung der Leber, Entzündungen der Magenschleimhäute und Bauchspeicheldrüse, Nervenerkrankungen, Zerstörung der Gehirnzellen, Infektionen, Gewichtszunahme.

Die Haut wird überempfindlich, neigt zu erweiterten Gefäßen, wirkt müde, blaß, nervös oder reagiert mit akneähnlichen Hautdermatosen.

Rauchen
Das im Rauch enthaltene Kohlenmonoxyd gelangt über die Lunge in das Blut und verdrängt dadurch den Sauerstoff aus den roten Blutkörperchen. Die Zellen leiden an Sauerstoffmangel, werden anfälliger für Erkrankungen und sterben früher ab.

Daß sich bei starken Raucherinnen verstärkt die Wangenpartien sensibilisieren und zu hektischen Flecken neigen, ist bekannt, und dies ist nur der äußere Effekt.

Dagegen verhilft eine sinnvolle Ernährung, Bewegung und Gymnastik, Entspannung, Körper- und Gesichtspflege, Kräuter in verschiedener Zubereitung und naturgemäße Lebensweise zu körperlich und geistigen Wohlbefinden, Lebensfreude, Gesundheit und Schönheit.

Hautprobleme bedingt durch Stoffwechselstörungen
Die Haut nimmt am allgemeinen Körperstoffwechsel teil, sie hat aber auch einen eigenen Stoffwechsel.

Der Baustoffwechsel der Epidermis ist ein intensiver Substanzaufbau. Verhornte, abgestorbene Zellen werden laufend abgestoßen und durch neue ersetzt.

Der Energiestoffwechsel in den Zellen ist die Verbrennung von Substanzen unter Mitwirkung von Sauerstoff. Dabei wird Energie in Form von Wärme und Kraft für alle Lebensfunktionen erzeugt.

Die Endphase ist die Ausscheidung von Stoffwechselschlacken, körpereigenen und körperfremden Giftstoffen.

Gestörte Verdauungstätigkeit
Schlacken- und zellulosearme Nahrung ohne Ballaststoffe, zu viele Fäulnisstoffe (Fleisch, Fisch, Eier), säureüberschüssige Nahrungsmittel, Streß, Ärger, hastiges und zu schnelles Essen sind unsere größten Feinde.

Der gesunde Mensch sollte mindestens einmal, besser nach jeder Mahlzeit Verdauung haben. Bereits 24 Stunden nach Nahrungsaufnahme (ohne Ausscheidung) kreisen in unserem Körper über 60 sogenannte Homotoxine. Das sind körpereigene Gifte, die durch den Nahrungsabbau entstehen. Sie machen uns müde, schlapp, lustlos, unkonzentriert und auf die Dauer krank.

»Was der Mensch ißt, das ist er«

Ein bedeutender Ernährungswissenschaftler verglich den Darm mit den Wurzeln einer Pflanze. So wie die Pflanze ihre Wurzeln zur Nahrungsaufnahme in den Boden senkt, so senken sich die Millionen kleiner Darmzotten in den Nahrungsbrei. Ist der Boden gesund und gehaltvoll, entwickelt sich eine gesunde, widerstandsfähige Pflanze. Ist unsere Nahrung arm an Vitalstoffen, Spurenelementen und Enzymen, womöglich noch mit giftigem Spritzmittel oder Konservierungsmittel bearbeitet - kann unser Körper dann noch gesund sein?

Die Haut und ihre Beziehung zu inneren Organen

Haut und Niere

Sie stehen über den Flüssigkeitsstoffwechsel untereinander in Verbindung (Entschlackung und Entgiftung). Darauf weisen z.B. Schwellungen der Augenlider unterhalb der Augen oder eine vorzeitige Erschlaffung des Gewebes hin. Der Funktionsstand der Niere ist von ausschlaggebender Bedeutung für die Reaktion der Haut auf Reizstoffe.

So haben sehr oft Allergien, Akne und andere Hautstörungen eine enge Beziehung zu einer gestörten Nierentätigkeit.

Haut und Darm

Feste Schlackenstoffe werden über den Dickdarm, andere über Niere, Lunge und Haut ausgeschieden. Je länger der Stuhl im Darm verbleibt, um so mehr Giftstoffe gelangen in den Kreislauf zurück. Um diese Giftstoffe möglichst rasch auszuscheiden, arbeitet die Haut verstärkt mit.

Fast alle Entzündungen in den Talgdrüsen gehen nach Beheben der Darmträgheit von selbst zurück. Die Talgdrüsen werden auch als Hilfsorgane des Darmes bezeichnet. Schweißdrüsen sind die Hilfsorgane der Nieren. Sie scheiden flüssige Schlackenstoffe (Salze) aus.

Durch die enge Beziehung der Haut zu den Ausscheidungs- und Entgiftungsorganen (Niere, Leber, Darm) schaffen wir durch ausgewogene und sehr abwechslungsreiche Ernährung mit ausreichender Flüssigkeitszufuhr (täglich 1–2 Liter) die Voraussetzungen für eine gesunde und schöne Haut.

Haut und Stoffwechsel

Allen Hautproblemen liegt ursächlich eine Stoffwechselstörung zugrunde. Hautprobleme haben drei gemeinsame Ursachen. Diese gilt es von innen und außen zu bekämpfen.

Die gestörte Lymphfunktion

Das Lymphsystem ist unser Abwehr- und Entgiftungssystem. Die Lymphflüssigkeit transportiert Giftstoffe, Schlacken, Krankheitserreger und sogenannte krebserregende Stoffe in Richtung Niere und scheidet diese mittels der Harnflüssigkeit aber auch über die Haut aus.

Der übermäßige Verzehr von tierischen Fetten, insbesondere Schweinefleisch und Wurstwaren, kann unter Umständen die Wände der Lymphgefäße verstopfen, in ihren Funktionen behindern und somit die Abwehrkräfte schwächen. Ebenso wie ein Übermaß an Genußmitteln oder eine unausgewogene Lebensweise.

Verminderte Durchblutung

Verringerte Sauerstoffzufuhr, fehlende körperliche Bewegung, mangelhafte Nahrungsqualität, z.B. durch zu wenig Frischkost, rohes Gemüse und Salate, zuviel Zucker und »leere Kohlenhydrate« (weißes Auszugsmehl), übermäßiger Alkohol-, Kaffee- und Tabakgenuß, minderwertige tierische Fette verlangsamen den Blutstrom, führen zu einer schlechten Sauerstoffversorgung und Ernährung der Zellen, erschweren somit ihre gesunden Funktionen und bewirken nebenbei auch eine Gewichtszunahme.

Haut und Drüsen

Das hormonelle Geschehen ist mit dem Nervensystem und den innersekretorischen Drüsen verbunden.

Die Hautreaktion ist das Ergebnis des Nervensystems in der Wechselwirkung der hormonellen Vorgänge. Der Hormonstoffwechsel verändert sich in physiologischen und biologischen Rhythmen. Die Hormonwirkung ist von den verschiedensten Faktoren abhängig. Von der Art der Ernährung, von der Lebensweise, vom Biorhythmus, von klimatischen Verhältnissen, von Lichteinflüssen und anderem.

Hauterscheinungen bei Leberstörungen

Gefäßspinnen (Lebersternchen) - sternenförmige, arterielle Gefäßveränderungen.

Weißflecken - pfenniggroße weiße Flecken.

Gefäßerweiterungen (Teleangiekstasien) - sind unregelmäßig angeordnete Gefäßerweiterungen vor allem an Nase, Wangen, Kinn und Décolleté.

Die Entgiftung körpereigener und körperfremder Giftstoffe, vor allem enzymatischer Leberprozesse, die in bedeutenden Beziehungen zur Haut stehen.

Beteiligung an allergischen Reaktionen

Allen Hauterscheinungen, die auf irgendwelche Lebensstörungen hinweisen, liegt eine Veränderung der Durchblutung zugrunde. Diese Durchblutungsstörungen stehen in enger Verbindung zum Hormonstoffwechsel, insbesondere zu den Östrogenen.

Diese Hormone werden in der Leber abgebaut, bzw. neutralisiert. Ist die Funktionsfähigkeit des Lebergewebes beeinträchtigt, so erhöht sich die Konzentration der östrogenen Hormone im Blut, die androgenen (männlichen) bleiben unverändert. Dadurch ist das physiologische Gleichgewicht gestört, und es treten Veränderungen der Durchblutung auf. Durch die Beeinträchtigung der Leberfunktion gelangt vermehrt eine gefäßaktive Eisen-Proteinverbindung in die Blutbahn und bewirkt so die Durchblutungsstörung.

Die Leber in ihrer Abwehr- und Entgiftungsfunktion verhindert über das Pfortadersystem das Eindringen körperfremder Substanzen durch die Darmwand. Die gestörte Leber hat Schwierigkeiten, die giftigen Substanzen unschädlich oder für den Organismus verwertbar zu machen. Diese schädigenden Stoffe gelangen in das Blut, in andere Organe und verursachen Überempfindlichkeitsreaktionen und vielfältige Störungen im ganzen Körper.

Haut, Hautgesundheit und Darm

Die Mikroflora des Darmes ist auch wichtig für die Gesundheit der Haut. Bei allen Hautkrankheiten sollte unbedingt die Darmflora und Entleerungsfunktion des Darmes normalisiert werden, denn die Darmflora ist für die endogene Bildung vieler Vitalstoffe maßgebend. Hierfür sind besonders die biogenen Hefearten (Hefejungzellen) geeignet, die gestörte Wachstums- und Regenerationsabläufe innerhalb der Zellen zu regulieren oder auch Milchsäure.

Die Natur - Ursprung der Schönheit

Physiologische Zellkosmetik

Physiologisch wirkt eine Substanz nur dann auf die Haut ein, wenn sie nicht nur fähig ist, Hautfunktionen zu aktivieren, die Haut zu pflegen und zu schützen, sondern auch eine natürliche Aktivität auf die Haut ausübt. Das bedeutet, daß die Haut fähig ist, diese Substanzen hautspezifisch umzuwandeln und zu verwerten. Es gibt Substanzen, welche zwar die Hautfunktionen anregen, aber den natürlichen und physiologischen Bedingungen der Haut nicht gerecht werden. Pflanzenöle werden von der Haut beispielsweise absorbiert und physiologisch abgebaut, mineralische Öle dagegen nicht. Natürliche Gesamtextrakte aus Pflanzen wirken ausgewogener und weniger einseitig als die isolierten Stoffe.

Die Eingriffe der Chemie und der Technik in die Natur sind in unserem gesamten Lebensbereich so deutlich geworden, daß man sich wieder vermehrt auf das Ursprüngliche, Natürliche besinnen will.

Ein auf die Haut nicht ph-Wert eingestelltes Produkt ist daher nicht als physiologisch zu betrachten, weil die Haut dadurch in Abwehrstellung versetzt wird (gesunder ph-Wert 5,5–6).

Die physiologische Zellkosmetik befaßt sich nicht nur mit den Grundlagen und Wirkstoffen allein, sondern sie bezieht auch die Umwelt in das natürliche Hautgeschehen ein und interpretiert die Wirkung auch von dieser Seite.

Kosmetik als Gesunderhaltungsprinzip

Unser Körper ist von einer schützenden Hülle, der Haut, umgeben. Die Haut ist ein äußerst vielseitiges und eigenständiges Organ, das zugleich eine Vermittlerfunktion zwischen Körper und Umwelt ausübt. Die Haut ist ein Projektionsorgan. Sind nicht Kummerfalten oder Pustelchen für das seelische Befinden ein klassischer Begriff? Die Haut ist eine Kampfzone, auf der sich organische, umweltbedingte und seelische Störungen bemerkbar machen.

Wir verbinden den Begriff Kosmetik unter anderem auch, um Spuren einer Schädigung zu beseitigen. Aber die noch wichtigere Aufgabe der Kosmetik ist Ordnung zu halten auf der Haut, im Körper. Sie gewinnt immer mehr an Bedeutung für die richtige Einstufung der Kosmetik als Gesunderhaltungsprinzip der Haut und des gesamten Organismus.

Die wichtigsten Grundlagen für qualitativ hochwertige Naturkosmetik

Qualität der Roh- und Grundstoffe - z.B. kaltgepreßte Pflanzenöle erster Pressung (enthalten die so wertvollen Enyzme, Fermente, Mineralien, Spurenelemente, ungesättigte Fettsäuren, usw.).

Qualität der Wirkstoffe - z.B. feinste Verteilung der Wirkstoffe in Cremes durch entsprechende Verarbeitung in Speziallaboratorien (Homogenisieren).

Beachtung der Bio-Synergie - ist das Sichergänzen und Verstärken verschiedener Wirkstoffe mit gleichen Wirkungen, z.B. gewebefestigend, glättend (z.B. Collagen, Avocadoöl, Weizenkeimöl. Diese drei Substanzen mit gleichen oder ähnlichen Wirkungen kombiniert, verstärken und vertiefen die Gesamtwirkung).

Penetrationsvermögen der Wirkstoffe - das Eindringungsvermögen der Wirkstoffe bestimmt die Tiefenwirkung und damit den sichtbaren Erfolg.

Verwendung naturgemäßer Konservierungsstoffe - aus Pflanzen, Blüten und Blättern gewonnen, auf ihre Verträglichkeit getestet (z.B. Zitronen- und Milchsäure).

Vermeiden von überflüssigen Parfümzusätzen - statt dessen natürliche Blüten-, Frucht- und Kräuterextrakte und ätherische Pflanzenöle.

Erprobte und getestete Rezepturen - vollendete Wirkstoffkombinationen, erfahrene Herstellung und Verarbeitungsmethoden bestimmen letztlich den Erfolg.

Verträglichkeits- und Wirkungstests - laufend frische Herstellung in Laboratorien, Erfolgskontrollen an Testpersonen.

Umweltbewußte Verpackung - z.B. Verzicht auf überflüssige Kartonagen, Beipackzettel, kostenaufwendige und unnötige Werbemaßnahmen - ein gutes Produkt wirbt für sich selbst.

Kosmetische Wirkstoffe aus Pflanzen und Kräutern

Ätherische Öle	Kieselsäure
Allantoin	Phytostimuline
Aloe	Gerbstoffe
Azulen	Chlorophyl
Bisabolol	Lecithin
Glycoside	Enzyme
Hamanelin	Mineralstoffe
Schleime	Vitamine
Saponine	Pflanzliche Öle und Fette

Ätherische Öle
kommen in fast allen Pflanzen vor.

Allgemeine Wirkung: aktivierend, durchblutungsfördernd, stimulierend, regulieren die Sekretion der Hautdrüsen, sekretionshemmend oder anregend, aktivieren die Blut- und Lymphzirkulation, regen den Stoffwechsel an, wirken entzündungshemmend, keimtötend, desinfizierend. Bewirken eine bessere Versorgung der Zellen und des Gewebes mit Nähr- und Abwehrstoffen. Verstärken Abtransport von Schlackenstoffen, unterstützen die Zellerneuerung, erhöhen die Aufnahmefähigkeit für Wirkstoffe.

Allantoin
vorwiegend gewonnen aus Beinwell, Weizenkeimen und Zinnkraut.

Unterstützt die Wundheilung und Vernarbung, fördert die Zellregeneration, löst abgestorbene Hautzellen, lindert Reizungen, Irritationen, allergische und entzündliche Reaktionen, verstärkt die natürlichen Schutzmechanismen.

Wellness Spezial

In 10 Tagen um 10 Jahre jünger

Eine Diät, die Sie innen und außen in neue Form bringt

1. Tag: Abschied nehmen

Abschied vom Nikotin: Nur für 10 Tage.

Abschied vom Alkohol: Nur für 10 Tage.

Abschied vom Zucker: Nur für 10 Tage.

Abschied von der Trägheit: Nur für 10 Tage.

Abschied von der Fettpfanne: Nur für 10 Tage.

Abschied von der Wirtshaus-Kost: Nur für 10 Tage.

Abschied vom Fleisch: Nur für 10 Tage.

Abschied vom Kaffee: Nur für 10 Tage.

Abschied vom schwarzen Tee: Nur für 10 Tage.

Abschied nehmen, das heißt heute, langsam den Konsum jener Genußgifte und Lebensmittel einschränken, auf die Sie in den nächsten neun Tagen freiwillig verzichten. Für den schönsten Lohn, den Sie sich nur wünschen können:

Um 10 Jahre jünger aussehen

2. Tag: Willkommen heißen:

Das Wellness-Frühstück
1 Glas Orangensaft
1 Glas Sauerkrautsaft
1 Tasse Hagebuttentee
2 Scheiben Vollkornbrot mit Butter und Honig
1 Joghurt mit Sanddorn.

Nach dem Frühstück die 3-B-Übungen machen.

Das Wellness-Mittagessen
Gekochter Vollkornreis mit Paprikaschote, Zwiebel,
Banane, Tomate, Apfel,
Honig, Obstessig, Sojasauce (Shoju)
2 Glas Apfelsaftschorle

Das Wellness-Abendessen
Sauerkraut-Früchtchen:
Sauerkraut mit grob geraspeltem Apfel vermengen,
Nüsse und Orangenfilets dazugeben.
Dressing aus Buttermilch,
Tomatenmark und Kümmel dazu geben.
½ Liter Apfelsaftschorle trinken

So um 21 Uhr das Auslaugebad nach Dr. Rauch durchführen

Danach sofort ins Bett gehen und schlafen.

3. Tag: Sich wohler fühlen

Das Wellness-Frühstück
1 Glas Grapefruitsaft
1 Glas Sauerkrautsaft
1 Tasse Hibiskustee
1 Müsli ohne Zucker, aber mit Honig oder Sanddorn.
1 Joghurt (mit rechtsdrehender Milchsäure)

Nach dem Frühstück die 3-B-Übungen machen.

Das Wellness-Mittagessen
2 gekochte Kartoffeln mit Joghurt-Sahne-Kräuter-Dip.
Fenchel-Salat mit Orangenschnitzel und Joghurt-Sahne-Soße.
2 Glas Mineralwasser

Das Wellness-Abendessen
Melonen-Salat mit Shrimps:
150 g Melone, 150 g Magermilchjoghurt, 1 Prise Ingwer, Mandelsplitter, 1 Zitrone.
½ Liter Apfelsaftschorle im Laufe des Abends trinken.

Von 21 bis 22 Uhr meditieren. Nichts tun, nichts denken.

Kein Fernsehen, sondern anschließend schlafen.

4. Tag: Aufatmen

Das Wellness-Frühstück
1 Glas Zitronensaft mit
Apfelsaft gemischt.
1 Glas Sauerkrautsaft
1 Tasse Hibiskustee
2 Vollkornsemmeln mit
Dattelmark

Nach dem Frühstück die 3-B-Übungen machen.

11 Uhr Energie aufladen

2mal leicht springen und einatmen.
2mal leicht springen und ausatmen.

Das Wellness-Mittagessen

Gemüsereis:
80 g Vollreis mit Champignons, Zwiebeln, Bohnen, 1 Tomate, 1 Paprikaschote, Petersilie, 1 EL Keimöl und 1 Prise Salz.
Reis mit Gemüsebrühe (Cenovis) aufkochen.

15 Uhr Energie aufladen

2mal leicht springen und einatmen.
2mal leicht springen und ausatmen.

Das Wellness-Abendessen

Rote Grütze aus Himbeeren und Sauerkirschen
½ Liter Apfelsaftschorle

So um 21 Uhr das Auslaugebad nach Dr. Rauch durchführen.

Danach sofort ins Bett gehen und schlafen.

5. Tag: Ruhiger werden

Das Wellness-Frühstück
1 Glas Orangensaft
1 Glas Sauerkirschsaft
1 Glas Sauerkrautsaft
1 Banane
1 Vollkornwaffel mit Sirup (Ahorn)

Nach dem Frühstück die 3-B-Übungen machen.

Das Wellness-Mittagessen
Avocado mit Shrimps, Zitrone
1 Scheibe Vollkornbrot
2 Glas kalter Hibiskustee mit Zitrone

Das Wellness-Abendessen
Rohkostsalat:
Möhren, Fenchel, Äpfel, Banane, Orange, Nüsse, Joghurt-Dressing.
½ Liter Apfelsaftschorle trinken.

Mal wieder ein gutes Buch lesen.

6. Tag: Neue Lebensfreude spüren

Das Wellness-Frühstück
1 Glas Orangensaft mit Zitrone
1 Glas Sauerkrautsaft
1 Kiwi
2 Scheiben Vollkornbrot mit Butter
1 Ei

Nach dem Frühstück die 3-B-Übungen machen.

Das Wellness-Mittagessen
Forelle blau mit Kartoffeln
und gedünsteten Karotten
1 Glas Weinschorle

Das Wellness-Abendessen
Miso-Suppe mit Kräutern
und Zwiebeln
1 Scheibe Vollkornbrot mit Butter
(Miso gibt's im Naturkostladen)

Von 21 bis 22 Uhr meditieren.

Nichts tun, nichts denken.
Anschließend schlafen.

7. Tag: Sich stark fühlen

Das Wellness-Frühstück
1 Glas Grapefruitsaft
1 Glas Sauerkrautsaft
1 Tasse Blutreinigungstee
1 Müsli ohne Zucker,
mit Honig und Milch

Nach dem Frühstück die 3-B-Übungen machen.

Das Wellness-Mittagessen
Schweizer Rösti mit Blumenkohl:
Blumenkohl dünsten – und
mit Paste aus Basilikum,
Knoblauch und Pfeffer
servieren.
1 Glas Apfelsaftschorle

Das Wellness-Abendessen
Florida-Salat:
Birnen, geröstetes Weißbrot
in Würfel geschnitten,
4 EL Sonnenblumenöl,
gewürfelte Paprikaschote,
200 g Quark, Eisbergsalat,
Gurkenscheiben.
Zitronensaft.
½ Liter Apfelsaftschorle trinken.

Um 21 Uhr das Auslaugebad von Dr. Rauch durchführen.

Anschließend ins Bett gehen und schlafen.

8. Tag: Sich gut fühlen und noch besser aussehen

Das Wellness-Frühstück
1 Glas Orangensaft
1 Glas Kefir
1 Glas Hibiskustee
2 Vollkornwaffeln mit
Ahornsirup
1 Banane

Nach dem Frühstück die 3-B-Übungen machen.

Das Wellness-Mittagessen
Vollkornreis mit Orangen,
Chicorée, Paprikaschoten, Birnen,
Walnüssen. Süßsauer anmachen mit:
2 EL Essig, 2 EL Honig, Sojasauce (Shoju)
Dazu Jasmintee trinken.

Das Wellness-Abendessen
Rettichsalat, geraspelt mit
Zitrone und etwas Sonnenblumenöl.
1 Scheibe Vollkornbrot mit
magerem Camembert.
½ Liter Apfelsaftschorle trinken.

Von 21 bis 22 Uhr meditieren. Nichts tun, nichts denken. Anschließend schlafen.

9. Tag: Leib und Seele sind im Hoch

Das Wellness-Frühstück
1 Glas Grapefruitsaft
1 Glas Sauerkrautsaft
1 Glas Blutreinigungstee
2 Scheiben Vollkornbrot mit
Butter und Honig.

Nach dem Frühstück die 3-B-Übungen machen.

Das Wellness-Mittagessen
Spagetti' a rabiata *(mit*
Tomatensoße und Pfeffer-
schoten).
1 Glas Weinschorle

Sich mit einem lieben Menschen für den Abend verabreden.

Gehen Sie abends in ein vegetarisches Restaurant, und lassen Sie Ihr gutes Aussehen bewundern.

Kurz vor dem Schlafengehen ein Glas Zitronensaft trinken und eine Magnesiumtablette nehmen.

10 Tag: Ihr neues Leben kann beginnen

Das Wellness-Frühstück
1 Glas Orangen-/Zitronensaft
1 Glas Sauerkrautsaft
1 Glas Hagebuttentee
1 Kiwi
1 Müsli mit Früchten, Milch
und Honig

Nach dem Frühstück die 3-B-Übungen machen.

Das Wellness-Mittagessen
Chinesische Gemüseschüssel:
Getrocknete Pilze, Sojabohnensprossen, Stangensellerie, grüne Bohnen, Keimöl, Sojasauce, Vollreis. Pilze, Sellerie, Bohnen und Sojasproßen dünsten, mit gekochtem Vollreis vermengen und würzen.

15 Uhr Energie aufladen

2mal leicht springen und einatmen.
2mal leicht springen und ausatmen.

Das Wellness-Abendessen
Avocado mit Shrimps und Zitrone.
Dazu eine Scheibe Vollkornbrot
½ Liter Apfelsaftschorle.

Von 21 bis 22 Uhr meditieren. Nichts denken, nichts tun.

Herzlichen Glückwunsch!

- Sie sehen bestimmt um 10 Jahre jünger aus.
- Sie haben auch etwas abgenommen.
- Sie fühlen sich so ausgeglichen wie noch nie.
- Sie sind so energiegeladen wie noch nie.
- Und - Sie haben echte Willensstärke bewiesen:

Keine Zigaretten

Kein Alkohol

Kein Zucker

Kein Fleisch

Keine Fettpfanne

Kein Kaffee

Kein Tee

Jetzt wissen Sie zumindest, wie man sich fühlt, wenn man auf jene Dinge verzichtet, die uns dick, teigig, schlapp, faltig und krank machen. Ihren weiteren Lebensweg haben Sie jetzt selbst in der Hand.

Dr. Natur hilft heilen mit Medizin aus der Küche

Die Natur mit ihren Heilkräutern, Pflanzen und Früchten ist unter allen Apotheken die Nr. 1. Wer mit diesen Arzneistoffen umzugehen lernt, ist auf dem besten Wege wieder zurückzufinden zur Nabelschnur der Natur. Weil er ja auch eine neue geistige Qualität miteinbringt. Plötzlich ist wieder die Bereitschaft da, sich mit den natürlichen Gesetzen des Menschseins und der naturgemäßen Verflechtung zu seiner Umwelt auseinanderzusetzen. Statt bei hohem Blutdruck eine Pille einzuwerfen, sollte man sich lieber Gedanken darüber machen, welchen Anteil falsche Ernährung und falsche Lebensweise daran haben. Dieses Buch bietet eine Fülle von »Rezepten aus der Küche«, wie man Verdauungsprobleme, Stoffwechselkrankheiten, Erkältungskrankheiten in den Griff bekommen kann. Und - wie man Risiken für Herz und Kreislauf erheblich reduziert. Trotzdem will Dr. Natur kein Konkurrent zu Ihrem Hausarzt sein, sondern sinnvolle Ergänzung. Denn am Anfang jeder guten Therapie steht immer die richtige Diagnose. Und die sollten Sie nicht Ihren Do-it-yourself-Fähigkeiten überlassen, sondern einem Heilpraktiker oder Ihrem Hausarzt. Dieses Buch soll auch keinesfalls dazu anregen, weiterhin seinen Lebenssünden zu fröhnen, weil man ja schnell alles wieder »reparieren« kann. Die Regenerationsfähigkeit des Menschen ist vergleichbar mit einem Gummiband, das irgendwann einmal ausgeleiert ist, wenn man es zu sehr überdehnt. Da wir uns mitten in den giftigen Jahren befinden, gilt es, die vermeidbaren Risiken so gut wie möglich auszuschließen. Mit den unvermeidbaren Risiken müssen wir so lange kämpfen, bis die Wirtschaftsmächte dieser Welt endlich begriffen haben, daß das Überleben längst nichts mehr mit Produktivität zu tun hat, sondern mit der Erhaltung unserer natürlichen Lebensgrundlagen.

Weil die unvermeidbaren Risiken (Umwelt) zunehmen, müssen wir die vermeidbaren Risiken (Ernährung, Genußgifte) reduzieren

Cholesterin: Risiko oder Risiko-Mythos?

Unter den Wissenschaftlern und Professoren gibt es in diesem unserem Lande leider zu viele, die man als Honorar-Professoren betiteln kann. Das sind jene Kapazitäten, die jederzeit gegen harte Mark weich werden und der Industrie das Wort reden. Einer, der durch seine Integrität Vorbild für alle sein kann, ist der Arzt und Schriftsteller Dr. M. O. Bruker.

Weder die mächtige Zucker-Lobby konnte seine mutige Aufklärungs-Arbeit stoppen noch die Margarineindustrie. So hat Dr. Bruker auch mit dem Cholesterin-Mythos aufgeräumt. Cholesterin allein ist nicht Verursacher der gefürchteten Arteriosklerose, die jedes Jahr zehntausende von Herztoten zur Folge hat. Cholesterin an sich ist wie Lecithin ein äußerst wichtiger Stoff. Beide sind für den Aufbau der Membranen nötig, die die Durchlässigkeit von chemischen Stoffen durch die Zellwände regulieren. Ferner kommt dem Cholesterin beim Fetttransport eine beachtliche Aufgabe zu. Nur durch die Bindung von Fettsäure und Cholesterin ist überhaupt erst eine Passage von Fettsäuren durch die Darmwand möglich. Die negative Seite des Cholesterins zeigt sich nur dann, wenn wir einen krankhaft veränderten Stoffwechsel haben. Dann lagert sich Cholesterin an den Gefäßwänden ab und wird so zum Mitverursacher der Arteriosklerose. Mitverursacher – weil es noch eine ganze Reihe von anderen Stoffen gibt, die wir heutzutage im Blut haben: Konservierungsstoffe, Nitrate, Schwermetalle etc. Und diese schönen Sachen lagern sich so und so in unseren Gefäßen ab, egal, ob wir unter Stoffwechselstörungen leiden oder nicht. Also muß man hier schon von nicht vermeidbarem Risiko sprechen. Das vermeidbare Risiko ist in einem intakten Stoffwechsel zu finden, der durch Vollwerternährung und wenig Streß sicherzustellen ist. Streß und seelische Belastungen treiben die Blutfette in kurzer Zeit nach oben. Nach Ergebnissen von amerikanischen Studien treiben Belastungsfaktoren wie Zeitdruck oder seelischer Streß den Cholesterinpegel bis zu 65% in die Höhe und das Triglizerid (Verbindung des Glyzerins mit Fettsäuren) sogar zwischen 3% und 111%. Im Vergleich dazu senken selbst drastische Umstellungen in der Ernährung die Blutfett-Konzentration um günstigenfalls 30%. Verantwortlich für diese fatalen Spitzenwerte ist wahrscheinlich das von der Nebennierenrinde ausgeschüttete Streßhormon Cortisol. Nach einer Verabreichung dieser Substanz stiegen die Blutfettwerte von Versuchspersonen steil an. Diese Tatsachen weisen eindeutig darauf hin, daß die Blutfette das Bindeglied zwischen seelischer Belastung und der Erkrankung der Herzkranzgefäße sind. Fazit: Infarktgefährdet sind jene Persönlichkeitstypen, die alles in sich hineinfressen und sich zu schnell unter Druck setzen lassen. Der gelassene Typ hat auch seine Blutfettwerte im Griff, ohne daß er zum Margarine-Asketen werden muß. In seinem Buch »Schicksal aus der Küche« hat Dr. Bruker die Butter freigesprochen. Butter - so Bruker - hat nicht nur eine ausreichende Menge an ungesättigten Fettsäuren, sondern ist obendrein das bekömmlichste Fett. Darüber hinaus ist die besonders gute Bekömmlichkeit und Verträglichkeit der Butter auch für Magen-, Darm-, Leber- und Gallenkranke hervorzuheben.

Wellness hilft Ihnen, die Risikophasen zu entschärfen

Eine typische Risikophase könnte zum Beispiel sein, wenn Sie eine gerichtliche Auseinandersetzung durchzustehen haben, Raucher sind und gerne »gut« und reichlich essen. Am liebsten tierisches Fett wie Wurst und Schweinebraten genießen. Diese Komponenten zusammengenommen machen Sie zum Risikokandidaten für den Infarkt. Keine Angst - Sie haben ja Wellness. Ab jetzt gewöhnen Sie sich das Aufregen ab und das Entspanntsein an: durch das folgende autogene Trainingsproramm. Und - Sie steigen in Ihrer Ernährung kurzfristig um auf die nachfolgenden Rezepte, um den Cholesterinspiegel zu senken, der sicher jetzt bei 230 mg angelangt ist (150 mg wäre normal).

Versuchen Sie bitte auch das Rauchen auf 7 Zigaretten pro Tag zu reduzieren. Längst ist erwiesen, daß viele Menschen beim Rauchen nur einem Reflex folgen. Ein Automatismus führt die Hand zur Zigarettenschachtel. Zum Beispiel: Besuch ist gekommen - hinsetzen und rauchen. Das Kino ist aus - rausgehen und rauchen. Der Scheck ist endlich gekommen - sich freuen und rauchen. Langweile macht sich breit - rauchen. Der Fernsehfilm hat angefangen - zurücklehnen und rauchen.

Wußten Sie, daß bereits 20 Zigaretten pro Tag das Herzinfarktrisiko um das 2- bis 3fache erhöhen? Nikotin ist jener Schadstoff, der sich ausgerechnet am liebsten in den Herzkranzgefäßen und Gliedmaßenarterien absetzt.

Nikotin ist mit seinen verschiedenen Wirkungen auf das Gefäßsystem ein Wegbereiter für Arteriosklerose.

Entscheidend kommt das bei starken Rauchern gefundene Kohlenmonoxyd im Blut hinzu, das die Sauerstoffsättigung herabsetzt und damit Stoffwechsel- und Ernährungsstörungen im Organismus hervorrufen kann.

Und schon sind wir wieder bei den erhöhten Cholesterinwerten, die sich automatisch durch Störungen im Stoffwechsel ergeben. Rauchen ist also eine jener Tretminen, die wir freiwillig in unseren Körper einpflanzen. Streß gehört ebenfalls dazu. Deshalb bitte ich Sie, jetzt mit dem autogenen Training zu beginnen.

So wenden Sie autogenes Training an

Bevor Sie mit den Übungen beginnen, müssen Sie folgende Voraussetzungen schaffen:

- Schirmen Sie Ihre fünf Sinne gegen alles Negative und Störende ab. Ziehen Sie sich nach innen zurück, mit positiven, schönen Gedanken.
- Sagen Sie zu sich mehrmals: »Ich bin ganz ruhig.«
- Lernen Sie, die innere Uhr zu gebrauchen. Programmieren Sie diese Vorentspannung auf ca. 1–2 Minuten.
- Sie können bei den folgenden Übungen sitzen oder liegen.
- Die beste Zeit für einen Manager zu üben ist nach der Mittagspause. Trinken Sie aber keinen Kaffee vor den Übungen.

Schwere-Übung zur Muskelentspannung
Mit dieser Übung werden Sie lernen, Ihre gesamte »Willkürliche Muskulatur« zu entspannen. Wir beginnen mit dem rechten Arm. Sprechen Sie 1–2 Minuten mit Ihrer inneren Stimme folgenden Satz in kurzen Intervallen.

Der rechte Arm ist ganz schwer
Schon nach wenigen Minuten werden Sie eine angenehme Schwere empfinden. Diese wird sich von selbst auf den linken Arm übertragen. Wenn Sie diese Übung beherrschen, können sie für das nächste Mal die Formel ändern.

Die Arme sind ganz schwer

Die Beine sind ganz schwer

Ich bin überall ganz schwer

Nicht vergessen: Die Formel fürs Zurücknehmen.

Das Zurücknehmen muß genauso geübt werden, wie die Übung selbst. Das ist wie beim Autofahren: Gas geben – und stoppen. Also – sprechen Sie nach 2 Minuten folgende Rücknahmeformel:

Arme fest – tief atmen – Augen auf

Anmerkung: Die Rücknahme zu vergessen, kann sich zwar nicht gesundheitsgefährdend auswirken, aber unangenehm. Denn es kann passieren, daß das Gefühl der Schwere bis zu einer Woche anhält.

Wärme-Übung zur Gefäßentspannung

Durch Wärme entkrampfen die Blutgefäße, und der Blutdruck sinkt während des Trainierens leicht ab.

Ein leichtes Schwindelgefühl ist die mögliche, aber völlig ungefährliche Begleiterscheinung.

Ziel der Übung ist, daß der Körper schwer und warm wird. So kann zum Beispiel das Problem der kalten Füße auch ohne heißes Fußbad gelöst werden. Selbst auf einem Winterspaziergang können Ohren und Hände erwärmt werden.

Die Formel zur Schwere-Übung:

Ich bin ganz ruhig (1×)

Der rechte Arm ist ganz schwer (5×)

Ich bin ganz ruhig (1×)

Der rechte Arm ist ganz schwer (5×)

Ich bin ganz ruhig (1×)

Der rechte Arm ist ganz warm (5×)

Ich bin ganz ruhig (1×)

Der rechte Arm ist ganz warm (5×)

Ich bin ganz ruhig (1×)

Zurücknehmen: **Arme fest - tief atmen - Augen auf!**

DR. NATUR

Medizin aus der Natur

Senkung des Blutfettgehalts durch Pektin.

1x täglich einen Apfel

und

1 Liter Apfelsaft-Schorle

Diät-Assistentin

Medizin aus der Küche

Apfel-Möhren-Müsli

1 Apfel
100 g Möhren
1 EL Sesamsamen
2 EL kernige Haferflocken (20 g)
1 EL Zitronensaft
1/2 Becher Magermilchjoghurt

Apfel und Möhren schälen und raspeln. Den Sesamsamen in einer trockenen Pfanne rösten. Apfel, Möhren und Haferflocken in einer Schale anrichten, und mit Zitronensaft zum Leben erwecken. Joghurt darübergeben und alles mit Sesamsamen bestreuen.

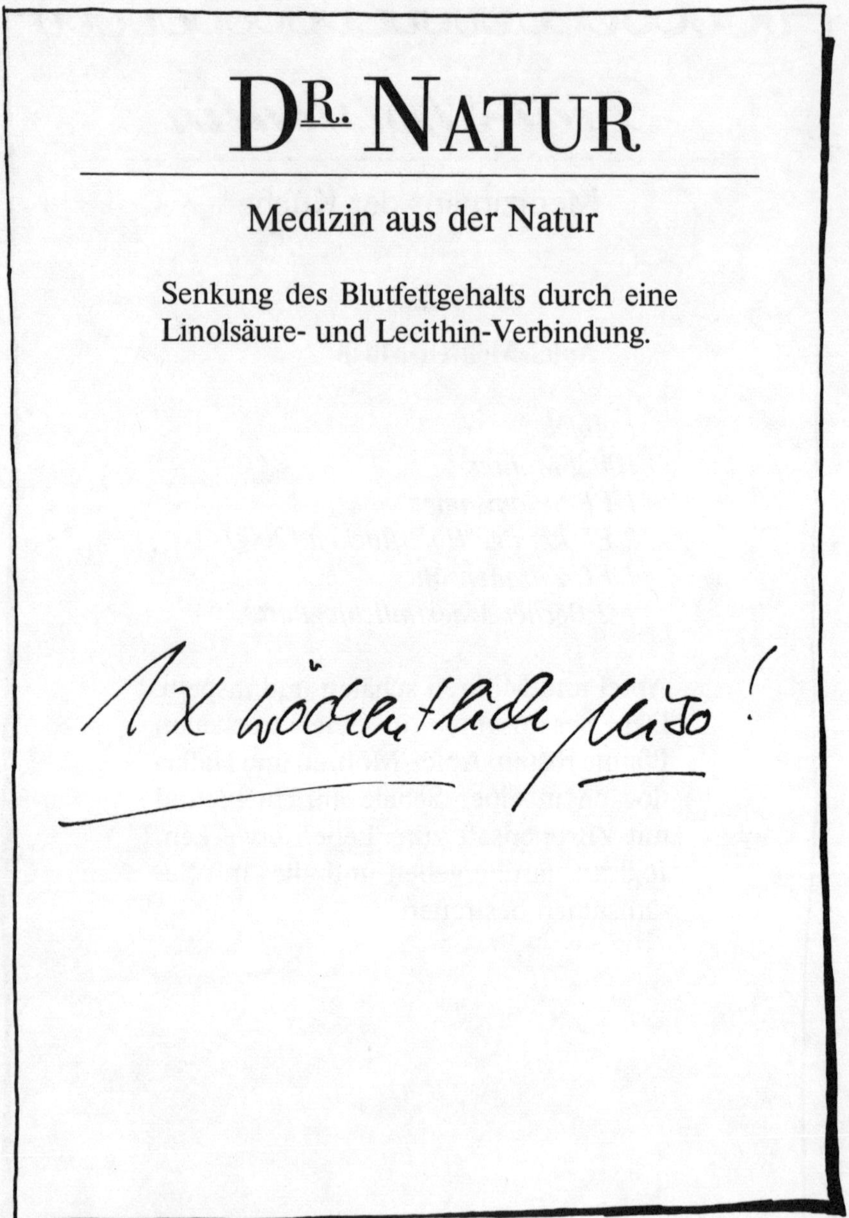
Dr. Natur
Medizin aus der Natur
Senkung des Blutfettgehalts durch eine Linolsäure- und Lecithin-Verbindung.
1x wöchentlich

Misosuppe

2 TL Misopaste
1/2 Liter Wasser
1/2 Knoblauchzehe
Schittlauch
Kein Salz
Miso hat schon natriumarmes Salz

Misosuppe mit Lauch und Reis

2 Tassen Lauch, kleingeschnitten,
1/2 Liter Wasser
2 Tassen Vollkornreis, gekocht
2 TL Miso
Schnittlauch und
Petersilie

Dr. Natur

Medizin aus der Küche

Senkung des Blutfettgehalts durch ungesättigte Fettsäuren/Linolsäure.

Sonnenblumen-Öl

beim

Kochen und zum Salat!

Diät-Assistentin

Medizin aus der Küche

Gemüsepfanne mit Sonnenblumenöl

Für 2 Personen
2 EL Sonnenblumenöl mit 2 EL Sojasauce und 1/4 Liter Miso-Brühe in die Pfanne geben und leicht erwärmen. Dann folgende Naturprodukte hinzugeben und leicht dünsten:

2 geschnittene Möhren
1 Knoblauchzehe
1 Zwiebel
2 Stangen Lauch, in Würfel geschnitten
1 Apfel, in Würfel geschnitten
1 Gurke, in Würfel geschnitten

Erst wenn das Gemüse angedünstet ist, den gekochten Vollreis hinzugeben und das Ganze verfeinern mit:
1 EL Honig
2 EL Essig

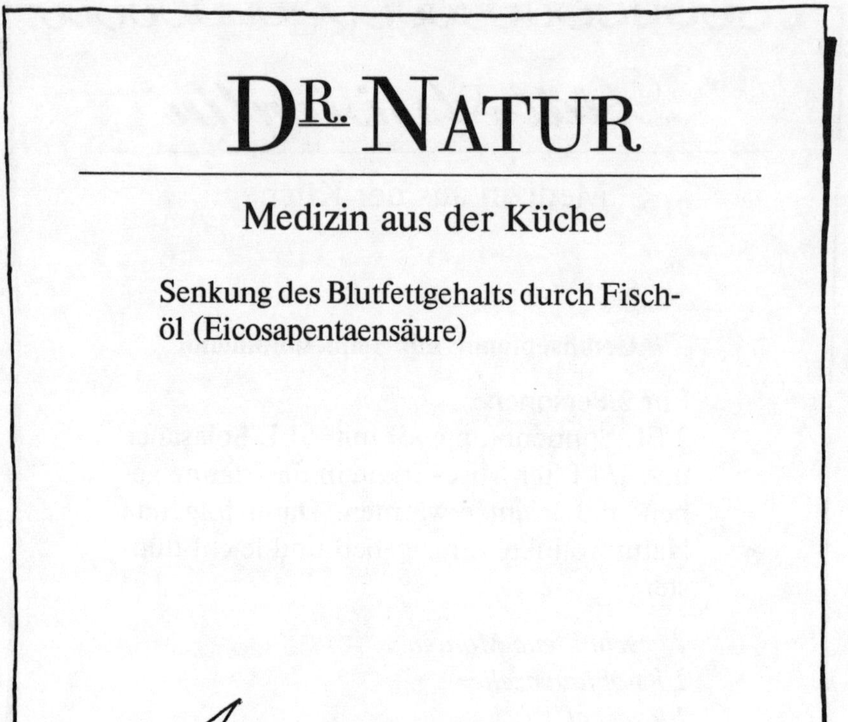
DR. NATUR
Medizin aus der Küche
Senkung des Blutfettgehalts durch Fischöl (Eicosapentaensäure)
1x wöchentlich
Fisch

Diät-Assistentin

Medizin aus der Küche

Kräuterfisch

1 Forelle
2 Zitronen
1 EL Distelöl
2 EL Kräuter:
Dill, Petersilie, Kerbel

Zuerst den gereinigten Fisch mit Zitronensaft einreiben. Nun die Forelle in eine feuerfeste, mit Distelöl eingeriebene Form einlegen. Jetzt den Fisch mit etwas Öl bestreichen und dann mit feingehackten Kräutern bestreuen.

Deckel auf die Form geben und im vorgeheizten Backrohr bei mittlerer Hitze (200 Grad) etwa 15 Minuten lang gardünsten. Dazu Kartoffeln reichen.

Auch die Lebensmittelindustrie muß umdenken. Oder sie kann ihre Konservierungsstoffe selbst essen

Bluthochdruck: Sie stehen unter Druck!

Bluthochdruck hat in den meisten Fällen zwei Väter: erstens Streß und zweitens falsche Ernährung - zuviel Salz! Mehr als sechs Millionen Bundesbürger leiden unter dieser heimtückischen Krankheit, die einem sogar das Gefühl von Wohlbefinden vorgaukelt. Plötzlich - wie ein Blitz aus heiterem Himmel ist man nur noch Statistik: Man gehört zu jenen 360 000 Herz-Kreislauf-Toten, die wir jährlich in der Bundesrepublik zu beklagen haben. Oder noch schlimmer - man gehört zu jenen Menschen, die einen Gehirnschlag überstanden haben und ganz langsam wieder das Sprechen lernen müssen. Die Krankenhäuser und Rehabilitationskliniken sind der anschauliche Beweis, daß die Deutschen auf dem besten Wege sind, ihre gesunde Substanz zu verlieren. Immer weniger müssen dafür aufkommen, daß immer mehr zu pflegebedürftigen Langzeitpatienten werden. Schicksal eines Volkes, das sich aus Millionen Einzelschicksalen summiert? Ganz bestimmt Schicksal einer Zeit, die nur noch nach einem schreit: Umdenken, und nochmal umdenken!

Wie schon gesagt - bei hohem Blutdruck fühlt man sich nicht krank, sondern besonders unternehmungslustig, vital und leistungsfähig. Und das ist das Gefährliche. Es besteht keinerlei Veranlassung sich untersuchen zu lassen, geschweige denn sich in Behandlung zu begeben. Nicht einmal jeder zweite weiß von der Gefahr, in der er schwebt. Und von denen, die um ihren Blutdruck (Hypertonie) wissen, ist nur die Hälfte bereit, den Anweisungen des Arztes oder Heilpraktikers zu folgen. Dabei wurde eindeutig darauf hingewiesen: je höher der Blutdruck, desto kürzer die Lebenserwartung. Der Grund: Bei der Hypertonie schießt das Blut unter besonders hohem Druck durch die Blutgefäße. Deshalb kann es auch überall hingelangen, und die Blutversorgung ist gesteigert. Man steht im wahren Sinne des Wortes voll unter Druck. Dies hat zur Folge, daß Blutkörperchen, Blutgefäße und das Herz besonders hohen Belastungen ausgesetzt sind. Und letztlich hohem Verschleiß. In den zarten Innenwänden der Arterien entstehen Wunden, Verletzungen und sogar Wucherungen, weil die Blutkörperchen mit hoher Wucht vor allem hinter Kurven und Kreuzungen gegen die Wände prallen. Sie selbst zerstören sich dabei sehr rasch. Das Herz erweitert sich zunächst, um den hohen Anforderungen gewachsen zu sein. Aber irgendwann einmal wird die Erschöpfung und Ermüdung so groß sein, daß es einfach nicht mehr kann. Aber nicht nur das Herz ist in Gefahr, sondern auch die Gefäße, die bei falscher Ernährung und Lebensführung (Rauchen) im Laufe der Jahre ihre elastische Widerstandskraft verlieren und brüchig werden. Die mögliche Folge: Schlaganfall!

Nach soviel traurigen Tatsachen ein paar Informationen, die Mut machen. Selbst wenn Sie schon Hypertoniker sind, haben Sie beste Chancen, gesund ein hohes Alter zu erreichen. Aber – umsonst ist nichts. Sie müßten schon etwas dafür tun. Schlagen Sie den zwei Vätern des Bluthochdrucks ein Schnippchen, indem Sie beide ausschalten. Streß kommt manchmal auf einen zu, ohne daß man ausweichen kann. Aber – Sie können lernen »streß-stabiler« zu werden, durch das Erlernen von autogenem Training. Aber noch viel wichtiger ist, um Streß wirklich zu bändigen, die Bereitschaft umzudenken. Denn längst ist erwiesen, daß wir uns selbst unter Streß (Druck) setzen, weil wir zu strapaziöse Verpflichtungen eingehen, um übertriebene Wünsche erfüllen zu können.

Und – weil wir tagtäglich Streß konsumieren: auf der Überholspur bei 180 km/h, im Nahverkehr um 17 Uhr, bei der Auseinandersetzung mit Kollegen, beim Streit zu Hause in der Familie.

Ja, sogar ein Freudentaumel über den Sieg der Lieblings-Fußballmannschaft ist schädlicher Streß, ganz zu schweigen von den aufregenden Zitterminuten, bis endlich das Siegtor fiel. All die vielen unbewußten Streßlasten schlagen zu Buche. Das vegetative Nervensystem mit seiner vom menschlichen Verstand nicht beeinflußbaren Motorik wird »aufgedreht« – und Sie sind es dann auch. Ebenso Ihr Blutdruck. Was tun? Auf der einen Seite die vermeidbaren Streßbelastungen bewußt reduzieren. Auf der anderen Seite den unvermeidlichen Streß ausgleichen. Tun Sie etwas für den Parasympathikus, der im Gegensatz zum Sympathikus das vegetative Nervensystem dämpft. Zum Beispiel nicht fernsehen, sondern ein Buch lesen. Abends wieder mit dem Partner schöne Gespräche führen, spazierengehen oder ein ruhiges Restaurant besuchen. Tun Sie genau das, was in der viele tausend Jahre alten Dialektik von Yin und Yang gesagt wird: **Der Mensch muß nach dem Gegensatz-Prinzip leben**. Wenn Sie also tagsüber Hektik und Streß hatten, so sollte der Abend beschaulich verbracht werden. In der Ernährungslehre der Makrobiotik heißt es, daß der Mensch von jenen Nahrungsmitteln am meisten zu sich nehmen soll, die entwicklungsgeschichtlich am weitesten von ihm entfernt sind: Pflanzen, Getreide, Gemüse, Hülsenfrüchte. Und am wenigsten von jenen, die ihm am nächsten sind:

Säugetiere (Fleisch), Vögel (Geflügel), Fische, Krustentiere. Der Mensch sollte sich so naturbelassen wie möglich ernähren.

Und jetzt sind wir schon beim zentralen Thema für den Hypertoniker: Salz und Natrium. Natrium, neben Chlorid Hauptbestandteil des Kochsalzes, gehört zu den gefährlichsten Verursachern der Hypertonie.

Warum die meisten Menschen so viel Salz verwenden, hat ursächlich etwas mit der Mißachtung des zweiten makrobiotischen Gesetzes zu tun. Würden wir nicht alles zerkochen, bliebe das natürliche Aroma unserer Lebensmittel erhalten, und Salz wäre als Geschmacksverstärker nicht nötig. Oder nur in sehr geringen Mengen.

Nur vier Gramm täglich braucht der Mensch, um gesund zu bleiben. Und bereits 8 Gramm genügen, um bei einer gewissen Konditionierung zum Hochdruck ins Risiko zu geraten. Denn

8 Gramm Natrium (20 g Kochsalz) binden bereits einen Liter Wasser im Körper. Bereits die täglich konsumierten unbearbeiteten Lebensmittel (vor allem Fleisch) enthalten rund 3 Gramm Kochsalz, verarbeitete Lebensmittel (Brot, Wurst, Käse) steuern weitere 5 g Kochsalz bei, den Rest besorgen das Kochen und das Nachsalzen im Haushalt. Reich an Natrium sind roher Schweineschinken, Salami, Edelpilzkäse und Limburger Käse, Salzheringe, Tomatenketchup, Sojasauce oder Suppenwürfel für klare Brühe. Selbst Brot und Brötchen enthalten Natrium. Auch zahlreiche Mineralwässer bringen es auf beachtliche Natriummengen, weshalb man die Na-Angabe auf dem Etikett gründlich studieren sollte. Wie ganz zu Anfang gesagt - Bluthochdruck hat zwei Hauptverursacher - zuviel Salz und zuviel Streß. Gegen beide können Sie sich wehren. Streß kann man nicht immer vermeiden, aber man kann durch Entspannung für Ausgleich sorgen. Salzreiche Kost kann man dann nicht vermeiden, wenn man eingeladen ist oder ins Restaurant geht. Aber - Sie können durch die nachfolgenden Rezepte in den folgenden Tagen für Ausgleich sorgen, den Natriumspiegel senken und den Kaliumspiegel leicht anheben. Dies wirkt sich dann positiv auf Ihren Blutdruck aus, und auf Ihre Lebenserwartung. Dies ist ein echtes Wellness-Prinzip.

Dr. Natur

Medizin aus der Natur

Vitamin E zur Steigerung des Gehalts an Thromboxan und Prostazyclin. Beide Stoffe sorgen für einen freien Fluß der Blutplättchen.

1x täglich

Vitamin E

Salat mit Weizenkeimöl (Vitamin E)

2 Fenchelknollen
2 Bund Radieschen
3 EL Weizenkeimöl
300 g Feldsalat
Pfeffer
3 EL Rotweinessig
1 EL Honig
1 Knoblauchzehe
1 Bund Schnittlauch

DR. NATUR

Medizin aus der Natur

Zur Kräftigung des Herzmuskels das B-Vitamin Thiamin.

1x pro Woche

Thiamin

Thiamin-Pokal

100 g Sojasprossen (Thiamin)
50 g Sonnenblumenkerne (Thiamin)
2 Äpfel, in Würfel geschnitten
1 Birne, kleingeschnitten
1 EL Weizenkeimöl
2 EL Zitrone
1 EL Honig
1 Msp Salz

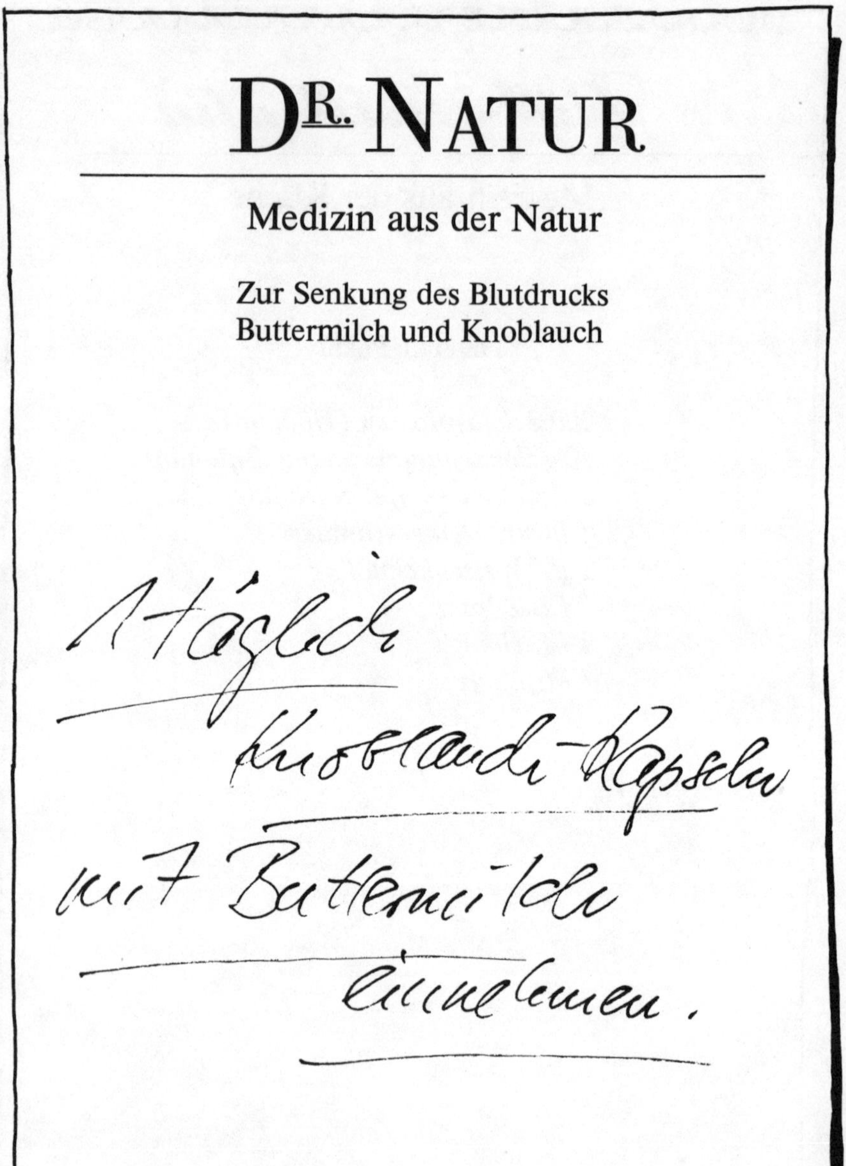
DR. NATUR
Medizin aus der Natur
Zur Senkung des Blutdrucks
Buttermilch und Knoblauch
1 täglich
Knoblauch-Kapseln
mit Buttermilch
einnehmen.

Diät-Assistentin

Medizin aus der Küche

Buttermilch-Flip

1 Glas Buttermilch in eine Schüssel geben. Dazu kleingeschnittene Erdbeeren. 50 g Sesam-Körnchen drüberstreuen und einrühren. 2 EL Zitrone hinzu geben.

Buttermilch-Salat

Chicorée kleinschneiden und in eine Schüssel geben.
Dazu kommen noch:
Mandarinen- oder Orangen-Schnitzel
3 EL Zitrone
1 EL Honig
1 Glas Buttermilch darübergießen

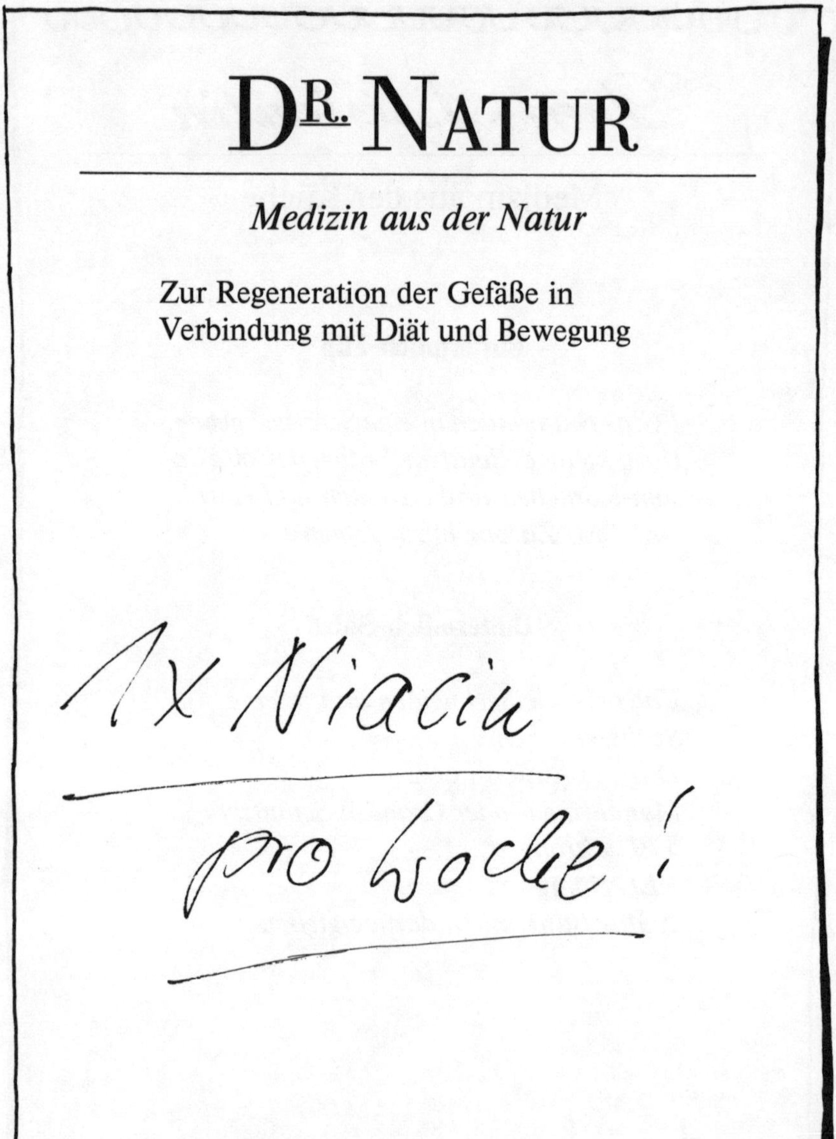
Dr. Natur
Medizin aus der Natur
Zur Regeneration der Gefäße in Verbindung mit Diät und Bewegung
1x Niacin
pro Woche!

Diät-Assistentin

Medizin aus der Küche

Hähnchen Hawaii

80 g Huhn (12,4 % Niacin)
40 g Spargel
40 g Champignons
40 g Ananas
70 g saure Sahne
2 TL Zitronensaft
Pfeffer, Curry, Honig

Huhn, Spargel und Ananas kleinschneiden und mit den übrigen Zutaten in einer Schüssel vermengen.

Wellness bringt uns aus den giftigen Jahren, wenn wir bereit sind zu kämpfen

Blasenentzündung: Achillesferse der Frau?

Während Frauen häufiger zu Blasenentzündungen neigen, müssen Männer im reiferen Alter mit Restharnbildung rechnen. Die kurze weibliche Harnröhre ist schuld daran, daß Frauen zehnmal häufiger an einer Blasenentzündung erkranken als Männer. Krankheitskeime können schnell in die Blase aufsteigen und dort Infektionen auslösen.

Aber woher kommen diese Keime und Bakterien? Ideale Brutstätten dafür sind Toiletten in Gaststätten, Bahnhöfen, also überall, wo viele Menschen eine Toilette frequentieren. Der Hygieneservice ist dort meistens so mies wie das Essen. Was kann man tun, um eine Ansteckung zu vermeiden, wenn man sein dringendes Bedürfnis nicht länger unterdrücken kann? Zum Beispiel auf Reisen immer ein kleines Fläschchen Sagrotan mitnehmen, um dann vor Benutzung die Toilettenbrille zu desinfizieren. Eine kleine Mühe, die viele Wochen Schmerzen und Arztbesuche ersparen kann. Und den Krankenkassen unnütze Kosten. Eine weitere Ursache für Blasenentzündungen bei Frauen kann die Bakterienübertragung beim Geschlechtsverkehr sein: Scheide und Harnröhre liegen dicht nebeneinander. Dies ist ein Aufruf an die Herren der Schöpfung, ihre Liebe zu beweisen, indem sie durch 100%ige Intimhygiene jegliches Risiko von der Partnerin fernhalten.

Daß sowohl die männliche als auch die weibliche Blase auf Unterkühlung und nasse Badeanzüge höchst sensibel reagiert, ist wohl hinlänglich bekannt. Aber Goethe sagte schon ganz richtig:

Der Irrtum wiederholt sich immerfort in der Tat. Deswegen muß man das Wahre unermüdlich in Worten wiederholen. Beziehen wir dies doch gleich auf den Risikofaktor Prostata, mit dem Männer ab 40 rechnen müssen.

Die Prostata bildet den größten Teil der Flüssigkeit, die mit dem Samen ausgestoßen wird. Aus bisher unbekannten Gründen kann sich Bindegewebe in die Drüse einlagern, wodurch die Prostata wächst. Das eigentliche Drüsengewebe wird dabei an die Außenseite gedrängt, während sich das unnütze Bindegewebe um die Harnröhre ansetzt. Dieses wiederum drückt verstärkt auf die Harnröhre. Dadurch wird ein ständiger Reflex zum Wasserlassen provoziert, zugleich aber wird die Harnentleerung immer schwieriger. Es kommt zur schon erwähnten Restharnbildung.

Dies kann zur Folge haben, daß der nicht entleerte Harnrest bakterielle Entzündungen in der Blase verursacht. Diese Beschwerden treten immer wieder auf, so lange man nichts gegen das Prostata-Adenom unternimmt. Die Konsequenz heißt mit ziemlicher Sicherheit Operation, die aufgrund der heutigen, modernen Methoden nicht mehr zur Impotenz führt, aber die gefürchtete Anurie (vollständiges Harnverhalten) verhindert. Verhindern oder Ausgleichen ist ja das Wesen dieses Buches, deshalb möchte ich Ihnen zwei Dinge ans Herz legen: Bei akuten Problemen grundsätzlich zum Arzt zu gehen. Und zweitens in jenen Lebensphasen, wo man sich zwar gesund, aber belastet fühlt, mehr als sonst für die Gesundheit zu tun. Konkret: Ist Ihre Blase jenes Organ, daß sich als physische »Sollbruchstelle« erwiesen hat, dann gilt es auszugleichen: Zum Beispiel durch eine vorübergehende Umstellung der Ernährung, die Ihre Blase nicht reizt, sondern streichelt. Daß scharfe Gewürze fehl am Platz sind, das wissen Sie sicher. Kennen Sie auch die folgenden Rezepte aus dem Arzneischrank der Natur?

Diese werden Ihnen helfen und schmecken.

Dr. Natur

Medizin aus der Natur

Zur Verstärkung der Blasenfunktion bei gleichzeitiger Besserung der entzündlichen Verhältnisse.

1 mal täglich (Woche)

Kürbis
Zwiebeln
Meerrettich
Minze.

Gefüllter Kürbis

1 kleiner Kürbis
1 EL Sesamöl
1/2 Tasse feingehackte Zwiebeln
1/2 Tasse feingehackte Möhren
1/2 Tasse Vollweizenmehl
3/4 Tasse Wasser
1 EL Shoju-Sauce
1 EL geriebener Käse
2 EL Meerrettich
frische Minze, feingehackt

Zwiebeln und Möhren leicht andünsten. Währenddessen das Mehl in der Pfanne mit Öl rösten.

Verrühren Sie das Mehl mit Wasser, der Shoju-Sauce und dem Meerrettich. Gießen Sie dies nun über das leicht angedünstete Gemüse. Jetzt den Kürbis halbieren und aushöhlen. Beide Teile mit Gemüse auffüllen. Im vorgeheizten Ofen die Kürbishälften auf einem gefetteten Untergrund 45 Minuten (200 Grad/Gas Stufe 3) backen.

Nach 30 Minuten Backzeit den Käse darüberstreuen. Vor dem Servieren mit frischer Minze garnieren.

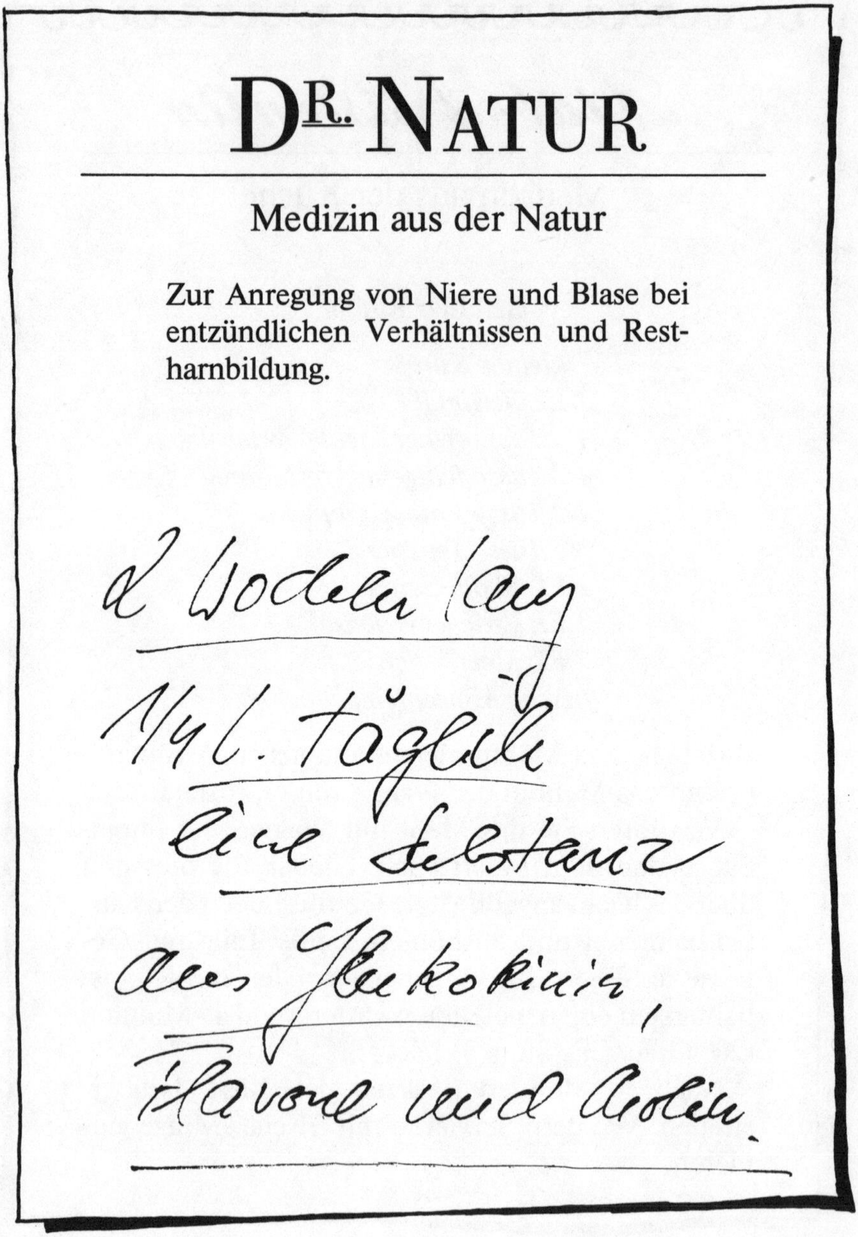
DR. NATUR
Medizin aus der Natur
Zur Anregung von Niere und Blase bei entzündlichen Verhältnissen und Restharnbildung.
2 Wochen lang
1/4 l. täglich
eine Substanz
aus Glukokinin,
Flavone und

Diät-Assistentin

Medizin aus der Küche

1 gehäufter Eßlöffel geschnittene Bohnenschalen mit 1/4 L kaltem Wasser ansetzen und zum Sieden bringen. Dann den Tee 3 bis 7 Minuten kochen lassen.

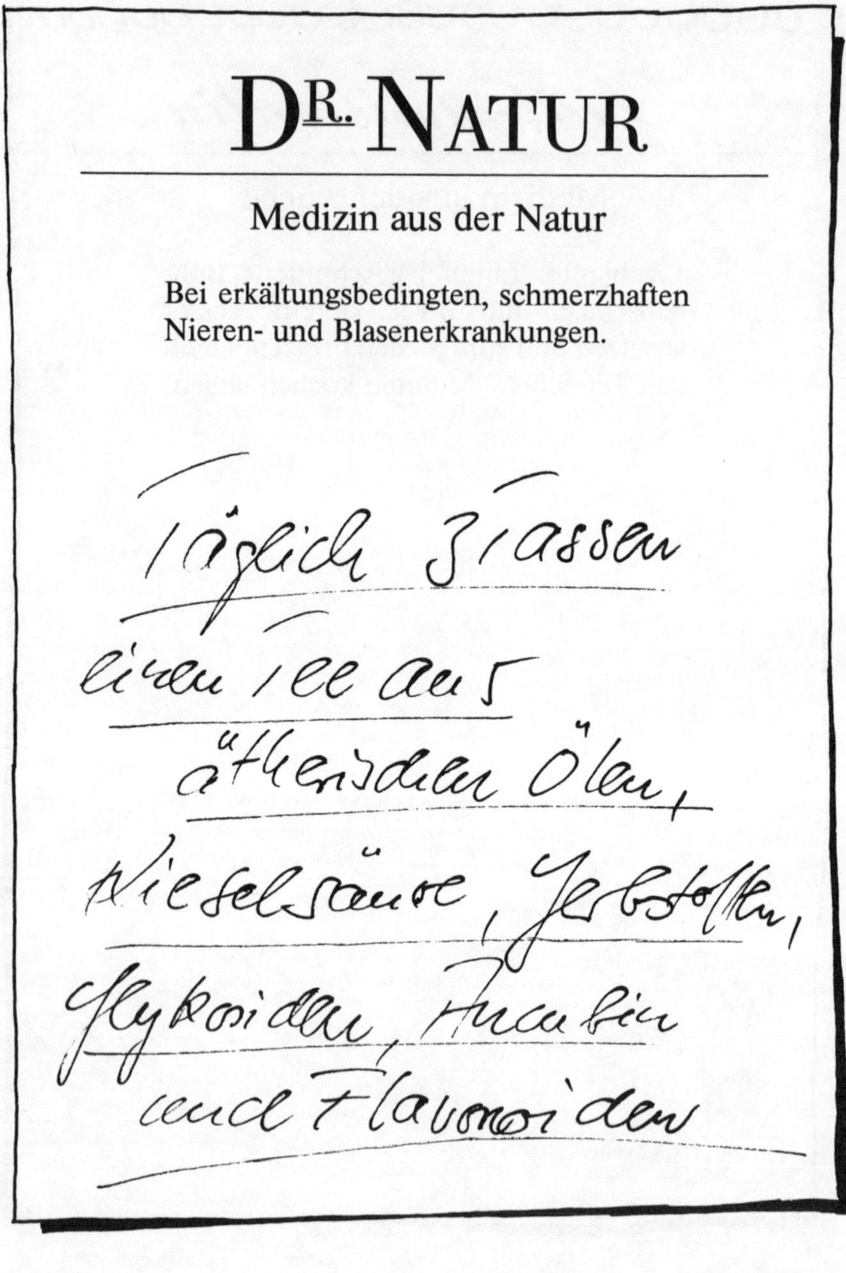
Dr. Natur
Medizin aus der Natur
Bei erkältungsbedingten, schmerzhaften Nieren- und Blasenerkrankungen.
Täglich 3 Tassen
einen Tee aus 5
ätherischen Ölen,
Kieselsäure, Gerbstoffen,
Glykosiden, Aucubin
und Flavonoiden

Diät-Assistentin

Medizin aus der Küche

Labkraut im Kräuterhaus besorgen und wie folgt zubereiten:
2 gehäufte Teelöffel des Krautes mit 1/4 L kaltem Wasser übergießen und zum Sieden bringen, dann 2 Minuten kochen und abkühlen lassen.

Dr. Natur

Medizin aus der Natur

Reduzierung der entzündlichen Verhältnisse einer Harnwegsinfektion.

Antibiotika aus der Natur

3 wöchentliche Zwiebel

Diät-Assistentin

Medizin aus der Küche

Zwiebelsuppe

2 Zwiebeln
10 g Butter
1/4 l Gemüsebrühe
3 EL herber Weißwein
1/2 Lorbeerblatt
1 Prise Vollsalz
1 geröstete Vollkorntoast-Scheibe
1 EL Reibekäse

Die Zwiebeln schälen, in Scheiben schneiden und unter Rühren in heißem Fett andünsten. Gemüsebrühe, Wein und Lorbeerblatt hinzufügen und etwa 20 Minuten kochen lassen. Abschmecken und in eine feuerfeste Suppentasse füllen. Mit der gerösteten Toastscheibe belegen, Reibekäse darüberstreuen und im vorgeheizten Ofen überbacken, bis der Käse eine hellbraune Kruste bildet.

DR. NATUR

Medizin aus der Natur

Bei Unterfunktion der Blase aufgrund falscher Ernährung (zuviel Salz).

3x in der Woche

Rheum Rhabarbarum

(hoher Kalium-Anteil)

Rhabarbercreme

100 g Rhabarber
30 g Fruchtzucker
2 Blatt Gelatine
1/6 l Wasser
1 Eiweiß

Rhabarber putzen, waschen, in Stücke schneiden und weich kochen. Mit Zucker nach Geschmack süßen. Die Gelatine in kaltem Wasser einweichen, herausnehmen und in einem Topf auf dem Herd warm auflösen, durch ein Sieb zum Rhabarberkompott beigeben, abkühlen lassen und dann einige Zeit in den Kühlschrank stellen. Eiweiß zu Schnee schlagen, unter das gelierende Rhabarberkompott geben, kurz kalt stellen und dann genießen.

**Wellness hat nichts mit Askese zu tun,
aber viel mit Lebensfreude
Und noch mehr mit unabhängiger Ehrlichkeit.**

Nierensteine: Eine steinige Bürde

Jedes Jahr bekommen über 70 000 Menschen in der Bundesrepublik einen Nierenstein. Für viele ist das erst der Anfang eines »steinigen Weges«, der mit vielen Schmerzen und Risiken ausgestattet ist. Wenn jemand einen Stein der Emotionen oder einen Streß-Stein bekommt, so ist dies zwar nicht die Ouvertüre für ein chronisches Leiden, aber trotzdem ein Schuß vor den Bug. Dieser Mensch soll darüber nachdenken, daß er seiner Seele und seinem Körper zuviel zumutet. Oder – daß er im Umgang mit seinen Mitmenschen Fehler begeht, die auf ihn zurückkommen. Nach dem Motto: »Wer Wind sät, wird Sturm ernten«. Schlimmer dran sind jene Menschen, die bereits seit Jahren Konkremente in sich tragen, aber eigentlich nie etwas gemerkt haben. Vielleicht hin und wieder mal Gelenkschmerzen. Diese Menschen befinden sich seit vielen Jahren aufgrund falscher Ernährung, von zuviel Alkohol und Zigaretten, tief in der sogenannten Azidose, was soviel wie Übersäuerung heißt. Die Nieren, die ja Ausscheidungsorgane von Abbauprodukten unseres Stoffwechsels sind, dienen außerdem als Regulatoren des Salz- und Wasserhaushalts unseres Körpers und sorgen für das Gleichgewicht zwischen Säuren und Basen.

Wer seine Nieren durch zu viele säurehaltige Lebensmittel überfordert oder durch zu wenig Trinken unterfordert, ist auf dem besten Wege ein Steinkandidat zu werden. Stoffe wie Eiweiß und Zucker werden beim gesunden Menschen vom Körper vollständig verbraucht. Wenn diese im Urin vorkommen, deutet dies auf Funktionsstörungen im Organismus hin. Farbe und Beschaffenheit des Harns bieten wichtige Hinweise auf mögliche Krankheiten der Niere und des Stoffwechsels. Dies kann eine Nierenentzündung ebenso ankündigen wie einen Nierenstein. Wer Glück hatte und von einem abgangsfähigen Stein gesegnet wurde, weiß sofort, was los ist. Denn der häufig damit verbundene Kolikschmerz ist typisch für Nierensteine, die die glatte Muskulatur der Harnröhre reizen und so einen Krampf in der Niere auslösen. Und - was noch gefährlicher ist, einen Harnstau in der Niere. Aus diesem Grunde sollte man sich bei den ersten Anzeichen eines Nierensteinleidens umgehend in urologische Behandlung begeben. Und wenn es Sonntag ist, sollten Sie sich trotz vieler Vorbehalte ins Krankenhaus bringen lassen. Die Kolikschmerzen hält man ohnehin nur begrenzte Zeit aus. Ich selbst habe eine steinige Bürde hinter mich bringen müssen, und jedesmal erschien es mir wie eine Neugeburt, wenn dank einer krampflösenden Spritze der Schmerz nachließ. Ein unbeschreibliches Kontrastgefühl. Herzlichen Glückwunsch, wenn Sie nun auch zum Clan der Steinträger gehören sollten. Sie haben eine aufregende Zeit vor sich. Keine Angst, wenn Sie bereit sind, sich mit dieser schwierigen Lebensphase auseinanderzusetzen, werden Sie sogar weitgehend kolikfrei Ihre Stein-Schwangerschaft überstehen. Und noch eine gute Nachricht: Große Steine, die nicht abgangsfähig sind und früher operiert werden mußten, können heutzutage unblutig durch die Stoßwellen- oder Lasertherapie beseitigt werden. Viel schwieriger ist es, einen Stein, der im Harnleiter sitzt, wieder loszuwerden. Einerseits müssen Sie dafür sorgen, durch falsche Ernährung keine Koliken zu provozieren, und andererseits den Stein ins »Rollen« bringen. Viel trinken (Weißbier, Mineralwasser, schwarzer Johannisbeersaft) und viel Bewegung sind primäre Therapie. Manche Steine lassen sich sogar durch Medikamente auflösen. Uratsteine gehören dazu. Grundsätzlich gilt, egal welchen Stein man hat, in dieser Zeit so wenig Eiweiß wie möglich zu sich zu nehmen, um die Nieren zu entlasten. Folgende Rezepte helfen Ihnen, daß Sie den Stein weitgehend kolikfrei und schnell überstehen.

Dr. Natur

Medizin aus der Natur

Senkung des Cholesteringehaltes im Blut, zurückzuführen auf die steinbedingte Stoffwechselstörung.

3x wöchentlich

Miso-Suppe!

Misosuppe süß-sauer

2 TL Misopaste, Gerste-Soja
1/2 l Wasser
1 TL Honig, flüssig
1 Knoblauchzehe
1 Zwiebel, fein gehackt
1 Möhre, fein gehackt
3 EL gekochten Vollreis
1 Bund feingewiegter Schnittlauch
1 TL Essig

DR. NATUR

Medizin aus der Natur

Den entzündlichen Verhältnissen entgegenwirken und die Stein-Abtreibung forcieren.

1x täglich
Zwiebel,
roh oder gekocht.

Zwiebel-Reis

4 EL Vollkornreis
4 Zwiebeln, fein gehackt
1/2 Salatgurke
1 Knoblauchzehe
1 EL Ahornsirup
Shoju-Sauce
2 EL Meerrettich

Erst wenn der Vollkornreis fast weich ist, Zwiebel, Gurke und Knoblauch hinzugeben. Nach kurzer Garzeit alles zusammen in einem Sieb abtropfen lassen, auf einen Teller geben und mit Meerrettich, Ahornsirup und Shoju-Sauce würzen.

Dr. Natur

Medizin aus der Natur

Zusätzliche Harnkristallierung vermeiden durch alkalisierende Naturstoffe.

3x in der Woche

Sauerkraut.

(Vitamin C, rechtsgedrehte Milchsäure)

Diät-Assistentin

Medizin aus der Küche

Sauerkrautsalat

100 g Sauerkraut
1 Scheibe frische Ananas
20 g Haselnüsse

Frische Ananas in kleinen Stücken dem Sauerkraut beigeben. Haselnüsse fein reiben und darüberstreuen.

Sauerkraut-Terrine

200 g gekochtes Sauerkraut
2 Lorbeerblätter
1 TL Kümmel
3 Äpfel in Schiffchen beigeben
3 ganze Zwiebeln

Auf die Terrine gekochte Kartoffeln legen und servieren.

Dr. Natur

Medizin aus der Natur

Abbau der Harnsäure, um eine Passage für den Harn sicherzustellen, wenn der Stein im Harnleiter steckt.

Täglich 1x Sellerie-Saft.

2x in der Woche

Sellerie-Rohkost.

(Nicht bei akuter Nieren-entzündung)

Sellerie-Rohkost

Eine ganze Sellerieknolle reiben
3 Möhren reiben
3 Äpfel reiben
Den Saft von 4 Zitronen hinzugeben
1 EL Distelöl
1 EL Ahornsirup
3 geriebene Haselnüsse darüberstreuen

Einen schönen Gruß an die CMA, die in ihrer Werbung immer noch so tut, als sei Zucker etwas Gesundes

Die giftigen Jahre gut überstehen Bestimmt nicht mit Verstopfung

In keiner Zeit menschlicher Existenz war die Bedrohung aufgrund von Giften so extrem wie heute. Und sicher wird diese Aussage auch in 10 Jahren noch Gültigkeit haben, inklusive der jährlichen Steigerung in Toxin-Tonnen. Die Gifte aus Luft, Wasser und Nahrung schleichen sich in unseren Körper ein, richten dort Langzeitschäden an, die uns zu einem Volk von Stoffwechselinvaliden machen können. Es ist längst später als fünf vor Zwölf, auch wenn Sie sich noch passabel fühlen. Und wenn es mit der Verdauung nicht klappt, muß eben ein Abführmittel her. Bereits jede dritte Frau in der Bundesrepublik kann nicht mehr ohne. Dies ist in doppeltem Sinne bedenklich. Einmal, weil eine pünktliche und gut funktionierende Verdauung die Voraussetzung für Gesundheit ist. Oder im umgekehrten Sinne die Voraussetzung für Krankheiten wie Krebs, Niereninsuffizienz, Herzinfarkt und Schlaganfall schafft. Wie soll ein Organismus mit Umweltgiften fertig werden, wenn er nicht einmal die tägliche Nahrung problemlos verstoffwechseln kann? Nur wer es schafft, seinen »Verdauungs-Apparat« in Ordnung zu bringen, wird auch die giftigen Jahre ohne Blessuren überstehen. Welche Kardinalfehler in der Lebensführung führen eigentlich zu Verdauungsstörungen?

1. Der Mangel an ballaststoffreicher Kost.
   Weißbrot statt Vollkornbrot. Steaks statt Gemüse.
   Weißer Reis statt Vollkornreis. »Dosenfutter« statt Frischkost.

2. Falsches Timing. Man hat versäumt, den Körper zu einem Rhythmus zu erziehen. Und - man hat zu oft zur falschen Zeit unterdrückt, bloß weil man »Wichtigeres« vorhatte. Es gibt kaum etwas, das wichtiger ist.

3. Wenig Bewegung und langes Sitzen wirken lähmend auf die Darmmuskulatur. Auch Streß spielt eine Rolle, wenn der Speisebrei oft unbewegt und schlecht verdaut im Darm liegt. Und weil dabei auch noch das Wasser entzogen wird, kommt es zu hartem und trockenen Stuhlgang.

4. Der vierte Kardinalfehler basiert auf dem hohen Konsum von Fleisch und Wurst. Durch das Zusammentreffen von UV-Strahlen produziert der Körper dann zu hohe Mengen an Vitamin D, was vor allem im Sommer zutrifft. Vitamin D an sich ist wichtig für unsere Knochen.

5. Nicht zu unterschätzen in bezug auf Verdauungsstörungen ist einerseits der Streß, und andererseits unsere Unfähigkeit für Entspannung zu sorgen. Um eine gute Verdauung haben zu können, muß man sich seelisch darauf einstellen - entspannt sein, und sich ohne Hast darauf einstellen. Geistig-seelische Verkrampfungen übertragen sich immer zuerst auf Magen und Darm.

6. Auch Antibiotika können daran schuld sein, daß bei manchen Menschen die Verdauung völlig aus dem Lot ist. Auf Durchfall folgt Verstopfung. Der Grund: Die Darmflora hat Schaden genommen.

Warum ist eine Verstopfung eigentlich so schädlich? Weil sie eine systematische Vergiftung des Körpers darstellt. Jene Gifte, die eigentlich schon lange mit der Verdauung aus dem Körper ausgeschieden werden sollten, gelangen nun ins Blut. Das ohnehin schon stark geforderte Abwehrsystem bekommt neue Arbeit. Eine Zusatzbelastung, die kaum über einen längeren Zeitraum zu schaffen ist. Ganz zu schweigen von der verstärkten Anfälligkeit für Krebs wird der ganze Mensch in seiner Lebensfreude reduziert. Kopfschmerzen stellen sich ein, Müdigkeit gehört ebenso zum Alltag wie Übellaunigkeit und Depressionen. Verstopfung ist Gift für den ganzen Menschen. Aber mit Abführmitteln treibt man nur den Teufel mit dem Belzebub aus. Im Ausnahmefall, zum Beispiel im Krankheitsfall oder bei hoher Streßbelastung, darf man selbstverständlich ein natürliches Abführmittel nehmen, keines aus der Apotheke, sondern aus dem Reformhaus oder dem Naturkostladen. Auf Dauer würde jedoch eine künstliche Verdauungsstimulanz Probleme bringen. Denn Abführmittel wirken entweder über die Nerven auf die Darmmuskulatur, dann ist eine nervliche Belastung, sind vielleicht sogar Lähmungen zu befürchten. Oder sie binden Flüssigkeit, damit der Stuhl nicht austrocknet. Dann besteht die Gefahr, daß der Körper mit dem Stuhlgang wichtige Salze und Mineralstoffe einbüßt und innerlich vertrocknet. Damit werden schließlich auch die Nerven geschädigt. Daneben können Abführmittel zu schweren Allergien, Lungenentzündung und Hautleiden führen. Selbst Medikamente werden in ihrer Wirkung beeinträchtigt. Es gibt aber auch harmlose Mittel, die lediglich durch Quellstoffe einen natürlichen Reiz auf den Darm ausüben. Aber auch diese Intensivstimulanz brauchen Sie nicht, wenn Sie Ihre Lebensführung wie schon beschrieben ändern und Ihre Verdauung in einen natürlichen Rhythmus bringen. Viele Menschen, die nur noch können, indem sie künstliche Abführmittel nehmen, haben kein Vertrauen mehr in die naturgegebenen Fähigkeiten ihres Körpers. Dies ist fast so etwas wie die Abhängigkeit von einer Droge. Ich möchte speziell diesen vielen tausend Menschen helfen, wieder zur Normalität zurückzukehren, um sich somit eine leidvolle Zukunft zu ersparen. Die folgenden Rezepte sind dazu da, Ihnen den Übergang zu einem Wellness-Lebensstil zu erleichtern. Werfen Sie Ihre Apotheken-Abführmittel ins Klo, und verwenden Sie ab morgen die angebotenen natürlichen Mittel. Besprechen Sie dies aber bitte vorher mit einem aufgeschlossenen Arzt, der Ihnen bei der Rückkehr zur Normalität behilflich ist. Er muß diese sicher nicht ganz problemlose Phase überwachen und notfalls zur Verfügung stehen, wenn Sie länger als drei Tage Umstellungsschwierigkeiten haben. Essen Sie bitte in dieser Phase auf keinen Fall Fleisch, sondern nur Gemüse, Vollkornreis, Kartoffeln, Vollkornbrot, Salate und rohes Gemüse. Trinken Sie jeden Tag 2 Liter Apfelsaftschorle mit Zitrone.

Mehr Bewegung als sonst wird Ihnen auch helfen, endlich ein Mensch zu werden, der das Wort Verdauungsprobleme gar nicht kennt. Fangen Sie bitte mit dem Programm gleich morgen an, denn jeder Tag zählt. Nach gelungener Umstellung sollten Sie sich mit einer neuen Lebensweise auseinandersetzen, die ich mit dem Titel »Länger jung mit Wellness« beschrieben habe. Eine Lebensweise, die so natürlich ist wie das Leben selbst und Ihr langes gesundes Leben fördert. Worauf warten Sie noch?

DR. NATUR

Medizin aus der Natur

Bei Darmträgheit

1x täglich Pektin,

Vitamin C und

Ballaststoffe

Diät-Assistentin

Medizin aus der Küche

Apfel-Müsli

2 Äpfel reiben
2 EL Zitrone
2 Feigen, kleingeschnitten
3 Haselnüsse, gerieben
1 TL Ahornsirup
1 EL Kleie

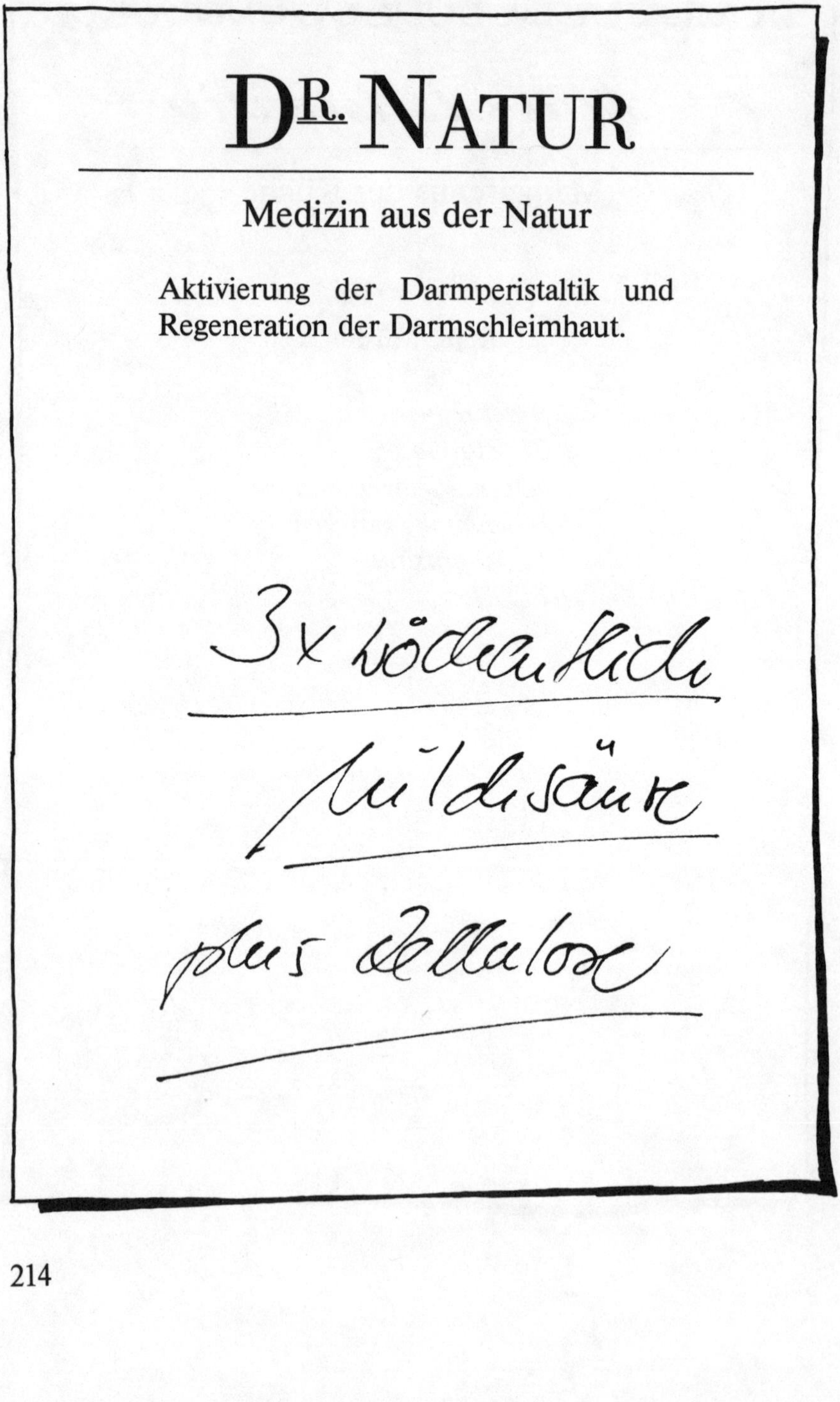
DR. NATUR
Medizin aus der Natur
Aktivierung der Darmperistaltik und Regeneration der Darmschleimhaut.
3x wöchentlich
Milchsäure
plus Zellulose

Diät-Assistentin

Medizin aus der Küche

Sauerkrautsalat

100 g rohes Sauerkraut
3 Scheiben Ananas, kleingeschnitten
4 Haselnüsse, gerieben
1 TL Ahornsirup

Kraut's Favorite

150 g Weißkraut
20 g gekochter Schinken
1 kleine Zwiebel
1/2 Paprikaschote
2 EL Essig
3 EL Wasser
1 EL Öl
Salz, Pfeffer, Kümmel, Honig

Weißkraut hobeln und kurz blanchieren. Anschließend mit der Essig-Öl-Marinade übergießen. Schinken, Paprika und Zwiebel in Würfel schneiden und unter das Weißkraut mischen.

Dr. Natur

Medizin aus der Natur

Aktivierung der Verdauungssäfte

3x pro Woche

Emodin, Vitamin C

und Stärke

Diät-Assistentin

Medizin aus der Küche

Rhabarberkompott

3 Stangen Rhabarber in kleine Stücke schneiden und auf kleiner Hitze garen.

Das abgekühlte Kompott mit folgenden Zutaten verfeinern:

2 EL Zitrone
1 EL Ahornsirup
Haselnüsse, gerieben
1 EL Kirschwasser

DR. NATUR

Medizin aus der Natur

Zur Aktivierung der Verdauungstätigkeit des Darms.

Jeden Morgen
Fruchtsäure,
Mineralstoffe und
Stärke

Zwetschgenmus

Zwetschgenmus im Naturkostladen kaufen, weil es dort zuckerfreies Zwetschgenmus gibt.

Aufs Vollkornbrot streichen und mit Sesamkörnern verfeinern.

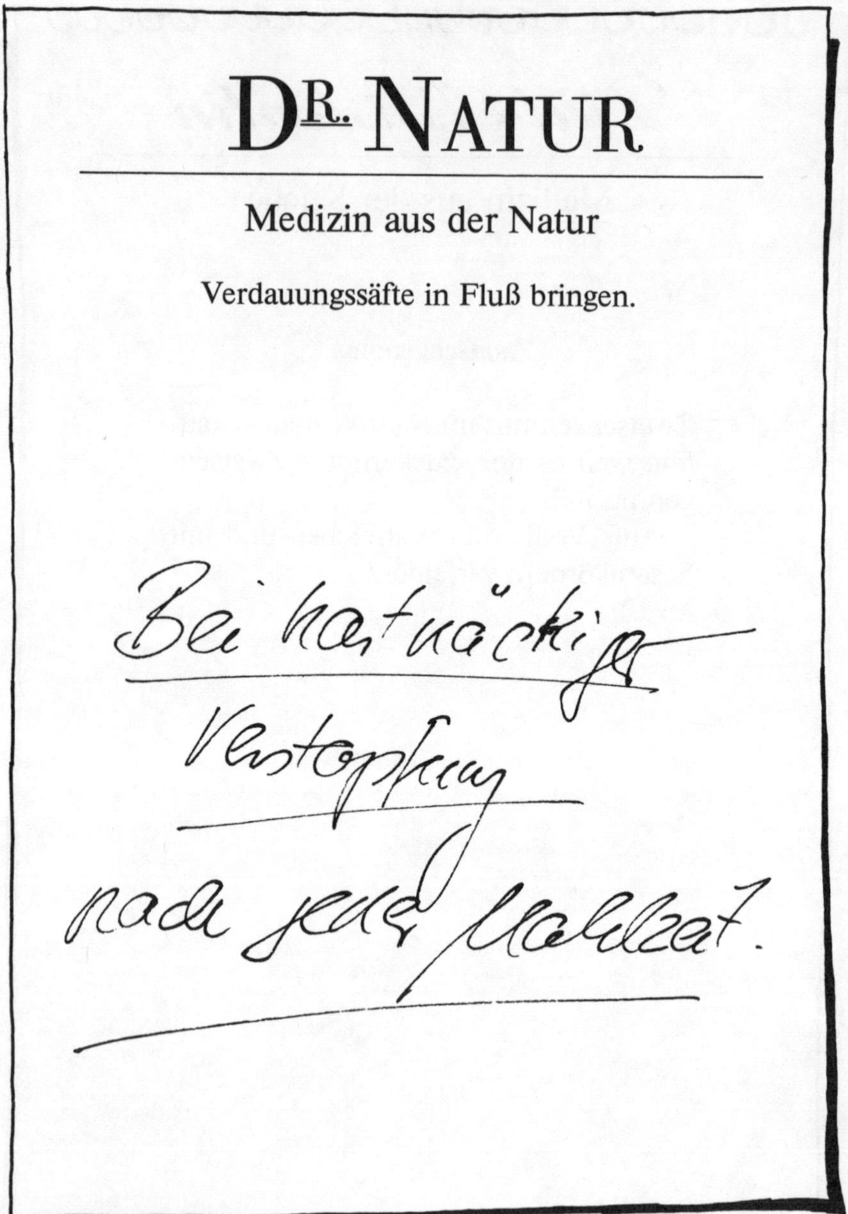
DR. NATUR
Medizin aus der Natur
Verdauungssäfte in Fluß bringen.
Bei hartnäckiger
Verstopfung
nach jeder Mahlzeit.

Diät-Assistentin

Medizin aus der Küche

Verdauungstrank

15 g Chilischoten
mit 100 ml Wein- oder Apfelessig und
12 g Sojasauce verrühren.
Einen Teelöffel davon jeweils nach jeder
Mahlzeit zu sich nehmen.

Wer nicht bald ein Wellness-Fan wird, wird bald sauer werden (Azidose)

Immer mehr Risiken liegen in der Luft Vor allem für die Bronchien

Je mehr man über seinen Körper Bescheid weiß, desto weniger wird man ihn schlecht behandeln. Leider haben zu viele Menschen regelrecht Angst davor, sich mit dem zu beschäftigen, was unter der Haut liegt, nämlich ein faszinierendes System von Organen, Muskeln und Nerven. Nichts, was einem unheimlich sein müßte, denn es sind ja Teile von einem selbst. Man muß all die vielen lebenserhaltenden Systeme in sich lieben lernen, damit man gesund bleiben kann. Aus esoterischer Sicht, weil man nur das bekommt und erhält, was man liebt. Und aus ganz rationaler Betrachtungsweise. Denn wer die inneren Zusammenhänge kennt, wird seinen Körper weniger mißhandeln, als jemand, der nichts über sich weiß und nichts über sich wissen will. Dies ist vergleichbar mit einem Autobesitzer, der nichts davon weiß, daß ein Motor Öl braucht, daß Luft in die Reifen gehört, daß zu hochtouriges Fahren dem Motor schadet, und daß bremsen ohne kuppeln Kardanwelle und Getriebe zerstört. Gesundbleiben hat also viel mit Wissen darüber zu tun, was dem Körper schadet und was ihm guttut.

Thema Bronchien: Wußten Sie, daß die Bronchien so etwas wie der Vorfilter für Ihre Lungen sind. Diese würden nicht lange funktionieren können, wenn sie die ungefilterte und von vielen Schadstoffen durchsetzte Luft pur atmen müßten. Da würde Ihnen bald die Luft wegbleiben.

Deshalb ist der ganze Weg von der Nase bis zu den Lungenbläschen mit einem klebrigen Schleim ausgekleidet, an dem die unreinen Substanzen aus der Luft haften bleiben.

Stellen Sie sich die Innenwände der Bronchien wie eine dichtbewachsene Wiese vor. Millionen feinster Härchen sind ständig in Bewegung. Sie flimmern mit hoher Geschwindigkeit zum Ausgang hin, so daß der Schleim ständig aus den Bronchien herausbefördert wird - und mit ihm die Schadstoffe und Bakterien. Dies funktioniert unter normalen Umständen so perfekt, daß kaum eine Verunreinigung in die Lungenbläschen gelangt. Ausgenommen, der Mensch belastet sich durch das Rauchen. Die Schadstoffe von Zigaretten sind heimtückisch, da sie so leicht sind, daß sie kaum mit den klebrigen Wänden der Bronchien in Berührung kommen. Einerseits wird die Lunge mit dem so schädlichen Teer direkt bombardiert, und andererseits können die Bronchien austrocknen.

Das heißt, der so wichtige Schleimfilm verliert seine Klebrigkeit, so daß Schmutz und Krankheitserreger nicht zurückgehalten werden. Es steigt die Gefahr, an einer Infektion zu erkranken. Eine zusätzlich verhängnisvolle Rolle spielt das Nikotin: Es reduziert die Beweglichkeit der Flimmerhärchen - und der Schleimfluß wird langsamer. Schleimfluß und Krankheiten werden nicht mehr rasch genug aus den Bronchien befördert. Man muß sich zu oft mit einer Entzündung in den Bronchien herumplagen. Es besteht obendrein noch die Gefahr, daß die »Flimmerhärchen-Wiese« löchrig wird. Und dort, wo Flimmerhärchen unwiederbringlich ausgelöscht sind, gerät der Schleim ins Stocken. Und genau das ist der Anfang einer chronischen Bronchitis. Chronische Bronchitis, was ist das schon? Mehr als Sie ahnen.

Im fortgeschrittenen Stadium kann der Betroffene regelrecht ersticken. Denn wenn der Schleim nicht mehr richtig abgehustet werden kann, weiten sich unter dem Druck der Atmung vor allem die feinsten Bronchienästchen, und es wird immer schwieriger, verbrauchte Luft auszuatmen. Wo sie sich aber festgesetzt hat, kann kein Sauerstoff mehr hingelangen. Die Folgen sind zunächst große Müdigkeit infolge mangelnder Sauerstoffversorgung, dann Blähungen, Venenstau in der Lunge und Herzschwäche.

Besonders in einer Zeit, in der die Reinigungslasten durch Umweltgifte für die Bronchien besonders groß sind, sollten Sie »Bronchien-Pflege« betreiben.

Vermeiden ist immer besser als Heilen:

1. Jede Erkältung muß gründlich ausgeheilt werden. Ein Schnupfen darf nicht länger als drei Tage dauern.

2. Achten Sie darauf: Je leichter die scheinbare Erkältung sich zeigt, desto größer ist die Wahrscheinlichkeit, daß es sich um eine chronische Bronchitis handelt.

3. Ihre Arbeits- und Wohnwelt sollte genügend Feuchtigkeit besitzen. Dies gilt vor allem für die Schlafräume.

4. Ab dem fünfunddreißigsten Lebensjahr sollte man sich angewöhnen, im Frühjahr und Herbst regelmäßig eine Bronchienkur mit Inhalationen durchzuführen.

5. Gelegentliche Dampfbäder sollten aus Gründen der Vorbeugung mehrmals im Monat durchgeführt werden. Diese am besten mit Eukalyptus, Kampfer und Menthol anreichern.

6. Wenn möglich einmal im Jahr einen Urlaub am Meer machen, wegen der salzhaltigen Luft.

Folgende Ausgleichsangebote helfen Ihnen, den vielleicht schon fortgeschrittenen chronischen Krankheitsprozeß zu stoppen. Lassen Sie sich aber auf jeden Fall zusätzlich von Ihrem Arzt untersuchen und beraten. Wie schon beschrieben – eine chronische Bronchitis kann Ihnen die Luft zum Leben nehmen.

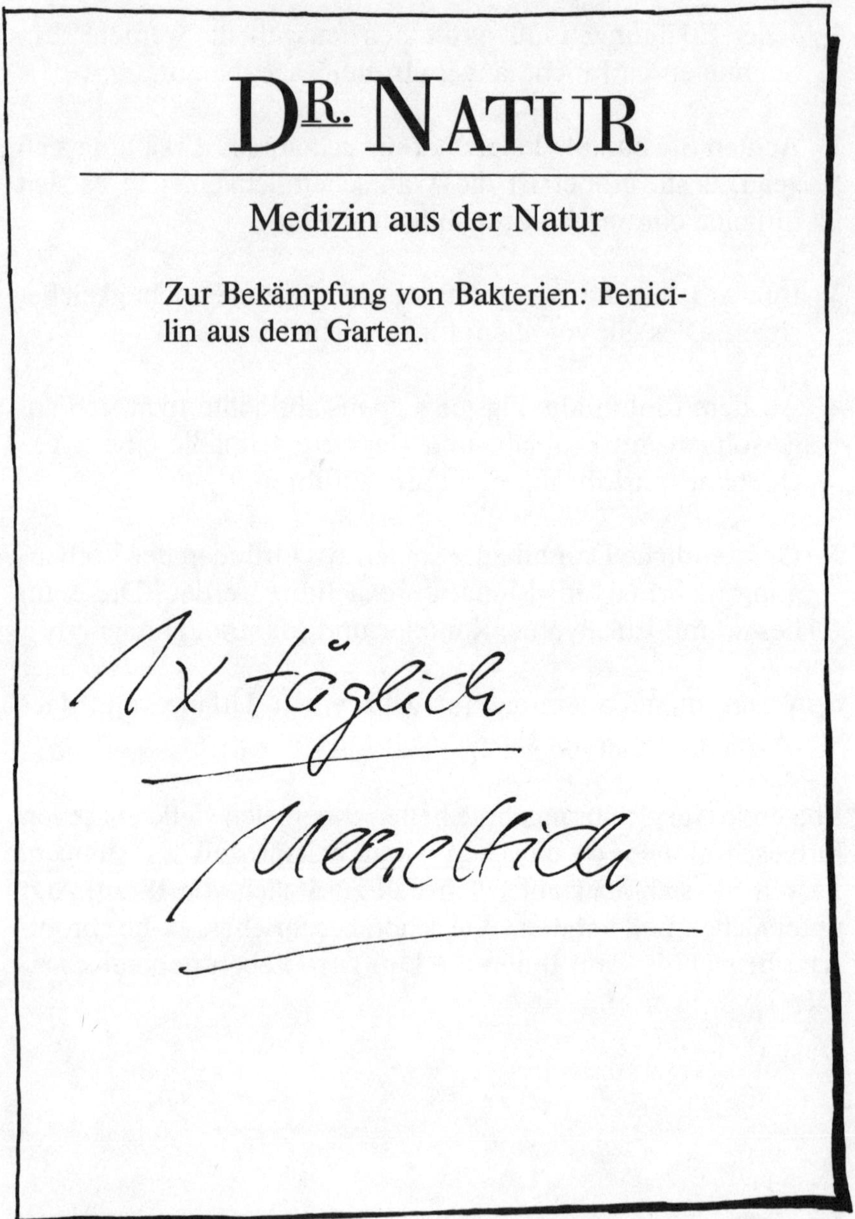
Dr. Natur
Medizin aus der Natur
Zur Bekämpfung von Bakterien: Penicilin aus dem Garten.
1x täglich

Diät-Assistentin

Medizin aus der Küche

Meerrettich-Brot

Eine Scheibe Vollkornbrot mit Butter bestreichen, mit Gurken- oder Tomatenscheiben belegen. Obendrauf reichlich frischen Meerrettich geben.

Meerrettich-Reis

4 EL Vollkornreis
1 EL Honig
1 EL Essig
1 Knoblauchzehe
Blumenkohl
1 EL Meerrettich
2 EL Shoju-Sauce

Gemüse im Reiswasser mitdünsten, wenn der Reis fast gar ist. Am Schluß erst würzen.

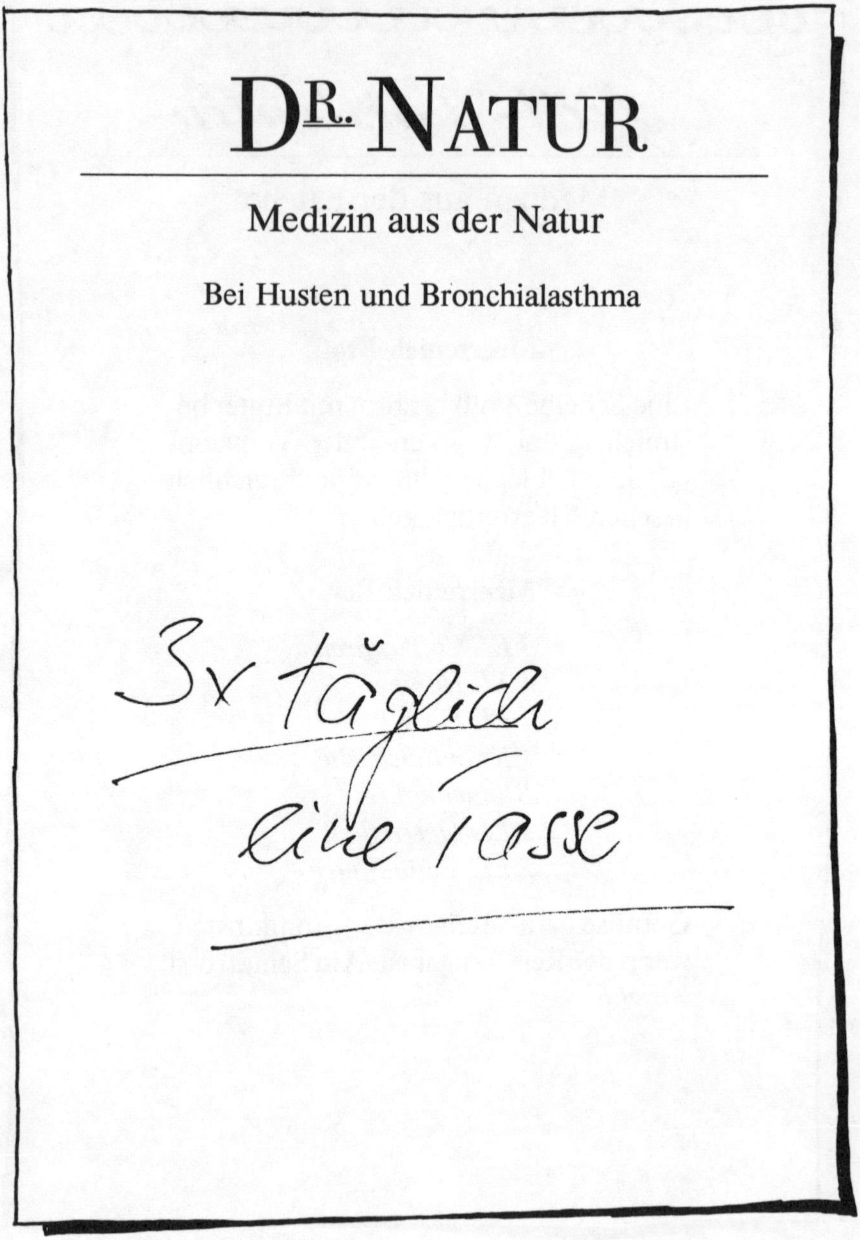
DR. NATUR
Medizin aus der Natur
Bei Husten und Bronchialasthma
3 x täglich
eine Tasse

Diät-Assistentin

Medizin aus der Küche

Kiefernharzmilch

1 Tropfen Lavendelöl
1 EL Honig
1 TL Sternkiefernharz

Die Zutaten in einer Tasse warmer Milch auflösen.

Dr. Natur

Medizin aus der Natur

Zum Schutz der Atemwege vor Infektionen.

Täglich einmal

Vitamin A

(Retinol)

Diät-Assistentin

Medizin aus der Küche

Karottenflip

1/4 l Karottensaft
2 Zitronen
2 EL Honig
Brunnenkresse obendrauf

Karottenrohkost

3 Karotten fein raspeln
2 Zitronen
2 Äpfel fein raspeln
4 Haselnüsse hineinreiben
3 Kiwis in Scheibchen dazugeben
1 Schuß Kirschwasser

Dr. Natur

Medizin aus der Natur

Zur Förderung der Schleimbildung

Brunnen-Kresse

in den Salat.

Brunnenkressesalat

1 Salatgurke in Scheiben schneiden
1 Avocado in Würfel schneiden
Tomaten in Scheiben schneiden
Zwiebelringe hinzugeben
1 Knoblauchzehe
3 EL Meerrettich
1 Bund Brunnenkresse
Distelöl
Obstessig
2 EL scharfer Senf

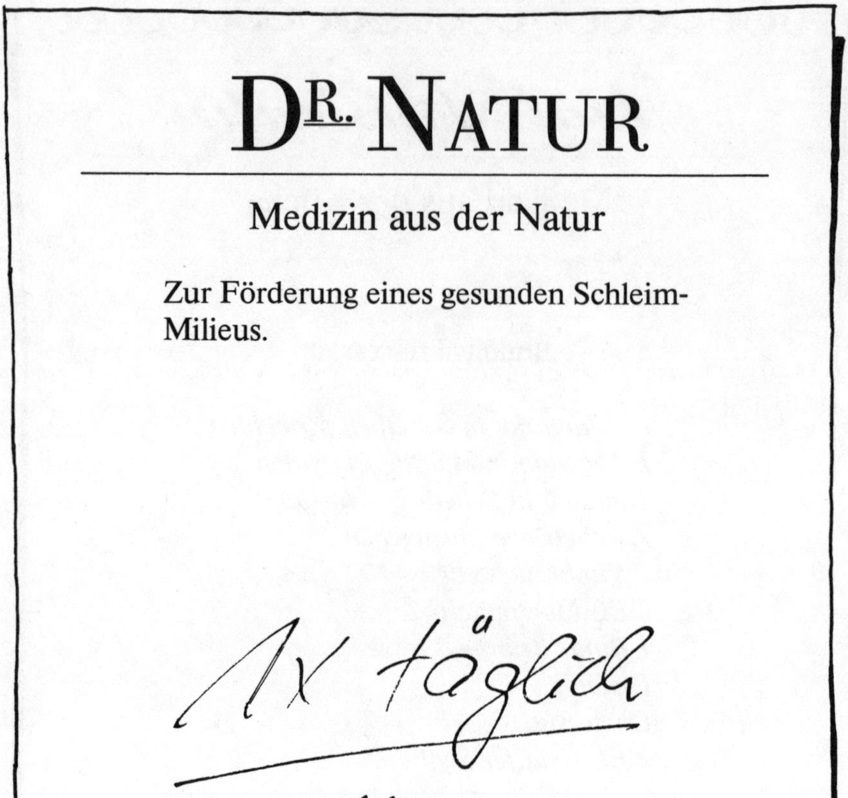
DR. NATUR
Medizin aus der Natur
Zur Förderung eines gesunden Schleim-Milieus.
1x täglich
Honig

Diät-Assistentin

Medizin aus der Küche

Honig-Milch

1 Glas warme Milch
2 EL Honig
2 Zitronen
2 EL Sesamkörner

Honig-Müsli

Haferflocken
1 Banane
Nüsse
3 EL flüssiger Honig
Milch
1 Orange, kleingeschnitten
1 Kiwi in Scheiben

In kranker Umwelt gesund bleiben

Abwehrschwäche - frühe Altersschwäche?

Ein Risiko, das vor allem ab dem 40. Lebensjahr akut wird. Zum Beispiel das Nachlassen der Abwehrkräfte. Dies äußert sich zum Beispiel auf ganz paradoxe Weise. Man wird immer seltener krank. Es scheint so, als wäre man gegen Infektionen und Erkältungen gcfeit. Kein Fieber mehr, das einen zur Bettruhe zwingt, kein starkes Krankheitsgefühl mehr. Dem gilt es mit Mißtrauen zu begegnen, vor allem wenn man stärker unter dem Wetter leidet, und wenn sich auf dem Handrücken Warzen und Altersflecken bilden. Und - wenn man zu oft grundlos müde und abgeschlagen ist. Dies kann darauf hinweisen, daß man gesundheitlich stärker denn je im Risiko lebt - in einer Grauzone zwischen akuter Erkrankung und chronischem Leiden.

Denn bei einer Erkältungskrankheit mit Fieber und Entzündungen beweist der Körper, daß er wohl in der Lage ist, die ganze »Power« seiner Abwehrkraft dagegenzusetzen. Bei chronischem Leiden bäumt er sich nicht mehr auf. Er duldet Krankheitserreger und nimmt hin, daß sich in ihm Wasseransammlungen und Schlacken bilden, und - daß Zellen entarten (Krebs). Wenn es schon einmal so weit gekommen ist, dann hat das intelligente Abwehrsystem des Menschen seine Schlagkraft verloren, die sich selbstanpassende Abwehrprogrammierung. Die »Schule« für diese Programmierung ist die Thymusdrüse. Sie macht aus den weißen Blutkörperchen (Lymphozyten) die Killerzellen. Die ca. 4 Tage andauernde Programmierung wählt nur die stärksten Kandidaten aus und bringt ihnen bei, was feindlich ist, was krank macht, aber auch was gesund ist. Dies erfolgt immer wieder aufs neue, wenn der Mensch mit einer Krankheit konfrontiert wird, die er noch nicht hatte. Kommt der T-Lymphozyt zum Einsatz, so bewegt er sich vollkommen selbständig durch den Körper – und das auf millionenfache Weise. In jedem Blutstropfen stecken etwa 3000 Lymphozyten. Stößt so ein Lymphozyt auf etwas, das vernichtet werden muß, dann vervielfältigt er sich durch Teilung genau bis zu der Zahl, die ausreicht, die Gefahr zu bannen. Jedes bei dieser Teilung neu entstandene Blutkörperchen besitzt das ganze Wissen des ursprünglichen. Eine erneute Schulung ist also nicht mehr notwendig. Dieses phantastische, intelligente Abwehrsystem hat aber auch eine Schwachstelle: Je hektischer sich die Lymphozyten teilen müssen, desto größer ist die Gefahr, daß es bei einer solchen Zellteilung zu einem Fehler kommt. Und jeder Fehler wird millionenfach weitergegeben. Jetzt muß die Programmierschule Thymusdrüse wieder aktiv werden und neue T-Lymphozyten produzieren. Leider ist dieses so wichtige Organ durch Streß bei vielen Menschen schon so geschrumpft und geschwächt, daß es nicht mehr zu voller Leistung fähig ist. Um dann den Zerfall der Abwehrkräfte zu vermeiden, kommt es darauf an, jede noch so kleine Krankheit auszuheilen. Streß sollte auch vermieden werden, weil bei Streß der Körper die Abwehr ausschaltet, um andere Leistungsbereiche (Muskeln, Reaktion) zu forcieren. Bitte aber Krankheiten nicht gleich mit Antibiotika bombardieren, sofern es sich vermeiden läßt. Denn jede Krankheit, die über Naturheilmittel mit ausreichend Ruhe und eventuell Fieber durchgestanden wird, stärkt die Abwehrkräfte. Das Beste, was man für eine starke Immunabwehr tun kann, sind folgende Punkte:

1. Ernährung nach der Wellness-Formel
2. Streß vermeiden, wo es geht
3. Mit Thymusextrakten die Thymusdrüse anregen
4. Jede Krankheit ernst nehmen, aber keine Angst davor haben (Und dann aus Angst mit Kanonen [Antibiotika] nach Spatzen schießen.)
5. Alkohol und Nikotin möglichst meiden
6. Geist, Körper und Seele Ruhepausen gönnen

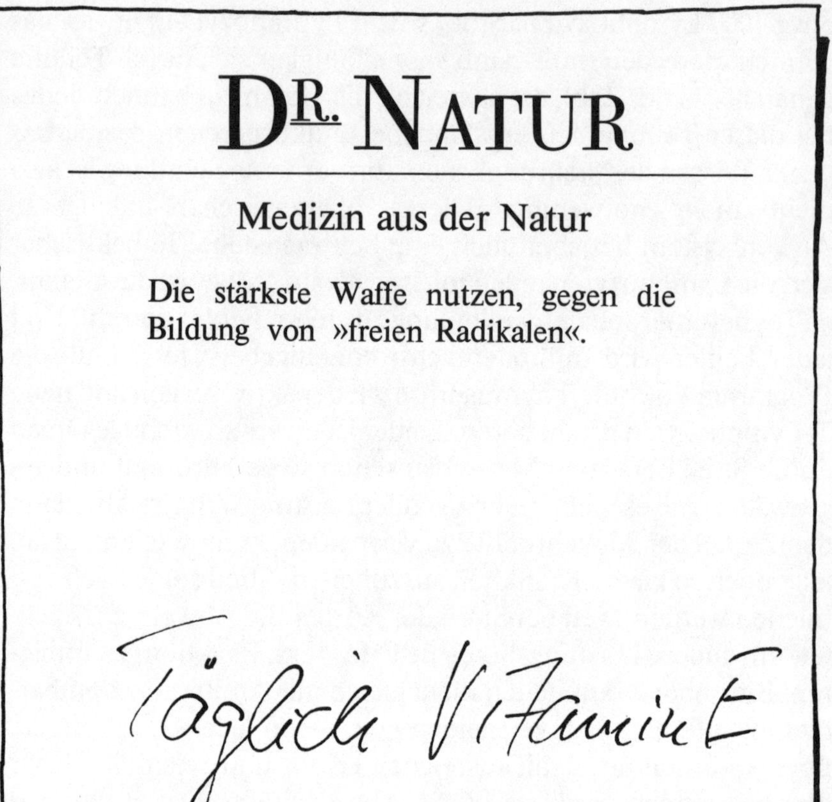
Dr. Natur
Medizin aus der Natur
Die stärkste Waffe nutzen, gegen die Bildung von »freien Radikalen«.
Täglich Vitamin E
(ein Antioxydantium)

Diät-Assistentin

Medizin aus der Küche

Weizenkeim-Cocktail

4 EL Weizenkeime
4 EL Haferflocken
1/4 l Kefir
1 EL Honig

Mandarinen, Orangen- oder Kiwischnitzel hinzugeben.

Brokkoli-Reis

1 Tasse Naturreis
1 Trieb Brokkoli
1 TL Meerrettich
1 Knoblauchzehe
1 TL Honig
1 TL Essig

Dr. Natur

Medizin aus der Natur

Zum Schutz der Zellmembranen, vor allem gegen Ozonschäden. Verursacht durch Luftverschmutzung und ultraviolette Sonenstrahlen.

3x in der Woche

PABS

Diät-Assistentin

Medizin aus der Küche

Linsen-Provence

2 Tassen Linsen mit 2 Zwiebeln köcheln, bis sie gequollen sind. Die bereits gekochten Kartoffeln in Scheiben geschnitten dazugeben. Würzen mit: 1 TL Kräuter der Provence, 1 EL Rotweinessig, 2 Knoblauchzehen, 1 Msp. Meersalz.

Nach langem Sonnenbad alkoholfreies Weizenbier trinken, weil Bierhefe viel PABS enthält. PABS gleicht Bestrahlungsschäden durch die Sonne aus.

Dr. Natur

Medizin aus der Natur

Zur Reduktion der Risiken, die bedingt sind durch die zunehmende Umweltverschmutzung.

Täglich 1x

Carotin

(ein Antioxydans)

Diät-Assistentin

Medizin aus der Küche

Immun-Shake

1/8 l Karottensaft
1 TL Brennesselsaft
2 TL Zitronensaft
1 Spritzer Shoju-Sauce
1 TL Majoran, fein gehackt

Rekonvaleszens-Drink

1/8 l Sojamilch
2 EL Karottensaft
1 EL Spinatsaft
1 EL Bierhefe
1 Msp. Meersalz
1/2 TL Honig

DR. NATUR

Medizin aus der Natur

Stärkung der Thymus-Drüse (jene Drüse, die die Killerzellen erzeugt).

3x wöchentlich

Vitamin B6

(Pyridoxin)

Diät-Assistentin

Medizin aus der Küche

Bananen-Müsli (B6)

2 Bananen kleinschneiden und in eine Schüssel mit Haferflocken geben. Dazu 2 Kiwi in Scheiben, geraspelte Nüsse und Sesamkörner hinzugeben. Unter Flüssigkeit setzen mit Apfelsaft und dem Saft frisch ausgepreßter Zitronen. 1 Glas Apfelsaft und 1 TL Ahornsirup.

Shoju-Huhn

2 Tassen Vollkornreis
1/2 Huhn
2 Zwiebeln
2 Knoblauchzehen
1 Msp. Thymian
3 EL Shoju-Sauce
1 EL Honig

Den gekochten Vollkornreis mit den gedünsteten Hühnerstückchen vermengen, Zwiebeln und Knoblauch feingehackt roh hinzugeben und dann mit Thymian, Shoju-Sauce, Honig würzen.

Dr. Natur

Medizin aus der Natur

Zur Verminderung der Reduktion von weißen Blutkörperchen (Lymphozyten) bei Streß.

2x in der Woche

das Anti-Stress-

Vitamin

Pantothensäure

Diät-Assistentin

Medizin aus der Küche

Brokkolisalat

Rohe Brokkolitriebe in kleine Stücke schneiden, 100 g rohe Champignons dazugeben. 1 Apfel in kleine Stücke schneiden und mit Brokkoli und Champignons vermischen.
Die Salatsauce:
1 EL Senf mit reichlich Zitronensaft (4 Zitronen) vermengen, verfeinern mit einer Knoblauchzehe, 1 EL Meerrettich, 2 EL Distelöl, 1 TL Honig.

Brokkoli-Huhn-Salat

Das gleiche Rezept wie oben, aber mit kleinen Stücken eines gedünsteten Huhns und einer Scheibe Vollkornbrot – und eine vollwertige Mittagsmahlzeit ist fertig.

Die Wellness-Diät
In 8 Tagen um 8 Pfund leichter

Muskelgewebe aufbauen – Fett abbauen

Dies ist ein Diätprogramm, mit dem Sie vier Ziele erreichen können.

1. **Schlanker werden auf schonende Weise**

2. **Ihre Verdauung zu gut funktionierender Pünktlichkeit erziehen**

3. **Einen attraktiven Körper bekommen, durch straffere Muskeln**

4. **Eine bessere Kondition bekommen**

Wie ist so etwas möglich?

1. Kohlenhydrat-forcierte Ernährung

Der Ernährungswissenschaftler Dr. Haas hat dies sehr anschaulich erklärt. »Im Feuer der Kohlenhydrate« verbrennt das Fett. Und zwar deshalb, weil der Citratzyklus Fett nur dann am wirksamsten und saubersten verbrennen kann, wenn Sie sich bewegen und vorher genügend Kohlenhydrate zu sich genommen haben. Dabei gilt es aber zu unterscheiden: Kohlenhydrat ist nicht gleich Kohlenhydrat. Die besten Kohlenhydrate stecken in Haferflocken, Getreide-Müsli, Vollkornbrot, Kartoffeln und Naturreis.

Diese Form von Kohlenhydraten nennt man Polysaccharide, weil sie Mehrfach-Stärke enthalten und auf dosierte, langzeitliche Weise Energie erzeugen. Im Gegensatz zu den Monosacchariden wie Zucker und Weißmehl-Gebäck, die im Körper einen ruckartigen Anstieg des Blutzuckers herbeiführen. Wer häufig auf diese Weise seine Bauchspeicheldrüse belastet, ist im Diabetesrisiko.

Also bitte bei Kohlenhydraten streng unterscheiden: Vollkorn, Banane, Haferflocken und Naturreis: Ja.

Zucker und Gebäck: Nein (oder selten).

Ein weiterer Vorteil der Polysaccharide: Gleichbleibende Energiezufuhr auf längere Zeit.

Monosaccharide hingegen vermehren das Triglycerid im Blut, was einerseits die Leistung mindert, und andererseits Herz und Gefäßerkrankungen fördert.

Darüber hinaus vermehren Monosaccharide die Cholesterinmenge im Blut und treiben den Harnsäurespiegel nach oben.

Warum helfen Kohlenhydrate das Fett zu verbrennen, verschonen aber gleichzeitig das Eiweiß?

Das ist das Besondere an dieser Diät, daß Sie während der Zeit Ihrer Gewichtsabnahme kein Muskelgewebe verlieren, sondern sogar aufbauen können. In dem Moment, wo Sie weniger essen, hält sich Ihr Körper an die Reserven, er beginnt sich selbst aufzuessen. So versorgt er den Citratzyklus mit dem Brennstoff, der nötig ist, um ATP zu produzieren. ATP ist ein besonders energiereiches Molekül, ohne das wir nicht leben können.

In Verbindung mit hochwertigen Kohlenhydraten unterstützt es vor allem die Fettverbrennung und schont das Muskelgewebe.

2. Aktivierung der Verdauung durch gesunde Ballaststoffe in der Ernährung.

Verdauungsprobleme führen nicht nur zur inneren Vergiftung, sondern auch zu einer inneren Verschlackung. Mit dieser Diät, die in gewissen Bereichen zum festen Bestandteil Ihrer Ernährung werden sollte, sorgen Sie gleichzeitig für Gesundheit von innen: Entlastung und Befreiung der Stoffwechselorgane und der Zellmembranen. Äpfel, Birnen, Bananen und Beerenfrüchte sind wichtige Lieferanten eines Ballaststoffes, der Pektin heißt. Die meisten Ballaststoffe sind jedoch in den Getreideprodukten enthalten. An erster Stelle steht das Roggenvollkornbrot und das Vollkorn-Knäckebrot.

3. Bewegung zur Aktivierung des Stoffwechsels und zum Aufbau von Muskeln und Fitneß.

Wie schon erklärt, aktiviert Bewegung den Stoffwechsel, was in Verbindung mit Kohlenhydraten zu einer intensiveren Verbrennung von Fett führt. Aus diesem Grund funktioniert die Wellness-Diät nur in Verbindung mit den folgenden Übungen und Bewegungsprogrammen. Abnehmen und gleichzeitig Muskulatur und Fitneß aufbauen ist doch eine einmalig positive Idee. Eine Idee, die jeder sofort in die Tat umsetzen kann.

4. Noch eine gute Nachricht: Kalorienzählen können Sie vergessen.

Dies ist die erste Diät, die aus einem guten Essen kein Rechenexempel macht.

Solange Sie sich grundsätzlich an die Empfehlungen halten und das Sportprogramm nicht vergessen, kann Ihnen eine Kartoffel mehr oder weniger nichts anhaben.

1. Tag Wellness-Diät

Frühstück:	Tee oder Kaffee 1 Glas Orangensaft 1 Banane 1 Scheibe Vollkornbrot mit Butter und Honig
10 Uhr:	1/2 Liter Apfelsaftschorle
11 Uhr:	15 Kniebeugen
Mittagessen:	**Reis sweet sour** *25 g Vollkornreis* *3 Paprikaschoten* *1 Pfefferschote* *1 Zwiebel* *1 EL Kapern* *1 EL Essig* *1 EL Honig*
14 Uhr:	15 Kniebeugen
17 Uhr:	1/2 Liter Mineralwasser
Abendessen:	**Spaghetti** *Tomatensauce* *mit ganzen Tomaten* *Basilikum* *Knoblauch* *Champignons*
20 Uhr:	**Kleines Sportprogramm** 1/2 Stunde laufen (Puls nicht über 130) oder: 1 Stunde Tennis, Squash oder 1/2 Stunde schwimmen.

2. Tag Wellness-Diät

Frühstück:
Tee oder Kaffee
1 Glas Sauerkrautsaft
1 Banane
2 Vollkornsemmeln
mit Butter und Honig

10 Uhr: 1/2 Liter Apfelsaftschorle

11 Uhr: 15 Kniebeugen

Mittagessen: **Reis mit Huhn**

1/2 Brathähnchen
Haut ablösen, und das Fleisch in kleinen Stücken dem gekochten Vollkornreis zugeben.
Kiwi in Scheiben und 5 kleingeschnittene Schalotten hineingeben.
Würzen mit 3 EL Ahornsirup
1 EL Essig
3 EL Sojasauce

14 Uhr: 15 Kniebeugen

17 Uhr: 1/2 Liter Mineralwasser

Abendessen: **Delikater Löwenzahnsalat**

100 g Löwenzahnsalat
100 g Löwenzahnblätter
2 kleine Tomaten
1 EL Essig, Salz, Pfeffer
1 TL Öl
25 g Lachsschinken (in Streifen schneiden)
1 hartgekochtes Ei
1 Roggentoast

20 Uhr: **Kleines Sportprogramm:**

Folgende Übung 10mal hintereinander durchführen

Für den Bauch: Auf den Rücken legen, mit gestreckten Armen abstützen und nun mit dem Po so weit hochkommen, daß die Knie fast das Gesicht berühren.

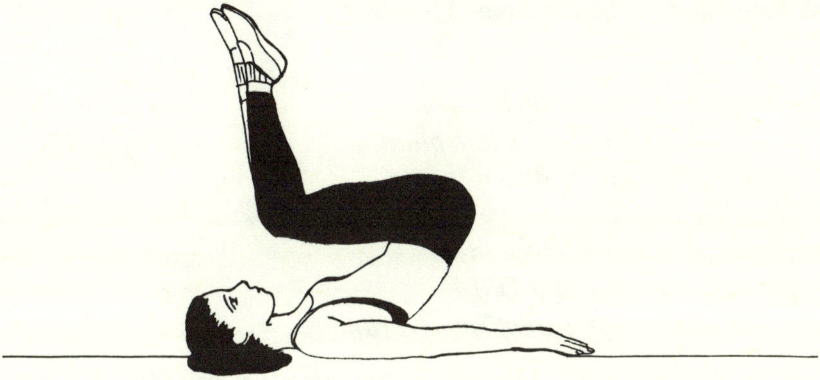

3. Tag Wellness-Diät

Frühstück: Blutreinigungstee
1 Glas Zitronensaft
Haferflockenmüsli mit Milch
und Erdbeeren

10 Uhr: 1/2 Liter Apfelsaftschorle

11 Uhr: 15 Kniebeugen

Mittagessen: **Gedünstetes Fischfilet**

200 g Seelachs
Saft einer Zitrone
frischer Blattspinat
1 TL Butter
Pfeffer
3 Kartoffeln
1 Bund Dill
1/8 l Gemüsehefebrühe

Fisch säubern, trockentupfen, mit Zitrone beträufeln und salzen. Brühe aufkochen und den Fisch 15 Minuten darin ziehen lassen. Spinat im heißen Fett bei milder Hitze garen, würzen.

14 Uhr: 15 Kniebeugen

17 Uhr: 1/2 Liter Mineralwasser

Abendessen: Vollkornbrot mit gekörntem Frischkäse, Radieschen, Schnittlauch und zum Abschluß ein Apfel.

20 Uhr: **Kleines Sportprogramm**
1/2 Stunde laufen (Puls nicht über 130)
oder: 1 Stunde Tennis, Squash oder
1/2 Stunde schwimmen.

4. Tag Wellness-Diät

Frühstück:	Tee oder Kaffee 1 Glas Orangensaft 1 Ei 1 Scheibe Vollkornbrot mit Butter und Honig
10 Uhr:	1/2 Liter Apfelsaftschorle
11 Uhr:	15 Kniebeugen
Mittagessen:	**Blumenkohl-Kartoffel-Auflauf**

250 g Blumenkohl
150 g Kartoffeln
Salzersatz
1 Scheibe Katenschinken (50 g)
1 TL Butter
Muskatnuß
1 EL geriebener Emmentaler
3 Zweige Thymian

Blumenkohl in Röschen teilen und waschen. Die geschälten Kartoffeln in Scheiben schneiden. Beides 10 Minuten in kochendem Salzwasser garen. Vom Schinken den Fettrand entfernen, in Streifen schneiden und zusammen mit Kartoffeln und Blumenkohl in eine gefettete Auflaufform schichten. Mit Muskatnuß herzhaft würzen und mit Emmentaler und Thymian bestreuen. Im Backofen bei 200 Grad/Gas Stufe 3 ca. 15 Min. goldgelb überbacken.

14 Uhr: 15 Kniebeugen

17 Uhr:	1/2 Liter Mineralwasser
Abendessen:	Avocado mit Vollkornbrot und Shrimps
20 Uhr:	**Kleines Sportprogramm**

Folgende Übung 20 mal durchführen.
Für die Taille: Mit weit gespreizten Beinen auf den Boden setzen und mit der rechten Hand den linken Fuß packen. 30 Sekunden halten und wechseln. Aber Vorsicht: Nicht überdehnen!

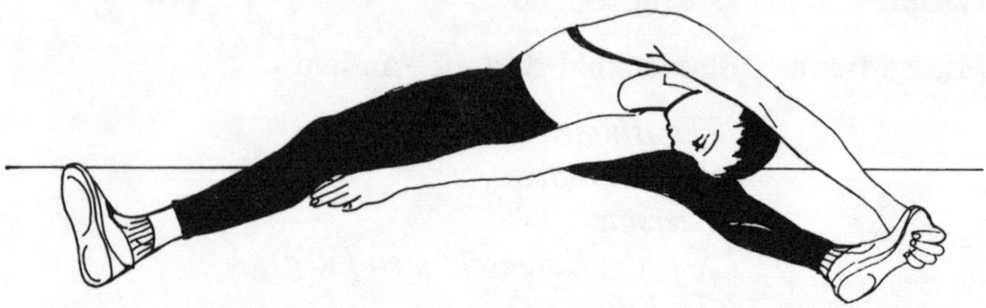

5. Tag Wellness-Diät

Frühstück: Blutreinigungstee
1 Glas Grapefruitsaft
1 Banane
1 Scheibe Vollkorntoast
mit Butter und zuckerfreier Konfitüre

10 Uhr: 1/2 Liter Apfelsaftschorle

11 Uhr: 15 Kniebeugen

Mittagessen: **Ananas-Reis**

25 g Vollkornreis
1 Ananasscheibe
3 Stangen Lauch
1 Tomate
1 EL Meerrettich
3 EL Sojasauce

14 Uhr: 15 Kniebeugen

17 Uhr: 1/2 Liter Mineralwasser

Abendessen: **Currysalat**

1/2 Salatgurke
2 Scheiben Putenbrust
50 g Mais
1 Tomate
1/2 Becher Magermilchjoghurt
Curry, 1 TL Kokosraspel
1 Scheibe Vollkornbrot

20 Uhr: **Kleines Sportprogramm**
1/2 Stunde laufen (Puls nicht über 130)
oder: 1 Stunde Tennis, Squash oder 1/2 Stunde schwimmen.

6. Tag Wellness-Diät

Frühstück:	Kaffee oder Tee 1 Glas Orangensaft Müsli mit Kefir, Kiwi mit einem TL Honig
10 Uhr:	1/2 Liter Apfelsaftschorle
11 Uhr:	15 Kniebeugen
Mittagessen:	**Rindsteak** mit Kartoffeln und Salat
14 Uhr:	15 Kniebeugen
17 Uhr:	1/2 Liter Mineralwasser
Abendessen:	**Kartoffelpuffer** mit Apfelmus (mit Sonnenblumenöl backen)
20 Uhr:	**Kleines Sport-Programm** Folgende Übung 10mal durchführen. Für die Taille: Den rechten Fuß nach außen über das gestreckte Bein neben das Knie setzen. Nun den linken Arm gegen das gebeugte Knie drücken und gleichzeitig Oberkörper und Kopf nach rechts drehen. 15 Sekunden und wechseln.

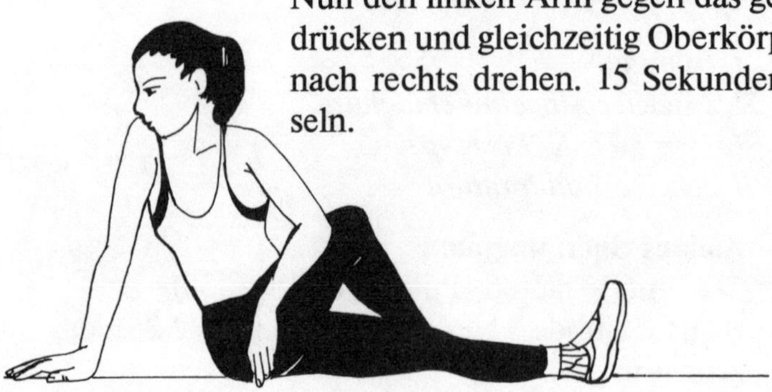

7. Tag Wellness-Diät

Frühstück: Blutreinigungstee
1 Glas Sauerkrautsaft
2 Kiwis
1 Glas Kefir
2 Scheiben Vollkornbrot
mit Frischkäse oder Honig

10 Uhr: 1/2 Liter Apfelsaftschorle

11 Uhr: 15 Kniebeugen

Mittagessen: **Omelett Provence**

3 mittelgroße Tomaten
1 TL Olivenöl
Salz, Pfeffer
Kräuter der Provence
1 Ei
1 EL Wasser

1 EL Vollkornmehl
1 TL gehackter Schnittlauch
1 große Scheibe Vollkornbrot
5 g Butter

Tomaten waschen, in kleine Schnitze schneiden und mit den Gewürzen in dem Olivenöl kurz andünsten. Das Ei mit Wasser und Mehl gut verschlagen, über die Tomaten gießen und bei mittlerer Hitze stocken lassen. Mit den Schittlauchröllchen und den Kräutern bestreuen.

14 Uhr:	15 Kniebeugen
17 Uhr:	1/2 Liter Mineralwasser
Abendessen:	**2 Kartoffeln mit Quark** Quark mit Zwiebeln, Schnittlauch, etwas Honig abschmecken.
20 Uhr:	**Kleines Sportprogramm** 1/2 Stunde laufen (Puls nicht über 130) oder: 1 Stunde Tennis, Squash oder 1/2 Stunde schwimmen.

8. Tag *Wellness*-Diät

Frühstück:	Tee oder Kaffee 1 Glas Sauerkrautsaft 1 Banane 1 Ei 1 Scheibe Vollkornbrot mit Butter und Honig
10 Uhr:	1/2 Liter Apfelsaftschorle
11 Uhr:	15 Kniebeugen
Mittagessen:	**Spaghetti mit Champignons** **Austernpilzen und Rahmsauce** (statt Rahm Joghurt)
14 Uhr:	15 Kniebeugen
17 Uhr:	1/2 Liter Mineralwasser
Abendessen:	**Basilikum-Tomaten-Brot** *2 Scheiben Leinsamenbrot* *50 g Quark* *100 g Butter* *3 Tomaten* *frisches Basilikum* *1 Apfel*
20 Uhr:	**Kleines Sportprogramm** 20 Liegestütze und anschließend eine halbe Stunde Jogging. Bitte auf Puls 130 achten.

Pulsmessen: Damit schützen Sie sich vor Überbelastung.

Legen Sie drei Finger auf den Puls des anderen Handgelenkes und messen zehn Sekunden lang.

Nun müssen Sie den Minuswert ermitteln. Sie erfahren ihn, wenn Sie die über 10 Sekunden gemessenen Pulsschläge mit sechs multiplizieren. Der Belastungspuls muß möglichst unmittelbar nach der Belastung gemessen werden.

Krankheit ist das Schicksal, den falschen Weg gegangen zu sein

Nikotin: Es liegt schon genügend Cadmium in der Luft, warum auch noch rauchen?

Wußten Sie, daß 20 Zigaretten 1 Mikrogramm Cadmium enthalten? Es speichert sich in der Lunge und trägt seinen Teil dazu bei, daß Sie immer kurzatmiger werden. Jede kleine Anstrengung treibt Ihnen Schweißperlen auf die Stirn, und Ihre geistige und körperliche Beweglichkeit schwindet immer mehr. Schlimm sind jene Raucher dran, die sich mit Leiden wie der »Schaufensterkrankheit« durchs Leben schleppen müssen. Dadurch, daß die Arterien aufgrund von Ablagerungen verengt sind, hat der Raucher Durchblutungsstörungen. Jeder Schritt ist schmerzhaft, manchmal so, daß man hin und wieder stehen bleiben muß – so, als würde man in ein Schaufenster schauen. Die Perspektiven sind nicht gerade rosig – oft ist so ein Raucherbeinpatient nur durch eine Amputation am Leben zu halten. Ein bitterer Preis für »genußvolle Raucherjahre«. Ein solcher Mensch würde meilenweit gehen, um das Rad der Zeit wieder zurückzudrehen, um nochmal vernünftig von vorne beginnen zu können.

In meiner Beratungspraxis als Manager-Anti-Streß-Trainer habe ich einen Mann kennengelernt, der sehr unter einer Darmerkrankung litt, die Morbus Crohn heißt. Alle Therapien von sogenannten Spezialisten waren vergebens. Trotz seiner täglichen Dosis Cortison verbesserte sich das Krankheitsbild nicht, im Gegenteil es verschlechterte sich. Immer größere Dosen waren nötig, um die akuten entzündlichen Verhältnisse im Dünn- und Dickdarm auf ein minimales, schmerzerträgliches Niveau zu senken. Von Heilung konnte keine Rede sein.

Nennen wir ihn Manager X. Wie alle seine Standeskollegen achtete er mehr auf die Gesundheit seiner Firma, als auf seine eigene. Und nun mußte dieser Mann mit einer Krankheit leben, die nicht nur Energie kostete, sondern auch eine langzeitliche Lebensbedrohung war. Nebenbei bemerkt, rauchte Manager X tagtäglich 40 Zigaretten und trank 2 Liter Wein. Bei diesem Mann wußte ich gar nicht, wo ich mit der Lebensberatung anfangen sollte. Ich stellte in meinem Konzept die Reduktion des Zigarettenkonsums an die erste Stelle. Ein sofortiges Einstellen des Rauchens wäre zwar für die Heilung der Krankheit unabdingbar gewesen, aber nicht durchführbar. Ein Mensch, der täglich hohe Mengen Gift zu sich nimmt, würde organisch völlig in Unordnung geraten, wenn plötzlich das gewohnte Gift total ausbliebe. Deshalb arbeitete ich neben einem Ernährungsplan, auch einen Genußgift-Reduktionsplan aus. Jeden Tag 2 Zigaretten weniger. Auch für den Alkoholkonsum hatte ich einen Reduktionsplan entwickelt. Manager X mußte von mir wie ein kleines Kind immer wieder an der Hand genommen und zum Durchhalten motiviert werden. Er schaffte es eines Tages, keine Zigarette mehr rauchen zu müssen und Alkohol nur zu besonderen Gelegenheiten zu trinken. Erst ab diesem Zeitpunkt, als Manager X keine einzige Zigarette mehr rauchte, wirkten auch die »Medizin aus der Küche«: Nahrungsmittel, die heilen. Drei Monate später war Manager X ganz gesund. Diese wahre Begebenheit beweist einmal mehr, daß viele Krankheiten und Beschwerden nicht richtig heilen können, solange man die Selbstheilungskräfte des Körpers durch exogene Gifte schwächt. Folgende Ausgleichshilfen gegen das Rauchen sollen nur helfen, den Übergang zum totalen Zigarettenverzicht leichter zu machen.

Ausgleich gegen die gelbe Gefahr

Nikotin und Teer gehören zu den sogenannten Radikalen. Das sind Gifte, die bei Oxydation zu den gefährlichen freien Radikalen werden und so Böses in den Zellen anrichten können. Vermindern kann man dieses Risiko mit den sogenannten Antioxydantien. Das sind Vitamin C, E und Beta Carotin. Raucher sollten deshalb mindestens einmal am Tag ein Glas frischen Zitronen- oder Orangensaft trinken.

Wenn Sie abends Herzklopfen haben durch zu großen Zigarettenkonsum - zwei Magnesium-Tabletten (mit Vitamin E) schlucken.

Schluß mit dem Rauchen.

Sie rauchen weniger als 10 Zigaretten.

Kein Problem für Sie, sofort aufzuhören.

Denn auch 10 Zigaretten können zum schnellen Risiko führen, wenn man ohnehin »dickes Blut« hat. Kommen dann noch Risikofaktoren wie Disharmonie-Streß und Ernährungsfehler (Cholesterin) dazu, kann dies sogar einen Infarkt auslösen.

Sie rauchen täglich eine ganze Schachtel.

So sind Sie bereits ein Sucht- und Reflexraucher. Das Suchtbedürfnis kommt aus der physiologischen Ecke (Körper) und der Reflex aus der psychologischen Ecke (Seele).

1. Dem Giftbedürfnis des Körpers entgegenwirken durch Vitamin-C-haltige Getränke. Einmal wegen der Fähigkeit ein Antioxydans zu sein, und weil das Allgemeinbefinden gesteigert wird. So halten Sie den »Entzugsschmerz« besser aus. Viel Flüssigkeit schwemmt die Gifte aus.

Rauchen Sie ab heute jeden Tag 3 Zigaretten weniger.

In einer Woche sind Sie frei!

2. Den Reflex beherrschen lernen.

Achten Sie in Zukunft ganz bewußt darauf, wann Sie sich wieder eine Zigarette anstecken. Zum Beispiel wenn Sie aus dem Kino kommen und Zigarettenwerbung gesehen haben. All die schönen Models, die so vital und schön durch die Gegend schreiten, rauchen privat überhaupt nicht. Weil sie sonst schnell zum alten Eisen gehören würden. Ein weiterer Reflex: Sie sitzen in einer Konferenz unter Kollegen. Die Zigarette gibt vermeintlichen Halt und demonstriert Stärke. Genau das Gegenteil ist der Fall. Durch das Nikotin verändert sich der Sauerstoffgehalt Ihres Blutes, und die Konzentrationsfähigkeit läßt schnell nach. Ihre Stärke schwindet. Oder: Jemand bietet eine Zigarette an. Sie haben leider nie gelernt nein zu sagen. Erst wenn man in der Lage ist, darauf zu pfeifen, ob man es allen Menschen recht macht, ist man eine Persönlichkeit. Und eine Persönlichkeit muß sich nicht fragen, ob man möglicherweise jemand beleidigt, bloß weil man eine körperliche Selbstverletzung ablehnt. Ein weiterer Reflex: Sie beginnen Ihren Büroalltag selten mit einer Zigarette, weil es Ihnen dann sofort schlecht ist. Aber – ein unerfreulicher Anruf muß schnell kompensiert werden: mit einer Zigarette. Und jetzt sind Sie nicht nur schlecht gelaunt, sondern fühlen sich auch schlecht.

Ein weiterer Reflex: Der Blick auf die Packung, die auf Ihrem Schreibtisch liegt. Ein bißchen Langeweile und ein bißchen Frust, und schon folgt der Griff zur nächsten Zigarette. Oder Sie folgen einfach dem Reflex der Wiederholung: Jetzt ist Kaffeepause – also muß auch eine Zigarette her.

Allein schon dadurch, daß Ihnen Ihre falschen Reflexe bewußt werden, bekommen Sie die Nikotinsucht in den Griff. Bitte gleich damit anfangen: Ihrer Zukunft zuliebe, die Sie ganz sicher haben werden.

Sie rauchen täglich mehr als eine Schachtel.

Auch Sie schaffen es, auf 0 Zigaretten zu kommen, wenn Sie beides beherrschen lernen: Das Giftbedürfnis Ihres Körpers und die Reflexe aus der Psyche. Nur – Sie brauchen einen längeren Weg, um mit dem Rauchen ganz Schluß machen zu können. Lassen Sie sich Zeit, aber seien Sie konsequent.

Rauchen Sie ab jetzt jeden Tag 2 Zigaretten weniger.

Tricksen Sie sich selbst aus, indem Sie jene Zigaretten sofort vernichten (nicht verschenken, weil das auf Sie zurückkommt), die Sie an dem jeweiligen Tag weniger rauchen wollen.

Begleiten Sie Ihr Entwöhnungsprogramm mit leichten sportlichen Übungen, die es langsam zu steigern gilt. Zum Beispiel die 3 B aus meinem Buch »*Länger jung mit Wellness*«.

Dabei immer den Puls fühlen, und Pulsschlag 130 nicht überschreiten.

Bei der hohen Dosis, die Sie täglich konsumieren, ist Ihr Herz in Gefahr. Deshalb regelmäßig Magnesium einnehmen. Und – auch die Ernährung umstellen *(Wellness-Karriere-Kost)*.

Alkohol – um die Seele zu betäuben, und die Gesundheit zu ertränken

Auch wenn die jeweilige Situation noch so ausweglos scheint, es gibt immer einen Ausweg. Diesen findet man aber nicht auf dem Boden eines Cognacglases, sondern meist in der Tiefe der eigenen Seele. Wer seine Wahrnehmungsfähigkeit in Krisenzeiten mit Alkohol vernebelt, gleicht einem Zimmermann, der sich die Hände absägt, und immer noch glaubt ein Handwerker zu sein. Im Grunde genommen sind 50% des deutschen Volkes Alkoholiker im Anfangsstadium. Denn Alkohol ist in den westlichen Ländern zur tolerierten Gesellschaftsdroge geworden. Da gibt es einen schwachsinnigen Comic-Zeichner, der durch seine Figur immer mit der Bierpulle in der Hand dumme Sprüche unters Volk streuen läßt. Solche Vorbilder sind mindestens genauso irreführend, wie der trinkfeste Dean Martin, der leider seine Lieder nur noch herunterlallen kann. Das Schizophrene daran ist, daß diese Leute aus der Nichtbewältigung ihrer Probleme ein Image aufbauen. Und die vielen dummen Schafe folgen. Ein weiterer Grund, warum es so schwer ist, in dieser Gesellschaft fröhlich aber nüchtern durchs Leben zu gehen, ist das Fehlverhalten der vielen guten Gastgeber. Nur volle Gläser schaffen zufriedene Gäste. Und wehe, jemand sagt mal, daß er keinen Alkohol trinkt, schon ist er ein Spielverderber. Ich löse dieses Problem auf meine Weise, indem ich nie sage, daß ich keinen Alkohol trinke, sondern nur gerne noch einen Saft hätte und ein Mineralwasser. Das Glas Wein trinke ich erst dann, wenn ich die heiligen Hallen verlasse. Nebenbei bemerkt bin ich kein Asket, sondern weiß eben, daß die Leber nur einen halben Liter Wein pro Tag verarbeiten kann oder einen Liter Bier. Wer mehr trinkt, bringt seine Leber ins Defizit. Das heißt, daß sie alle anderen wichtigen Aufgaben nicht optimal erfüllen kann, zum Beispiel das chemische Umwandeln unserer Nahrung oder das Entgiften.

Unsere tägliche Nahrung ist voll von Umweltgiften, die ohnehin nur zum Teil abgebaut werden können. Aber die Leber kann schon viel für unsere Entgiftung und Entschlackung tun, wenn man sie läßt. Wer aber bereits durch zuviel Alkohol die Schlagkraft der Leber schwächt, braucht sich nicht zu wundern, wenn er sich tagsüber immer so müde fühlt. Eine müde, überbelastete Leber schafft auch einen müden, überbelasteten Menschen.

Ausgleich gegen feuchtfröhliche Abende

Alkohol führt zur Ausschwemmung der Mineralstoffe. Das gilt vor allem für das für Nerven und Muskeln wichtige Magnesium. Deshalb ist das Erwachen am nächsten Morgen oft mit Kopfdruck, Schwindel und Koordinationsproblemen verbunden. Dies läßt sich vermeiden, wenn man abends eine Magnesiumtablette schluckt oder magnesiumreiches Mineralwasser trinkt.

Wellness-Snacks:

Damit Sie hin und wieder ausgewogen schlemmen

Trennen Sie sich vom »Du mußt mittags warm essen«-Mythos. Japanische Ernährungswissenschaftler und Ärzte haben festgestellt, daß weder heiß noch kalt für unseren Organismus gesund und verträglich ist. Heiße Würstchen und heißer Leberkäse sind deshalb das Nonplusultra der Fehlernährung: zu heiß, zu fett, zu wenig Vitalstoffe. Wellness-Snacks sind die bessere Alternative.

1. Die Zusammenstellung stimmt.
Viele Kohlenhydrate
Viele Vitamine und Mineralstoffe
Weniger Eiweiß
Weniger Fett

2. Die Menge stimmt.
Genug, um energiereich zu sein,
ohne zu belasten.

3. Die Abwechslung stimmt.
Wer sich auf seine Mittagspause freuen kann,
schafft für den Tag einen Höhepunkt.
Mit Wellness-Snacks
tun Sie auch Ihrem Gaumen etwas Gutes.

Wellness-Snacks:

Damit Sie mehr Energie für mehr Erfolg haben

Fette Sachen machen faul und träge. Zuviel Eiweiß macht sauer, depressiv und aggressiv.

Aber – Kohlenhydrate und basische Lebensmittel (Gemüse) machen energievoll, kreativ und »high«.

Die Lebensfreude steigt ebenso an, wie der Spaß an der Arbeit, am Job. Eigentlich müßte jeder kluge Arbeitgeber seinen Mitarbeitern Wellness-Snacks kostenlos auf den Tisch stellen, weil damit sowohl das Betriebsklima als auch der Umsatz steigt.

Keiner, der Karriere machen möchte, kommt umhin, zusätzliche Energiereserven aufzunehmen: mit Wellness-Snacks. Und jeder Unternehmer, der keinen Leistungsknick riskieren will, braucht sie auch: Wellness-Snacks.

In jedes Büro eine kleine Wellness-Snack-Bar
Eigentlich eine Selbstverständlichkeit, daß in jedem Unternehmen und Büro eine kleine Küche zur Verfügung steht. Plus Kühlschrank. Deshalb ist es kein Problem, viele Rezepte bereits zu Haus am Abend zu bereiten. Und dann morgens im Büro in den Kühlschrank zu stellen. Wer jedoch 1 Stunde Mittagspause hat, ist gut dran. Er kann seine Wellness-Snacks dann ganz spontan einkaufen und zubereiten.

Guten Appetit.

Alle folgenden Rezepte sind für eine Person vorgesehen und, mit Ausnahme der Miso-Suppen, mit Nährstoff- und Kalorienangaben für eine Portion versehen.
Die Abkürzungen bedeuten:
E = Eiweiß
F = Fett
KH = Kohlenhydrate
kcal = Kilokalorien
Die Werte für die Berechnung der Rezepte wurden entnommen aus:
Lebensmittel-Tabellen, Souci/Bosch, Stuttgart 1982
Kleine Nährwerttabelle (DGE), Frankfurt 1982
Kalorien mundgerecht, Frankfurt 1988
Die große Nährwerttabelle (GU), München 1988/89

Miso

Die gesündeste Suppe der Welt.

Die Miso-Suppe, die übrigens hevorragend schmeckt, ist deshalb so gesund, weil sie eine Substanz enthält, die Zybicolin heißt. Zybicolin hat die Fähigkeit, radioaktive Elemente wie Strontium anzuziehen, zu absorbieren und aus dem Körper auszuscheiden.

Eine Studie des japanischen »Nationalen Krebszentrums« ergab, daß die Krebsrate bei Menschen, die täglich Misosuppe essen, um 33% niedriger ist als bei denen, die nie Miso essen.

Was ist Miso?

Miso ist eine Paste aus fermentierten Sojabohnen, Salz und Gerste oder Reis. Miso liefert Eiweiß, Vitamine und Kohlenhydrate und sogar das in pflanzlichen Lebensmitteln selten vorkommende Vitamin B12. Traditionelles Miso wird in einem 1–3jährigen Fermentationsprozeß hergestellt. Es gibt 40–50 verschiedene Sorten. Merken Sie sich jedoch die wesentlichen drei Grundarten, wenn Sie im Naturkostladen danach fragen: Gerste-Miso, Reis-Miso, Hatcho-Miso.

Wenn Sie sich nicht dazu durchringen können, alle drei Sorten auszuprobieren, sollten Sie meiner Empfehlung folgen: Soja-Gersten-Miso schmeckt am besten.

Wo bekommt man Miso?

Bis jetzt nur im Naturkostladen. Vielleicht wird sich dies bald ändern, weil Miso nicht aufzuhalten ist.

Wie macht man die Miso-Suppe?

Miso kann wie der gute alte Suppenwürfel behandelt werden. Das Miso allein gibt der Suppe den Gehalt und den Geschmack. Wichtig ist jedoch, daß man Miso nicht aufkocht! Kochen würde die lebenden Bakterien und Enzyme zerstören, die eine so wertvolle Verdauungshilfe geben. Deshalb: Man rührt Miso mit ein wenig kaltem Wasser an und ergänzt es dann mit abgekochtem Wasser.

Das Mischungs-Verhältnis: *2 Tassen Wasser plus 2 Teelöffel Miso.* Die Suppe etwa 5 Minuten ziehen lassen und mit Schnittlauch, Petersilie, Zwiebeln, Lauch oder anderen Kräutern anreichern.

Warum ist nach der japanischen Mythologie Miso ein Geschenk der Götter?

- Miso hat einen hohen Gehalt an Mineralstoffen.
- Miso baut Cholesterin ab. Die enthaltene Linolsäure und Lecithin lösen das Cholesterin im Blut und machen die Adern geschmeidiger. Die beste Vorbeugung gegen Arteriosklerose und hohen Blutdruck.
- Miso ernährt die Haut und unterstützt die Bildung von Bindegeweben. Miso macht also auch schön.
- Miso stärkt die Widerstandskraft durch den hohen Gehalt an Glucose.
- Miso hilft Verstopfung vorbeugen.
- Miso hiflt bei der Vorbeugung gegen Allergien und Tuberkulose.
- Miso enthält Zybicolin und hat so die Fähigkeit, radioaktive Stoffe wie Strontium anzuziehen, zu absorbieren und aus dem Körper auszuscheiden.
- Miso ist ein Prophylaktikum gegen Krebs.

Misosuppe mit Nudeln

¼ Tasse getrocknete Pilze
(Sorte nach Wunsch)
½ Tasse kleingewürfelter Sellerie
1 l Wasser
250 g Nudeln
¼ Tasse Schalotten, in
kleine Stückchen geschnitten.
3 TL Miso

Zuerst Pilze eine halbe Stunde einweichen. Nudeln kurz aufkochen, dann Pilze und Sellerie dazugeben. Auf kleiner Hitze köcheln lassen, bis die Nudeln weich sind. Sellerie soll noch Biß haben. Zum Schluß Miso und Schalotten einrühren. Drei Minuten ziehen lassen, dann servieren.

Misosuppe mit Lauch und Reis

Ein vollwertiges Mittagessen

2 Tassen Lauch, kleingeschnitten.
1 l Wasser
2 Tassen Vollkornreis, gekocht.
3 TL Miso
Schnittlauch und Petersilie

Vollkornreis kochen. Bevor der Reis gar ist, auf kleiner Hitze Lauch zugeben. Nach wenigen Minuten Miso einrühren – Petersilie und Schnittlauch darüber – drei Minuten ziehen lassen – servieren.

Zucchini-Misosuppe

1 ganze Zucchini
in kleine Stücke schneiden.
½ Tasse Zwiebeln
in dünne Streifen schneiden.
1 l Wasser
3 TL Miso
1 Karotte, in dünne Scheiben geschnitten.

Wasser kurz aufkochen lassen. Nach dem Aufkochen Zwiebeln und Zucchini dazugeben. Auf kleiner Hitze etwa 10 Minuten köcheln lassen. Dann Miso und Karotten einrühren. Drei Minuten ziehen lassen, dann servieren. Guten Appetit!

10-Minuten-Salate

Amsterdamer Eiersalat

1 Ei
60 g Champignons (frisch)
2 kleine Tomaten (100 g)

Für die Salatsoße:
50 g Joghurt natur (3,5% Fett)
10 g Creme fraîche (30% Fett)
1 TL Zitronensaft
Senf, Salz, Pfeffer, Paprika edelsüß, Curry
Petersilie

2 Scheiben Weizenvollkornbrot (90 g)
1 Birne

Tomaten und Ei in Scheiben schneiden. Mit den gewaschenen und in Scheiben geschnittenen Champignons in einem Schälchen anrichten. Anschließend aus Joghurt, Creme fraîche, Zitronensaft, Senf, Salz, Pfeffer, Paprika edelsüß, Curry und Petersilie eine Soße herstellen und über den Salat geben.
Dazu gibt es zwei Scheiben Weizenvollkornbrot und als Nachtisch eine Birne.

18 g E, 13 g F, 70 g KH, 483 kcal

Tomaten-Mozzarella-Salat

3 kleine Tomaten (150 g)
50 g Mozzarella (45% Fett)

Für die Marinade:
1 EL Essig
1–2 EL Wasser
1 TL Öl
Salz, Pfeffer, Basilikum
Zucker oder Honig

1 mittelgroße Banane
1 Roggensemmel

Tomaten und Mozzarella in Scheiben schneiden. Auf einem Teller ziegelförmig anrichten. Essig-Öl-Marinade darüber gießen und mit gehacktem Basilikum bestreuen.
Als Beilage gibt es eine Roggensemmel und als Nachtisch eine Banane.

17 g E, 19 g F, 51 g KH, 439 kcal

Schweizer Salat I

¼ Kopf Eisbergsalat
40 g Roquefort (50% Fett)
½ Becher Joghurt (1,5% Fett)
Salz, Pfeffer
1 TL gehackter Schnittlauch
1 Tomate
2 Scheiben Vollkornbrot
oder 4 Scheiben Baguette

Den Eisbergsalat in große Streifen schneiden, waschen und gut abtropfen lassen.
Den Roquefort mit einer Gabel zerdrücken, mit dem Joghurt verrühren und mit den Gewürzen abschmecken. Die Soße über den Salat geben, gut mischen und mit Tomatenschnitzen und dem Schnittlauch verzieren.
Dazu gibt es Brot Ihrer Wahl.

21 g E, 14 g F, 56 g KH, 455 kcal

Schweizer Salat II

40 g Emmentaler (45% Fett)
1 Apfel (100 g)
50 g Orangenspalten oder Kiwi
½ Becher Joghurt (1,5% Fett)
1 EL Mayonnaise (50% Fett) 10 g
etwas Zitronensaft
½ Kaffeelöffel Meerrettich (5 g)
Honig oder Zucker, Salz, Pfeffer
1 Sesamsemmel

Salatsoße aus Joghurt, Mayonnaise, Zitronensaft, Meerrettich, Salz, Pfeffer und Zucker oder Honig zubereiten. Emmentaler, Apfel und Orange in kleine Stücke schneiden und zu der Salatsoße geben. Als Beilage gibt es die Sesamsemmel.

19 g E, 20 g F, 50 g KH, 478 kcal

Nizza-Salat

50 g Thunfisch ohne Öl
50 g Bohnen (Dose)
50 g Salatgurke
1 kleine Tomate (50 g)
20 g grüne Oliven (Dose)
30 g Kopfsalat
½ Ei

Für die Essig-Öl-Marinade:
½ EL Essig
3–4 EL Wasser
1 EL Öl
Salz, Pfeffer, Senf, Zucker oder Honig
1 TL gehackte Petersilie

130 g Weintrauben
60 g Baguette

Salat waschen und putzen. Salatgurke raffeln und Tomate achteln. Bohnen, Gurke, Tomate, Oliven und Kopfsalat mit der Essig-Öl-Marinade anmachen. Den Thunfisch unterheben. Mit Eischeiben und gehackter Petersilie garnieren.
Dazu gibt es eine Scheibe Baguette und als Nachtisch die Weintrauben.

22 g E, 18 g F, 58 g KH, 504 kcal

Immun-Stärker

150 g Sauerkraut
½ rote Paprikaschote (80 g)
½ Becher saure Sahne
1 EL gehackte Zwiebeln
1 TL Meerrettich
1 EL Essig
Pfeffer, Kümmel, Petersilie
1 Scheibe Vollkornbrot (45 g)
10 g Butter
1 Apfel

Paprika und Zwiebeln in Würfel schneiden. Mit dem Sauerkraut zusammen in eine Schüssel geben. Salatsoße aus saurer Sahne, Meerrettich, Essig, Pfeffer, Kümmel und Petersilie herstellen und unter den Salat mischen.
Dazu gibt es eine Scheibe Vollkornbrot mit Butter und als Nachtisch einen Apfel.

10 g E, 17 g F, 53 g KH, 414 kcal

Krauts Favorite

150 g Weißkraut
20 g gekochter Schinken
1 kleine Zwiebel
½ rote Paprikaschote

Für die Marinade:
1–2 EL Essig
3–4 EL Wasser
1 EL Öl
Salz, Pfeffer, Kümmel, Petersilie
Zucker oder Honig

1 Salzstange

Weißkraut hobeln und kurz blanchieren. Anschließend sofort mit der Essig-Öl-Marinade übergießen. Schinken, Paprika und Zwiebeln in Würfel schneiden und unter das Weißkraut mischen. Als Beilage gibt es die Salzstange.

13 g E, 13 g F, 55 g KH, 403 kcal

Frohkost

150 g Blumenkohl
½ Orange
1 EL gehackte Nüsse
½ Becher saure Sahne
Zucker oder Honig
etwas Zitronensaft
1 Scheibe Dreikornbrot

Salatsoße aus saurer Sahne, gehackten Nüssen, kleingeschnittenen Orangenstücken und Honig oder Zucker herstellen. Blumenkohl putzen, waschen, reiben und zur Salatsoße geben.
Als Beilage gibt es eine Scheibe Dreikornbrot.

12 g E, 15 g F, 45 g KH, 383 kcal

Vitamin-Vitality

1 kleine rote Paprikaschote
100 g Salatgurke
1 kleine Karotte
100 g Dosenmais
1 EL Öl
Essig, Salz, Pfeffer
etwas Zucker oder Honig
1 TL gehackte Petersilie
1 Scheibe Vollkornbrot
30 g Briekäse (45% Fett)

Das Gemüse gut waschen, die Paprika in Streifen, die Gurke halbieren und in Scheiben, die Karotte ebenfalls in Scheiben schneiden und alles mit dem Mais mischen.
Aus Öl, Essig und den Gewürzen eine Salatsoße herstellen, die Petersilie zugeben und mit dem Salat mischen.
Dazu gibt es Brot mit Käse.

15 g E, 19 g F, 55 g KH, 468 kcal

Vitamin-A-Dip

1 Becher Joghurt (1,5% Fett)
1 EL Zitronensaft
1 TL Honig
1 EL saure Sahne
1 mittelgroße Karotte
1 kleiner Apfel
1 gehäufter TL Kokosraspel
1 Scheibe Pumpernickelbrot
5 g Butter

Joghurt mit Zitrone, Honig und saurer Sahne zu einer cremigen Soße verrühren. Die Karotte und den Apfel waschen, evtl. schälen und fein reiben. Beides sofort in die Joghurtsoße geben und gut durchmischen. Mit den Kokosraspeln bestreuen.
Dazu gibt es gebuttertes Pumpernickelbrot.

12 g E, 12 g F, 59 g KH, 402 kcal

Schäferstündchen-Salat

1 Tomate
1 kleine rote Paprikaschote
1 kleine grüne Paprikaschote
100 g Salatgurke
evtl. ein paar grüne Salatblätter
30 g Schafskäse
1 TL Olivenöl
Essig, Salz, Pfeffer
etwas Zucker oder Honig
1 TL gehackter Schnittlauch
1 Stück Fladenbrot (ca. 70 g)

Das Gemüse gut waschen, die Tomate achteln, Paprika in Streifen, Gurke in dünne Scheiben schneiden und den grünen Salat in Stücke zerpflücken. Den Schafskäse in kleine Würfel schneiden oder grob zerbröseln und alle Zutaten miteinander mischen. Aus Essig, Öl und den Gewürzen eine Marinade herstellen, über den Salat gießen und gut durchmischen. Die Schnittlauchröllchen darüberstreuen.
Dazu gibt es ein kleines rundes Fladenbrot.

19 g E, 20 g F, 53 g KH, 500 kcal

Sellerie wie nie

1 kleine Karotte
150 g Sellerie
1 EL Zitronensaft
gem. Ingwer, Salz
1 TL Öl
1 Scheibe Butterkäse
1 Mohn-, Kümmel- oder Salzstange

Das Gemüse putzen und waschen, fein reiben und sofort mit Zitronensaft vermischen. Ingwer, wenig Salz und Öl zugeben und alles gut durchmischen.
Dazu gibt es Brotgebäck mit Käse.

14 g E, 14 g F, 57 g KH, 431 kcal

Chicorée à la Orange

2 kleine Chicorée (100 g)
½ Orange (70 g)
½ Becher saure Sahne
etwas Zitronensaft
Honig oder Zucker
1 Scheibe Vollkornbrot
10 g Buter
1 mittelgroße Banane

Salatsoße aus saurer Sahne, Zitronensaft und Honig oder Zucker herstellen. Chicorée in 1 cm breite Streifen schneiden, waschen, mit den Orangenstücken und der Salatsoße vermengen.
Als Beilage gibt es gebuttertes Vollkornbrot und als Nachtisch eine Banane.

9 g E, 16 g F, 64 g KH, 460 kcal

Zucchinisalat

1 kleine Zucchini
½ Becher körniger Frischkäse
1 TL Öl
Salz, Essig
1 TL Schnittlauch
1 Scheibe Leinsamenbrot
2 Scheiben Knäckebrot
5 g Butter

Zucchini und Gurke gut waschen und in feine Stifte schneiden oder raffeln.
Den Frischkäse mit Öl, Pfeffer und etwas Essig verrühren, unter das Gemüse mischen und mit dem Schnittlauch bestreuen.
Dazu gibt es ein gebuttertes Leinsamenbrot und Knäckebrot.

22 g E, 16 g F, 48 g KH, 445 kcal

Salat español

50 g Tomaten
50 g rote Paprikaschoten
50 g grüne Paprikaschoten
50 g Sellerie, gekocht
30 g Hühnerfleisch
20 g schwarze Oliven

Für die Marinade:
2–3 EL Essig
2–3 EL Wasser
5 g Öl
Salz, Pfeffer, Petersilie, Rosmarin
60 g Baguette

Tomaten, Paprikaschote, Sellerie und Hühnerfleisch in Würfel schneiden. Essig-Öl-Marinade herstellen und über die Zutaten geben. Mit Oliven und Petersilie garnieren.
Dazu gibt es das Baguette.

13 g E, 14 g F, 41 g KH, 365 kcal

Orangen-Rhabarber-Salat

1 Orange (150 g)
100 g Rhabarber
1 EL Honig oder 10 g Zucker
40 g körniger Frischkäse
Zitronensaft
1 Müslisemmel
10 g Butter

Obst schälen und in kleine Stücke schneiden. Mit Frischkäse, Zitronensaft und Honig oder Zucker anmachen.
Dazu gibt es eine Müslisemmel mit Butter.

12 g E, 15 g F, 57 g KH, 422 kcal

Der schnelle Energieschub

Manager-Müsli

2 EL Getreidekörner Ihrer Wahl (ca. 25 g)
Wasser
20 g Trockenfrüchte (z.B. Pflaumen, Aprikosen, Rosinen usw.)
1 TL Honig
1 TL Leinsamen
1 TL Zitronensaft
150 ml Milch (3,5% Fett) oder Joghurt
1 kleiner Apfel
1 EL gehackte Nüsse

Am Vorabend das Getreide mit einer Kaffee- oder Getreidemühle grob mahlen, die Trockenfrüchte in kleine Stücke schneiden und dem Getreide zufügen. Das Gemisch mit Wasser verrühren, so daß es gut bedeckt ist und in den Kühlschrank stellen. Am Morgen dann Honig, Leinsamen, Zitronensaft und Milch/Joghurt sowie den in kleine Stücke geschnittenen Apfel hinzufügen.
Die gehackten Nüsse darüberstreuen.

12 g E, 15 g F, 55 g KH, 404 kcal

Leichte Flocken

1 Becher Dickmilch (3,5% Fett)
1 TL Zitronensaft
1 EL Honig
Zimt
1 Apfel
1 getrocknete Feige oder anderes Trockenobst
2 EL Haferflocken

Die Dickmilch mit dem Zitronensaft, Honig und Zimt gut verrühren. Den Apfel waschen und grob raffeln, die Feige in kleine Stücke schneiden und beides mit der Dickmilch vermischen. Die Haferflocken darüberstreuen und servieren.

11 g E, 9 g F, 53 g KH, 349 kcal

Chicorée-Rohkost mit Bananencreme

1 Chicorée, mittelgroß
½ Banane
2 Päckchen Doppelrahm-frischkäse à 16,6 g
½ Becher Joghurt (3,5% Fett)
2 EL Orangensaft
Curry, Salz
1 Rosinenbrötchen

Chicorée waschen, halbieren, den Strunk entfernen und in 1 cm breite Streifen schneiden. Die Banane fein zerdrücken, mit Frischkäse, Joghurt und Orangensaft verrühren und mit Salz und Curry abschmecken.
Dazu gibt es das Rosinenbrötchen.

13 g E, 14 g F, 57 g KH, 436 kcal

Basilikum-Tomaten-Brot

2 Scheiben Leinsamenbrot à 50 g
50 g Quark (40% Fett)
5 g Butter
50 g Tomaten
frisches Basilikum
1 Apfel (100 g)

Eine Scheibe Leinsamenbrot mit Butter, die andere Scheibe mit Quark bestreichen, mit Tomatenscheiben belegen und mit frischem Basilikum bestreuen. Die zweite Brotscheibe darauf legen.
Als Nachtisch gibt es einen Apfel.

13 g E, 13 g F, 68 g KH, 469 kcal

Melone »Summerdream«

150 g Honigmelone
100 g Erdbeeren
½ Pfirsich (60 g)
etwas Zitronensaft
50 g Joghurt (3,5% Fett)
1 Scheibe Vollkorntoastbrot (30 g)
10 g Butter

Melone entkernen und mit einem großen Löffel das Fruchtfleisch herauslösen. Obst in Würfel schneiden, mit Zitronensaft abschmecken und in die Melonenschale füllen. Mit Joghurt garnieren. Dazu gibt es ein Vollkorntoastbrot mit Butter.

7 g E, 12 g F, 47 g KH, 335 kcal

Queensland-Cocktail

½ kleine reife Avocado
1 TL Zitronensaft
1 Becher Magerjoghurt
1 kleine grüne Paprikaschote
50 g Shrimps oder Krabben
1 Scheibe Vollkorntoastbrot
1 Scheibe Roggenbrot

Die Avocado schälen, in kleine Würfel schneiden und sofort mit Zitronensaft beträufeln, damit sie sich nicht dunkel verfärbt. Joghurt mit etwas Salz verrühren und mit den Avocadowürfeln mischen.
Die Paprika waschen, Kerne entfernen, in feine Streifen schneiden und mit den Shrimps unter die Sauce heben. Mit zurückbehaltenen Paprikastreifen garnieren.
Dazu gibt es gemischtes Brot.

22 g E, 21 g F, 46 g KH, 522 kcal

Gurkenkaltschale

150 g Salatgurke
150 ml Buttermilch
2 EL saure Sahne
Salz, Pfeffer, Zitronensaft
2 Scheiben Vollkornbrot
40 g Briekäse (45% Fett)
1 EL gehackter Dill

Die Salatgurke waschen, dünn schälen und in Streifen raffeln. Buttermilch und saure Sahne verrühren, mit Salz, Pfeffer und Zitronensaft abschmecken und mit dem Dill bestreuen.
Dazu gibt es ein mit Käse belegtes Brot.

23 g E, 13 g F, 56 g KH, 456 kcal

Big Energy-Flip

120 ml Dickmilch
70 g Erdbeeren
1 TL Honig
etwas Zitronensaft

Erdbeeren pürieren, Dickmilch und Honig unterheben und mit Zitronensaft abschmecken. Kühl servieren.

5 g E, 5 g F, 15 g KH, 128 kcal

Tip: Statt Erdbeeren kann auch anderes Beerenobst, Bananen oder reife Pfirsiche verwendet werden.

Fixes Fladenbrot

50 g Magerquark
1 Becher Joghurt (3,5% Fett)
150 g Salatgurke
1 TL gehackte Petersilie
Salz, Pfeffer, evtl. etwas Knoblauch
1 TL Zitronensaft
1 Stück Fladenbrot (ca. 70 g)
10 g Butter

Den Magerquark mit dem Joghurt cremig rühren, die Hälfte der gewaschenen Gurke raffeln, mit den Kräutern unter den Quark rühren und mit den Gewürzen abschmecken. Die andere Gurkenhälfte in Scheiben schneiden und den Gurkenquark damit verzieren.
Dazu gibt es gebuttertes Fladenbrot.

21 g E, 20 g F, 49 g KH, 483 kcal

Hütten-Früchtchen

½ Becher körniger Frischkäse (100 g)
100 g Erdbeeren, Himbeeren oder 1 Orange
2 Scheiben Vollkornbrot oder
5 Scheiben Knäckebrot
1 EL Sonnenblumenkerne oder
andere gehackte Nüsse

Das Obst waschen und ggf. in kleine Stücke schneiden, mit dem Frischkäse vermischen und auf die Brote streichen. Mit den Nüssen bestreuen.

23 g E, 11 g F, 57 g KH, 435 kcal

Frischkäse-Ufo

1 Vollkornsemmel
Saft einer halben Zitrone
80 g körniger Frischkäse
1 kleine Zwiebel
20 g grüne Öliven
Salz, Pfeffer, gehackte Petersilie
1 Orange

Vollkornsemmel halbieren. Zwiebeln und Oliven fein schneiden. Frischkäse mit der gehackten Zwiebel und Oliven verrühren. Mit Salz, Pfeffer, Petersilie und Zitronensaft würzen und in die Vollkornsemmel füllen.
Als Nachtisch gibt es eine Orange.

14 g E, 7 g F, 45 g KH, 322 kcal

Bananaboat

2 Scheiben Grahambrot (80 g)
1 kleine Packung Doppelrahmfrischkäse (15,6 g)
1 kleine Banane
20 g gekochter Schinken
etwas Zitronensaft, Zimt

Grahambrote mit dem Doppelrahmfrischkäse bestreichen. Eine Scheibe Brot mit gekochtem Schinken und Bananenscheiben belegen. Bananenscheiben mit etwas Zitronensaft beträufeln und mit Zimt bestreuen, mit der anderen Brotscheibe abdecken.

13 g E, 8 g F, 58 g KH, 361 kcal

Alles Quark

2 Portionen Kräuterfrischkäse à 16 g
80 g Magerquark
Salz, Pfeffer
1 kleine rote Paprikaschote
1 EL Kresse
1 Scheibe Vollkornbrot
2 Scheiben Knäckebrot

Den Quark mit dem Kräuterfrischkäse und den Gewürzen verrühren. Die Paprika waschen, in kleine Würfel schneiden und unter den Quark rühren. Die Quarkmasse auf die Brote streichen und mit der Kresse bestreuen.

21 g E, 12 g F, 46 g KH, 388 kcal

Tip: Statt Paprika kann man auch anderes Gemüse (Radieschen, Tomate, Karotte) verwenden.

Alles in Dill

150 g gekochte Kartoffeln
½ Salatgurke (100 g)
1 kleine Zwiebel
½ Becher saure Sahne
1 EL Essig
frische oder getrocknete Dillspitzen
Salz, Pfeffer
1 Laugenbrezel
10 g Butter

Kartoffeln in Scheiben schneiden, Gurke hobeln, Zwiebel und Dill zerkleinern. Salatsoße aus saurer Sahne, Essig, Salz und Pfeffer herstellen und mit den restlichen Zutaten vermengen. Als Beilage gibt es die Laugenbrenzel mit Butter.

12 g E, 16 g F, 77 g KH, 526 kcal

Banana-Gouda

1 mittelgroße Banane
1 TL Zitronensaft
1 Orange
1 TL Honig
100 g gekochter Vollkornreis
(35 g Rohgewicht)
1 Scheibe Gouda
1 gestrichener EL Mayonnaise
(50% Fett)

Die Banane in dünne Scheiben schneiden und mit dem Zitronensaft beträufeln. $^{2}/_{3}$ der Orange schälen und in kleine Stücke schneiden, das restliche Drittel auspressen und mit den Bananenscheiben mischen.
Den Honig, gekochten Reis, den in Streifen geschnittenen Käse, die Orangen und die Mayonnaise zugeben und alles gut durchmischen.

12 g E, 15 g F, 69 g KH, 467 kcal

High-Noon-Power

30 g Schafskäse
50 g Magerquark
Pfeffer
150 g Salatgurke
1 TL Schnittlauch
1 kleine Tomate
2 Scheiben Vollkornbrot

Den Schafskäse mit einer Gabel zerdrücken, mit dem Quark verrühren und mit Pfeffer abschmecken.
Die Salatgurke gut waschen, halbieren und Kerne entfernen. Gurkenhälften mit der Quarkmasse füllen, mit Tomatenscheiben und Schnittlauchröllchen garnieren.
Dazu gibt es Vollkornbrot.

23 g E, 10 g F, 55 g KH, 427 kcal

Creativ-Energy-Cream

150 g reife Bananen
15 g Backpflaumen
30 g Joghurt (1,5% Fett)
½ kleine Zitrone (unbehandelt)
2 Scheiben Knäckebrot
15 g Sesam

Backpflaumen heiß waschen und kleinschneiden. Zitrone unter heißem Wasser gut waschen und etwas Schale abreiben, den Saft auspressen. Banane mit einer Gabel zerdrücken und mit den übrigen Zutaten verrühren. Mit Sesam bestreut zum Knäckebrot servieren.

8 g E, 9 g F, 65 g KH, 375 kcal

Die Schinkenrolle

3 mittelgroße Essiggurken
1 kleine Zwiebel
1 Scheibe gekochter Schinken
Pfeffer, Paprika
1 TL gehackte Kräuter
1 Scheibe Vollkornbrot
10 g Butter
1 Stück Obst

Die Zwiebel schälen und in kleine Würfel, die Essiggurken in feine Streifen schneiden, auf die Schinkenscheibe legen, mit Pfeffer und Paprika bestreuen und zusammenrollen.
Dazu gibt es gebuttertes Vollkornbrot und als Nachtisch Obst Ihrer Wahl.

15 g E, 15 g F, 47 g KH, 393 kcal

Krabben-Baguette

100 g Staudensellerie
60 g Orangen und Mandarinen
40 g Krabben
1 EL Zitronensaft
1 EL Öl
1 TL gehackte Dillspitzen
evtl. Honig oder Zucker
60 g Baguette
5 g Butter

Staudensellerie in ½ cm kleine Streifen schneiden. Früchtecocktail und Krabben dazugeben. Mit Zitronensaft, Dillspitzen, Öl, Honig oder Zucker abschmecken.
Als Beilage gibt es gebuttertes Baguette.

14 g E, 16 g F, 45 g KH, 399 kcal

Reis Mandarin

150 g Vollkornreis (gekocht) (ca. 50 g roh)
50 g Banane
40 g Shrimps
50 g Mandarinen
5 g Öl
2 EL Zitronensaft
Salz, Curry, Honig oder
Zucker
1 Scheibe Vollkorntoast

Aus Zitronensaft, Öl, Salz, Curry und Honig oder Zucker eine Salatsoße herstellen. Reis, Mandarinen, Shrimps, gewürfelte Bananen in eine Schüssel geben und mit der Salatsoße vermengen.
Als Beilage gibt es Vollkorntoast.

14 g E, 9 g F, 68 g KH, 420 kcal

Avocado-Shrimps

½ kleine Avokado (80 g)
40 g Shrimps
Zitronensaft
Dillspitzen
Salz, Pfeffer
Zucker oder Honig
2 Scheiben Leinsamenbrot (90 g)
1 Orange

Shrimps mit Zitronensaft, Dillspitzen, Salz, Pfeffer und Zucker oder Honig anmachen und in die halbe Avokado füllen.
Dazu gibt es Leinsamenbrot und als Nachtisch eine Orange.

16 g E, 21 g F, 62 g KH, 531 kcal

Hawaii-Hühnchen

50 g Geflügelfleisch ohne Haut
40 g Spargel
40 g Champignons, frisch
40 g Ananas, frisch

Für die Marinade:
70 g saure Sahne
1 EL Mayonnaise (50% Fett)
1 TL Zitronensaft
Salz, Pfeffer, Curry, Honig oder Zucker

2 Scheiben Vollkorntoast
2 Mandarinen

Spargel, Ananas und das gegarte Geflügelfleisch zerkleinern. Salatsoße herstellen und mit den restlichen Zutaten vermengen. Dazu gibt es Vollkorntoast und als Nachtisch Mandarinen.

21 g E, 13 g F, 48 g KH, 412 kcal

Indianburger

1 Sesamsemmel
50 g Putenschnitzel
2–4 große Salatblätter
1 EL Mayonnaise (50% Fett)
½ Mandarine
50 g Bananen
Salz, Pfeffer, Curry, Paprika edelsüß
etwas Ketchup
1 Kiwi

Semmel aufschneiden. Die eine Hälfte mit Mayonnaise bestreichen, mit Salatblätter, Putenschnitzel, Mandarinspalten und Bananenscheiben belegen. Mit etwas Salz, Pfeffer, Paprika edelsüß und Curry bestreuen. Die andere Semmelhälfte mit Ketchup bestreichen, darauf klappen.
Als Nachtisch gibt es die Kiwi.

18 g E, 8 g F, 49 g KH, 356 kcal

Vitamine gegen Streß

Office-Summer-Holiday

100 g rote Johannisbeeren
1 kleiner Apfel
1 TL Zitronensaft
1 TL Honig
1 Kugel Vanilleeis (ca. 40 g)

Das Obst waschen, die Johannisbeeren entstielen, den Apfel mit der Schale grob raffeln oder in kleine Stücke schneiden. Mit Zitronen beträufeln und mit Honig abschmecken.
Mit Vanilleeis servieren.

4 g E, 8 g F, 25 g KH, 233 kcal

Tip: Bereiten Sie den Salat zu Hause vor, das Vanilleeis in der Pause an einem Eisstand holen.

Indischer Apfeldip

80 g Magerquark
1 gestrichener EL Mayonnaise (50% Fett)
1 TL Zitronensaft
30 g Lauch
1 kleiner Apfel
Curry, Salz, Pfeffer
½ Fenchelknolle
100 g Salatgurke
1 kleine Karotte
1 Scheibe Vollkornbrot
5 g Butter

Den Quark mit der Mayonnaise und dem Zitronensaft verrühren. Den Lauch waschen und in feine Ringe schneiden, den Apfel mit der Schale reiben, beides sofort unter die Quarkmasse rühren und mit den Gewürzen abschmecken.
Das Gemüse gut waschen, die Fenchelknolle und Karotte in Streifen, die Salatgurke in dicke Scheiben schneiden und in die Soße dippen.
Dazu gibt es gebuttertes Vollkornbrot.

20 g E, 11 g F, 61 g KH, 433 kcal

Mama Melone

½ kleine Honigmelone
30 g Gouda
1 kleiner Chicorée
1 gestrichener EL Mayonnaise (50% Fett)
1 EL Zitronensaft
Salz, Pfeffer
1 TL gehackte Petersilie
1 Scheibe Dreikornbrot

Kerne aus der Honigmelone entfernen, mit einem Löffel das Fruchtfleisch ausheben und in kleine Stücke schneiden. Den Käse und Chicorée in Streifen schneiden und beides mit den Melonenstücken mischen. Die Mayonnaise zugeben, mit der Zitrone und den Gewürzen abschmecken. Den Salat in die ausgehöhlte Melone füllen und mit der Petersilie bestreuen.
Dazu gibt es eine Scheibe Dreikornbrot.

14 g E, 15 g F, 46 g KH, 385 kcal

Wall Street-Melone

¼ kleine Honigmelone
½ Orange
100 g frische Champignons
1 EL Zitronensaft
2 EL Joghurt
1 TL Öl
Salz, Pfeffer, Curry
1 Scheibe Vollkornbrot
5 g Butter
4 Scheiben magerer roher Schinken

Das Fruchtfleisch der Melone und Apfelsine in kleine Stücke schneiden. Die Champignons waschen, in Scheiben schneiden, mit dem Zitronensaft beträufeln und sofort mit dem Obst vermischen. Den Joghurt und das Öl zugeben und mit den Gewürzen abschmecken.
Dazu gibt es gebuttertes Vollkornbrot mit Schinken.

16 g E, 14 g F, 39 g KH, 363 kcal

Schwangerer Apfel

1 großer Apfel
½ Becher körniger Frischkäse
1 TL geriebener Meerrettich
1 TL gehackte Nüsse
2 Scheiben Vollkorntoastbrot
oder 3 Scheiben Knäckebrot
1 EL Kresse

Den Apfel gut waschen, das obere Drittel als Deckel abschneiden, das Kerngehäuse entfernen und etwas Fruchtfleisch mit einem Teelöffel ausschaben. Das Fruchtfleisch in kleine Stücke schneiden, mit dem Meerrettich und dem Frischkäse verrühren, die Masse in den Apel füllen, mit den Nüssen und der Kresse bestreuen und den Deckel auflegen.
Dazu gibt es Vollkornbrot.

18 g E, 10 g F, 40 g KH, 327 kcal

Apple-Pie

Für den Teig:
½ Ei
80 ml Milch (1,5% Fett)
50 g Vollkornmehl
1 Prise Salz
1 EL Öl

Für die Füllung:
80 g Magerquark
1 kleiner Apfel
1 EL Rosinen
1 TL Zitronensaft
Zimt
1 TL Honig

Das Ei mit Milch, Mehl und Salz zu einem Teig verrühren, 5 Minuten quellen lassen und anschließend in einer Pfanne mit je 1 Tl Öl 2 Pfannkuchen backen. Für die Füllung den Quark verrühren, den Apfel waschen, ¾ davon fein reiben. Rosinen, Zitrone, Zimt und Honig zugeben und alles miteinander verrühren. Je die Hälfte der Quarkfüllung auf einen Pfannkuchen streichen und zusammenklappen. Mit dem restlichen Apfelvierteln garnieren.

25 g E, 17 g F, 65 g KH, 527 kcal

Gefüllte Grapefruit

1 Grapefruit
1 Tomate (50 g)
50 g Shrimps
50 g Joghurt natur (3,5% Fett)
2 gestrichene EL Mayonnaise (50% Fett)
1 TL Tomatenketchup
2 Scheiben Vollkorntoast
10 g Butter

Grapefruit halbieren, Fruchtfleisch herausnehmen und mit der Tomate in kleine Stücke schneiden. Shrimps, Joghurt, Mayonnaise und Tomatenketchup dazugeben. Den angemachten Salat in die Grapefruithälften füllen.
Dazu gibt es Vollkorntoast mit Butter.

18 g E, 12 g F, 45 g KH, 399 kcal

Gefüllte Birne

1 mittelgroße Birne (150 g)
50 g Schichtkäse (40% Fett)
Salz, Pfeffer, Curry, Kresse
1 Scheibe Weizenvollkornbrot

Schichtkäse, Salz, Pfeffer, Kresse und Curry verrühren. Birne aushöhlen und mit der Käsecreme füllen. Dazu gibt es als Beilage Weizenvollkornbrot.

11 g E, 7 g F, 44 g KH, 288 kcal

Dickmilch Schwarzwälder Art

1 Becher Dickmilch (3,5% Fett)
1 TL Zitronensaft
1 EL Honig
125 g frische Kirschen
1 Scheibe Pumpernickel
2 Rippchen Schokolade

Die Dickmilch mit dem Honig und der Zitrone cremig rühren. Die Kirschen gut waschen und entsteinen. Den Pumpernickel zerbröseln, die Schokolade reiben oder in ganz kleine Stücke schneiden und mit dem Pumpernickel vermischen.
Die Hälfte der Dickmilch in eine Schale geben, die Pumpernickelmasse und Kirschen darüberschichten und mit der restlichen Dickmilch übergießen.
Mit ein paar Kirschen garnieren.

13 g E, 13 g F, 66 g KH, 448 kcal

Pepes Paprika

1 mittelgroße Paprikaschote (150 g)
1 kleine Tomate
50 g Gurke
30 g Gouda (45% Fett)

Für die Marinade:
1–2 EL Essig
3–4 EL Wasser
1 EL Öl
Salz, Pfeffer
gehackte Petersilie
Zucker oder Honig

3 Scheiben Knäckebrot
1 Apfel

Von der Paprikaschote den Deckel abschneiden und das Kerngehäuse entfernen. Tomate, Gurke und Gouda in Würfel schneiden, mit Essig-Öl-Marinade anmachen und in die ausgehöhlte Paprikaschote geben. Den abgeschnittenen Deckel wieder auf die Paprikaschote setzen.
Dazu gibt es Knäckebrot und den Apfel.

13 g E, 20 g F, 51 g KH, 456 kcal

Super-Zucchini

50 g Radieschen
50 g Sojasprossen
50 g Zucchini

Zitrone-Öl-Marinade:
1 Zitrone
2–3 EL Wasser
1 EL Öl
Salz, Pfeffer, Petersilie
Zucker oder Honig

2 Scheiben Graubrot (90 g)
30 g Camembert (30% Fett)

Zucchini raffeln, Radieschen in Scheiben schneiden und zusammen mit den Sojasprossen in eine Schüssel geben. Mit der Zitrone-Öl-Marinade vermengen und mit gehackter Petersilie bestreuen.
Als Beilagen gibt es das Graubrot mit Camembert belegt.

15 g E, 15 g F, 56 g KH, 436 kcal

Sirtaki-Avocado

½ kleine reife Avocado (80 g)
1 TL Zitrone
50 g Magerquark
Senf, Salz, Pfeffer
1 EL gehackte Kräuter
1 kleines Fladenbrot (70 g)
150 g frisches Gemüse

Die Avocado dünn schälen, mit der Gabel fein zerdrücken, sofort mit dem Zitronensaft verrühren, den Quark zugeben und mit den Gewürzen abschmecken, die Kräuter darüberstreuen. Fladenbrot mit der Avocadopaste bestreichen.
Dazu gibt es Gemüse Ihrer Wahl.

17 g E, 22 g F, 53 g KH, 500 kcal

Paprika-Baguette

1 Mini-Baguette, ca. 80 g
80 g Magerquark
2 Doppelrahmfrischkäse à 16 g
50 g Karotten
50 g Paprikaschoten
1 TL gehackte Kräuter
Salz, Pfeffer, Paprika
evtl. frisches Gemüse

Die beiden Enden der Baguettes abschneiden, das Brot aushöhlen und das Innere in kleine Stücke schneiden oder zupfen. Den Quark mit dem Frischkäse verrühren. Die Karotten und Paprika gut waschen, in kleine Würfel schneiden, mit den gehackten Kräutern und dem kleingeschnittenen Brot unter die Quarkmasse rühren, mit den Gewürzen abschmecken.
Die Baguette mit der Quarkmasse füllen und in Scheiben schneiden.
Dazu kann noch frisches Gemüse gegessen werden.

22 g E, 12 g F, 51 g KH, 415 kcal

Rote Bete-Kaltschale

200 g rote Bete (Glas)
50 g saure Sahne
1 TL gehackte Zwiebeln
Dill, Tabasco, Pfeffer
evtl. etwas Knoblauch
2 Scheiben Vollkorntoast (60 g)
10 g Butter
1 mittelgroße Birne

Rote Bete mit den Zwiebeln mixen. Saure Sahne unterheben und mit Dill, Tabasco, Pfeffer und evtl. etwas Knoblauch abschmecken.
Dazu gibt es Vollkorntoast mit Butter und als Nachtisch eine Birne.

11 g E, 17 g F, 63 g KH, 456 kcal

Rohkost-Lust

½ Becher Dickmilch (3,5% Fett)
1 TL Zitronensaft
1 TL Honig
1 kleine Birne
50 g blaue Weintrauben oder
1 EL Rosinen
1 kleiner Kohlrabi
1 EL gehackte Walnüsse oder
andere Nüsse
1 Sesamsemmel

Die Dickmilch mit Zitronensaft und Honig zu einer Soße verrühren. Die Birne gut waschen und grob reiben, die Weintrauben waschen und vierteln. Die Kohlrabi schälen und fein reiben. Die zerkleinerten Zutaten in die Soße geben und gut mischen. Mit den gehackten Walnüssen bestreuen.
Dazu gibt es eine Sesamsemmel.

14 g E, 14 g F, 62 g KH, 439 kcal

Dicke Tomate

3 Tomaten
50 g Salatgurke
100 g Magerquark
10 g gehackte Pistazien oder andere Nüsse
1 EL gehackte Petersilie oder Kresse
4 Scheiben Sesamknäckebrot
10 g Butter

Die Tomaten waschen, das obere Drittel als Deckel abschneiden und die Tomaten aushöhlen. Die Salatgurke waschen und grob reiben, mit dem Quark und den gehackten Nüssen, Kräutern und Gewürzen verrühren. Die Quarkmasse in die Tomaten füllen und die Deckel auflegen.
Dazu gibt es gebuttertes Knäckebrot.

21 g E, 17 g F, 39 g KH, 410 kcal

Tip: Statt Quark können Sie auch 100 g Shrimps verwenden, diese mit etwas Zitronensaft beträufeln und mit den restlichen Zutaten vermischen.

Figur- und Fit-Fenchel

1 Becher Joghurt (3,5%)
1 TL Honig
2 TL Zitronensaft
1 gehäufter TL Kokosflocken
½ Fenchelknolle (ca. 100 g)
½ Banane
1 gehäufter TL Rosinen
3 Scheiben Knäckebrot

Den Joghurt mit Honig, Zitronensaft und den Kokosflocken zu einer Soße verrühren. Die Banane grob raffeln oder in kleine Stückchen schneiden und der Soße beifügen.
Den Fenchel waschen und in ganz feine Streifen schneiden oder hobeln. Die Soße über den Fenchel geben und gut mischen. Zuletzt die Rohkost mit Rosinen garnieren. Dazu gibt es Knäckebrot.

11 g E, 9 g F, 57 g KH, 370 kcal

Tip: Statt der Banane können auch Erdbeeren (100 g) verwendet werden. Diese teils pürieren, teils in kleine Stücke schneiden.

Spargel-Crêpes

Für den Teig:
½ Ei
80 ml Milch (1,5% Fett)
50 g Vollkornmehl
1 Prise Salz
Kräuter der Provence
1 EL Öl

Für die Füllung:
1 kleine Dose Stangenspargel
(160 g Einwaage)
2 dünne Scheiben Edamer (30% Fett)
Pfeffer
1 TL gehackte Kräuter
1 Tomate

Ei, Milch, Mehl, Salz und die Kräuter der Provence zu einem Pfannkuchenteig verrühren, ca. 5 Minuten quellen lassen und anschließend in einer Pfanne mit je 1 TL Öl 2 Pfannkuchen backen. Diese noch heiß mit je 1 Scheibe Käse belegen, darauf die Hälfte des Spargels verteilen, etwas pfeffern und mit gehackten Kräuter bestreuen. Die Pfannkuchen zusammenrollen, in der noch warmen Pfanne kurz ziehen lassen und mit Tomatenschnitzen garniert servieren.

25 g E, 22 g F, 47 KH, 500 kcal

Brot »Surprise«

½ Becher Joghurt (3,5% Fett)
1 Scheibe Schnittkäse
(30% Fett)
½ rote Paprikaschote
1 Essiggurke
Salz, Pfeffer
5 Blätter Endiviensalat
2 dünne Scheiben Vollkornbrot
10 g Butter
1 TL gehackte Kräuter

Joghurt gut verrühren und den in kleine Würfel geschnittenen Käse unterheben.
Paprika waschen und in kleine Würfel schneiden. Die Essiggurke ebenfalls klein würfeln. Beides unter den Joghurt rühren und mit Salz und Pfeffer abschmecken.
Den Endiviensalat gut waschen, abtropfen lassen und in feine Streifen schneiden.
Das Vollkornbrot mit Butter bestreichen, mit Endiviensalat belegen und den Käsesalat darauf verteilen, mit Kräutern garnieren.

17 g E, 16 g F, 44 g KH, 409 kcal

Erdbeer-Fenchel-Rohkost

150 g Erdbeeren
100 g Fenchel
70 g Dickmilch
Zitronensaft
5 g Honig
1 Mohnstange (70 g)
10 g Butter

Erdbeeren in dünne Scheiben schneiden, Fenchel fein zerkleinern. Mit Dickmilch, Zitronensaft und Honig vermengen. Dazu gibt es eine gebutterte Mohnstange.

11 g E, 12 g F, 68 g KH, 439 kcal

Herzhaftes und Gesundes

Gorgonzola-Gemüse-Dip

30 g Gorgonzola
½ Becher Magerjoghurt (75 g)
Zitrone, Pfeffer, Senf
1 TL Kräuter
1 kleiner Chicorée (ca. 100 g)
½ Karotte (ca. 50 g)
1 kleine Paprikaschote (ca. 80 g)
1 Scheibe Roggenvollkornbrot

Gorgonzola mit einer Gabel zerdrücken und mit dem Joghurt verrühren. Die gehackten Kräuter zufügen und mit den Gewürzen abschmecken.
Gemüse putzen und waschen, die Karotten in Scheiben, die Paprika in grobe Streifen schneiden. Das Gemüse mit Dip zum Brot essen.

17 g E, 11 g F, 38 g KH, 366 kcal

Chef-Sandwich

30 g Lachsschinken
1 Salatblatt (groß)
2 mittelgroße Essiggurken
1 EL Kresse
2 Scheiben Bauernbrot (90 g)
10 g Butter
1 Glas Tomatensaft (200 ml)

Bauernbrote mit Butter bestreichen. Eine Scheibe mit Salatblatt, Lachsschinken, Kresse und Gurkenscheiben belegen. Die andere Scheibe darauf klappen.
Dazu gibt es den Tomatensaft.

14 g E, 11 g F, 58 g KH, 417 kcal

Schinken-Spargel-Toast

2 Scheiben Vollkorntoastbrot
5 g Butter
2 dünne Scheiben Emmentaler (30 g)
1 kl. Dose Stangenspargel
(160 g Einwaage)
2 Scheiben Lachsschinken
Pfeffer, Paprika
1 TL Schnittlauch
1 Stück Obst

Den Vollkorntoast evtl. vortoasten, mit der Butter dünn bestreichen, jeweils mit einer Scheibe Käse und der Hälfte der abgetropften Stangenspargel belegen. Den Lachsschinken in kleine Würfel schneiden, mit den Schnittlauchröllchen vermischen, mit Pfeffer und Paprika würzen und über den Spargel verteilen.
Als Nachtisch gibt es Obst Ihrer Wahl.

21 g E, 18 g F, 46 g KH, 421 kcal

Spiegeleiburger

1 Vollkornbrötchen
1 TL Senf
2–4 Salatblätter
1 große Tomate
Pfeffer
100 g Salatgurke oder Essiggurke
1 Ei
1 TL Öl
1 Stück Obst

Das Brötchen halbieren, die untere Hälfte mit Senf bestreichen, darauf die Salatblätter und die in Scheiben geschnittene Tomate legen, die Tomate pfeffern. Das Öl in der Pfanne erhitzen, das Ei in die Pfanne schlagen und backen, anschließend auf die Tomate legen, die in Scheiben geschnittene Gurke darüberschichten, mit der oberen Brötchenhälfte abdecken. Dazu gibt es Obst.

15 g E, 15 g F, 50 g KH, 400 kcal

Camemburger

1 Kümmelstange
5 g Butter
1 Tomate
50 g Camembert (30% Fett)
2 mittelgroße Essiggurken
1 EL Tomatenketchup
1 EL Kresse

Die Kümmelstange längs halbieren, die untere Hälfte mit Butter bestreichen, mit der in Scheiben geschnittenen Tomate belegen, Camembertstreifen darübergeben. Die Essiggurke in Scheiben schneiden und auf den Käse legen.
Die obere Hälfte der Kümmelstange mit Tomatenketchup bestreichen, mit der Kresse bestreuen und die belegte untere Hälfte damit abdecken.

17 g E, 11 g F, 47 g KH, 386 kcal

Heringburger

2 eingelegte Heringe (50 g)
1 Salatblatt
1 EL Mixed Pickles (50 g)
1 Vollkornsemmel
10 g Butter
1 mittelgroßer Apfel

Vollkornsemmel aufschneiden und mit Butter bestreichen. Die untere Hälfte mit dem Salatblatt, Mixed Pickles und Fisch belegen und mit der anderen Semmelhälfte abdecken.
Als Nachtisch gibt es einen Apfel.

13 g E, 17 g F, 47 g KH, 415 kcal

Secretary-Shrimps

2 Scheiben Pumpernickel
40 g körniger Frischkäse
2 Radieschen (ca. 15 g)
50 g Shrimps
Dill

Pumpernickel mit Frischkäse, Shrimps und Radieschen belegen und mit Dill garnieren. Wer möchte, kann ein paar Tropfen Zitronensaft darüberträufeln.

20 g E, 4 g F, 41 g KH, 298 kcal

Die schnellen Sardellen

2 kleine Roggenbrötchen
5 g Butter
1 EL Magerquark
4 große Salatblätter
2 Tomaten
Pfeffer
8 Sardellenfilets, abgetropft, abgetupft
1 TL gehackte Petersilie

Die Brötchen halbieren, obere Hälfte mit Butter, untere Hälfte mit Quark bestreichen. Auf die untere Hälfte 2 Salatblätter legen, darauf die in Scheiben geschnittenen Tomaten geben und pfeffern. Auf jedes Brötchen 4 Sardellenfilets legen, mit der Petersilie bestreuen und mit den oberen Brötchenhälften abdecken.

21 g E, 14 g F, 53 g KH, 455 kcal

Fisch im Feld

50 g geräucherte Forelle
2 Scheiben Vollkorntoast
1 Portion Doppelrahmfrischkäse (15,6 g)
5 g Meerrettich
50 g Feldsalat
1 Birne

Essig-Öl-Marinade:
1–2 EL Essig
3–4 EL Wasser
1 TL Öl
Salz, Pfeffer, Senf
Zucker oder Honig

Feldsalat putzen und waschen. Essig-Öl-Marinade herstellen und über den Salat geben. Geriebener Meerrettich zur geräucherten Forelle reichen.
Als Beilage gibt es zwei Scheiben Vollkorntoast mit Frischkäse und als Nachtisch eine Birne.

17 g E, 15 g F, 51 g KH, 430 kcal

Kater Karlo

80 g Matjesfilet
1 kleine Zwiebel
1 kleiner Apfel
½ Becher Joghurt 1,5%
1 EL Essig
Pfeffer
1 Semmel
2 Mandarinen

Joghurt und Essig, Pfeffer, feingeschnittene Zwiebel und Apfel verrühren. Fertige Salatsoße über das Matjesfilet geben.
Dazu gibt es die Semmel und als Nachtisch die Mandarinen.

21 g E, 21 g F, 58 g KH, 534 kcal

Kluge Pute

50 g Endiviensalat
100 g Orangenspalten
1 EL gehackte Mandeln
¼ Becher saure Sahne
1 TL Zitronensaft
etwas Ketchup, Salz, Pfeffer
Paprika edelsüß, Zucker
oder Honig
50 g Putenschnitzel
60 g Baguette
10 g Butter
1 kleiner Apfel

Gewaschenen Endiviensalat in 2 cm breite Streifen schneiden. Orangenspalten und gehackte Mandeln darübergeben. Saure Sahne mit Zitronensaft, Salz, Pfeffer, Paprika edelsüß, Ketchup und Zucker oder Honig verrühren. Salatsoße erst kurz vor dem Servieren unter den Salat heben. Als Beilagen gibt es Putenschnitzel und Baguette mit Butter und als Nachtisch den Apfel.

21 g E, 18 g F, 60 g KH, 507 kcal

Country-Salat mit Fleisch

30 g gekochtes Rindfleisch (Kamm)
120 grüne Bohnen (Dose)
2 Tomaten (ca. 100 g)
20 g gehackte Zwiebeln

Für die Essig-Öl-Marinade:
1–3 EL Essig
3–4 EL Wasser
1 EL Öl
Salz, Pfeffer, Petersilie,
Zucker oder Honig

1 Roggensemmel
5 g Butter
½ Grapefruit

Tomaten, Zwiebeln und Rindfleisch in Würfel schneiden. Mit den grünen Bohnen und der Essig-Öl-Marinade anmachen. Dazu gibt es Roggensemmel mit Butter und als Nachtisch Grapefruit.

13 g E, 16 g F, 33 g KH, 337 kcal

Wiener wie noch nie

1 kleines Paar Wiener Würstchen (70 g)
1 kleine Zwiebel
½ rote Paprikaschote (80 g)
50 g Essiggurken

Für die Marinade:
1–2 EL Essig
3–4 EL Wasser
1 TL Öl
Salz, Pfeffer, Oregano
Zucker oder Honig

2 Vollkornsemmeln
1 Kiwi

Wiener Würstchen in Scheiben schneiden. Gurke, Paprika und Zwiebeln würfeln. Vorbereitete Zutaten mit Essig-Öl-Marinade vermengen.
Als Beilage gibt es zwei Vollkornsemmeln mit Butter und als Nachtisch die Kiwi.

20 g E, 21 g F, 55 g KH, 515 kcal

Chicoréeschiffchen

1 mittelgroßer Chicorée
1 Scheibe gekochter Schinken oder
4 Scheiben Lachsschinken
1 Essiggurke
½ rote Paprikaschote
1 gestrichener EL Mayonnaise (50% Fett)
1 EL Tomatenketchup
Pfeffer, Salz, Essig
1 Vollkornbrötchen

Den Chicorée waschen, halbieren, den Strunk entfernen, einen Teil des Inneren herauslösen und in feine Streifen schneiden. Den Schinken und die Essiggurke fein würfeln, die Paprika waschen und ebenfalls in kleine Würfel schneiden. Die kleingeschnittenen Zutaten mit der Mayonnaise und dem Ketchup mischen, mit den Gewürzen abschmecken und in die Chicoréehälften füllen.
Dazu gibt es ein Vollkornbrötchen.

16 g E, 13 g F, 38 g KH, 333 kcal

Obatzter

40 g Camembert (45% Fett)
30 g Magerquark
½ kleine Zwiebel
Salz, Pfeffer, Paprika
evtl. etwas Senf
1 Vollkornbrezel
150 g Rettich oder
Radieschen
5 g Butter
1 Stück Obst

Den Camembert mit einer Gabel fein zerdrücken und mit dem Quark verrühren. Die Zwiebel schälen und in kleine Würfel schneiden, zum Quark geben und die Masse mit den Gewürzen, vor allem reichlich Paprika, abschmecken. Den Obatzten mit der Brezel und dem Gemüse servieren. Als Nachtisch gibt es Obst.

19 g E, 13 g F, 52 g KH, 454 kcal

Tip: Wenn der Obatzter etwas durchgezogen ist, schmeckt er besonders gut.

Kräftig deftig

2 Harzer Rollen (60 g)
1 EL gehackte Zwiebeln
1 EL Öl
1 EL Essig
Salz, Pfeffer, Paprika edelsüß,
Zucker oder Honig
2 Scheiben Pumpernickel (80 g)
1 Apfel

Harzer Käse in Scheiben schneiden. Essig-Öl-Marinade aus Essig, Wasser, Salz, Pfeffer, Öl und Honig oder Zucker herstellen. Die Marinade mit den gehackten Zwiebeln über den Käse geben und mit Paprika edelsüß bestreuen. Als Beilage gibt es Pumpernickel und als Nachtisch einen Apfel.

22 g E, 16 g F, 61 g KH, 500 kcal

Zucchini mit Biß

200 g Zucchini
20 g gekochter Schinken
50 g Quark (40% Fett)
1 EL Joghurt
evtl. etwas Essig
Salz, Pfeffer, Paprika edelsüß
Schnittlauch, geschnitten
1 Fladenbrot (70 g)
1 Orange

Zucchini waschen, längs halbieren und das Kernhaus mit einem Teelöffel herauslösen. Schinkenwürfel, Quark, Joghurt, Salz, Pfeffer, Paprika edelsüß, Schnittlauch und ein Schuß Essig verrühren. Die ausgehöhlte Zucchini mit dem Schinkenquark füllen.
Dazu gibt es das Fladenbrot und als Nachtisch die Orange.

20 g E, 15 g F, 63 g KH, 486 kcal

Tip: Statt der Zucchini kann man sehr gut eine Tomate oder Gurke füllen.

Omelett Provence

3 mittelgroße Tomaten
1 TL Olivenöl
Salz, Pfeffer
Kräuter der Provence
1 Ei
1 EL Wasser
1 EL Vollkornmehl
1 TL gehackter Schnittlauch
1 große Scheibe Vollkornbrot

Die Tomaten gut waschen, den Strunk entfernen, in kleine Schnitze schneiden und mit den Gewürzen in dem Olivenöl kurz andünsten.
Das Ei mit dem Wasser und Mehl gut verschlagen, über die Tomaten gießen und bei milder Hitze stocken lassen. Mit den Schnittlauchröllchen und den Kräutern bestreuen.
Dazu gibt es ein kräftiges Vollkornbrot.

16 g E, 13 g F, 45 g KH, 376 kcal

Krisen können einen ganz schön schaffen – aber Sie schaffen die Krisen

Verschont wird keiner. Die Göttin der Krisen hat für jeden von uns etwas in ihrem Füllhorn. Und das Schlimme ist, daß eine Krise meistens die nächste nach sich zieht. Wer mit einer unglücklichen Liebe fertig werden muß, braucht auf gesundheitliche Probleme nicht lange zu warten. Psychologen nennen dies »psychosomatische Dynamik«. Dies ist dann die einzige Dynamik, die man noch hat. Kein Wunder, wenn auch die Habenseite des Bankkontos schwindsüchtig wird. Diese negative Kettenreaktion läßt sich mit einem Bild deutlich machen, mit einem Stein, den man ins Wasser wirft. Die Reaktion darauf ist eine Kreiswelle, die immer größer wird, bis sie endlich ihre Kraft verloren hat, um wieder Teil des ruhigen Wassers zu sein. Die Krise kann aber auch auf der ganz anderen Seite beginnen, zum Beispiel mit einer plötzlichen Krankheit. Da zeigt sich, was eine Partnerschaft wert ist. Oft kommt es zur Zerreißprobe, weil der kranke Partner dann nicht mehr der strahlende Held oder die schöne Göttin ist. Das Partnerschaftsbild bekommt einen Riß, und es wird sich bald herausstellen, ob die Liebe mehr war, als ein Geschäft auf Gegenseitigkeit: Du gibst mir deine Schönheit, ich gebe dir deine Vitalität. Damit muß man fertig werden, besonders wenn man krank und innerlich tief verletzt zurückbleibt.

Keine Angst, mit Wellness geht alles. Es gibt kein Schicksal und keine Krise, die Sie mit Wellness nicht schaffen könnten.

Mit Wellness locker aus der Krise

»Der Weg ist das Ziel«, heißt es in der Lehre des Zen-Buddhismus. Bezieht man dies auf Ihre Lebenskrise, so wird eines deutlich: Es kommt nicht nur darauf an, daß man die Krise übersteht, sondern auch, daß man aus ihr Gewinn schöpft, statt mutlos zu werden. Denn wenn die Hoffnungslosigkeit zum Weggefährten wird, gesellen sich sehr rasch noch andere Kumpane hinzu, die nicht nur den Neuaufstieg verhindern, sondern den totalen Abstieg beschleunigen, gemeint sind Alkohol und Nikotin. Damit glaubt man zwar auch locker durch die Krise kommen zu können, weil man den feinen Sinn für die Realität verliert, doch man bleibt »locker« darin stecken und kommt mit eigener Kraft nicht mehr heraus.

Eine große Lebenskrise darf nicht unterschätzt werden. Sie ist vergleichbar mit einem Labyrinth. Kaum glaubt man endlich den Ausgang gefunden zu haben, war es wieder eine verschlossene Tür. Heraus findet man nur, wenn man auf den verschlungenen Wegen des Labyrinths jene Sinne reaktiviert, die uns zu jenem Zeitpunkt abhanden gekommen sind, als wir uns mit blinden Augen in den »Garten der Irrwege« wagten. Sehen wir die Krise als eine Regenerationskur an mit beträchtlichem Risiko und außergewöhnlichen Chancen. Es liegt jetzt an uns selbst, die Chancen zu nutzen und die Risiken zu meiden.

Das sind die Risiken:

Resignation als Auslöser für Verarmung und gesundheitliche Risiken, Aggressivität und Haß auf die Gesellschaft – ein weiterer Faktor, der innere Blockaden in uns aufbaut. Verbitterung und Verlust des Selbstbewußtseins.

Jedes Extrem schadet: Der Aggressive weist die Schuld anderen zu. Der Resignierte lädt alle Verantwortung auf seine Schultern. Beides verhindert den Neuaufstieg.

Das sind die Chancen:

Endlich die Angst vor der eigenen Courage ablegen, und entschlossen nach vorne stürmen. Das Leben aus einem anderen

Blickwinkel betrachten. Man wird mit der Vergänglichkeit des Menschseins konfrontiert und lernt so, unsere diesseitige Existenz gelassener zu betrachten. Wir sind plötzlich leichter in der Lage, mehr mit dem Herzen zu »sehen«, Menschliches, Allzumenschliches zu verzeihen und jeden Tag als eine Kostbarkeit zu empfinden. Wir lernen auch, den Erfolg mit einer gewissen Distanz anzusteuern, und behalten so den kühlen Kopf. Plötzlich wissen wir, daß Gesundheit ein Gut ist, das man jeden Tag aufs neue erwerben muß. Und daß ein treuer Weggefährte mehr wert ist als die Erfüllung einer Traumvision, die in jenem Moment ihre schillernde Faszination verliert, wo sie zur Realität wird.

Wellness - was ist das?

Mit Wellness leben heißt, trotz der vielen Widerstände, Erfolgsverhinderer und Dünnbrettbohrer positiv zu bleiben und unbeirrbar seinen Weg zu gehen. Mit Wellness können Sie dies völlig autonom lernen, ohne plötzlich Mitglied einer jener Sekten zu sein, die nicht nur unser Gehirn entrümpeln wollen, sondern auch unsere Brieftasche. Der Mensch muß geistig frei bleiben, um langfristig überleben zu können. Wellness ist also nicht mehr als eine Hilfe zur Selbsthilfe. Letztendlich können nur Sie selbst sich aus dem Labyrinth Krise führen.

Dafür brauchen Sie aber auch die Früchte des Erfolges mit niemand anderem zu teilen. Eine Sekte würde Ihnen zwar das Gefühl der Geborgenheit geben, Sie aber auch gleichzeitig in eine Abhängigkeit führen. Die Reihe der Fortbildungskurse, die man nach und nach durchlaufen müßte, ist so kostspielig, daß man entweder in eine neue finanzielle Krise gerät oder gleich seine Persönlichkeit aufgibt. Wer einmal in diesem Teufelskreis drinsteckt, kann sich nur schwer wieder lösen. Zum einen deshalb, weil er eine geistig-seelische Verbindung eingegangen ist. Zum anderen, weil jede Sekte ihre Mitglieder nach allen Regeln der Manipulation zu halten versucht.

Ich kenne einen Mann, der als Managerberater sehr erfolgreich ist, aber jede hart verdiente Mark wieder seiner Kirche zufließen läßt. Dieser Mann befindet sich sowohl wirtschaftlich als auch geistig-seelisch in einer Abhängigkeit, die nicht gutgehen kann. Jede Institution, ob Kirchen oder Regierungen, unterliegt negativen Einflüssen und Veränderungen. Deshalb sollte der einzelne Mensch sein mittel- und langfristiges Überlebenskonzept nur seiner eigenen »inneren Führung« überantworten.

Der einzelne Mensch muß frei bleiben, damit die Gesellschaft es auch kann, und er muß Krisen bewältigen können.

Den Weg aus dem Labyrinth der Krise schaffen Sie locker und leicht, wenn Sie die Wellness-Gesetze anwenden

Das Gesetz der Anziehungskraft

Ihre Krise entwickelt sich. Gestern hat Ihre Freundin oder Ihr Freund Sie verlassen. Oder noch schlimmer - Ihr Ehepartner. Ihre Seele leidet Höllenqualen, und Sie wünschen sich mehr den Tod als das Leben. Denn Ihr Ego behauptet unerschütterlich, daß Sie ohne diesen Menschen nicht leben können. Und je stärker Sie dies Ihrem Unterbewußtsein einprägen, desto länger wird Ihre private Krise dauern. Erstens schaffen Sie mit dieser seelischen Konstellation keine Anziehungskraft, um den geliebten Partner wieder zurückzuholen. Und zweitens blitzen Sie auch bei anderen Menschen ab. Ihre Anziehungskraft ist umgepolt: statt positiv ist sie negativ. Das ist auch der Grund, warum wir in diesen Phasen immer nur Menschen kennenlernen, die sich auch in einem Tief befinden. Die Aura des Menschen besteht aus Energie, die sich durch viele Lichtteilchen manifestiert. Anhand der Kirilan-Fotografie läßt sich die Aura jedes Menschen »einfangen«. Mittlerweile gibt es sogar medizinische Diagnosegeräte, die durch das Fotografieren der Fingeraura Rückschlüsse auf Krankheitsherde zulassen.

Anziehungskraft ist also keine abstruse Erfindung von Esoterikern, sondern eine im Menschen vorhandene Energie, die völlig autonom auf andere Menschen wirkt und auch nach innen gerichtet Positives oder Negatives bewirken kann.

Wer dies akzeptiert, wird wie von selbst einsehen, daß Leiden, Trauern und Traurigsein nichts Spirituelles ist, sondern nur ein Ausdruck von Mutlosigkeit. Fazit: Je schlechter es einem geht, desto mehr Lebensfreude braucht man. Traurigkeit ist ein inneres Messer, das am Lebensnerv ritzt. Wie man Anziehungkraft aufbaut, erfahren Sie in den folgenden Kapiteln.

Das Gesetz der Angst

Alles hat seine zwei Seiten. Einerseits ist Angst ein wichtiges Regulativ, um sich nicht durch ein falsches und dummes Heldentum in Gefahr zu begeben und darin umzukommen. Aber andererseits ist Angst im Sinne von Selbstzweifel der Auslöser für eine Programmierung zum Mißerfolg. Alles, wovor wir Angst haben, daß es mißlingt, wird auch diesem Gesetz folgen. Wir selbst schaffen die Voraussetzungen dafür. Unbewußt geben wir unserem Unterbewußtsein den Befehl, alles zu tun, damit sich die Angstprophezeiung erfüllt. Die daraus entstehende Dynamik ist eines der Gesetze des Lebens. In dem Moment, wo das Glaubenspotential an uns selbst schwindet, schwindet auch unser Glück, die Freunde gehen, die Geschäftspartner haben kein Vertrauen mehr, oder der Chef ist plötzlich enttäuscht von uns. Warum? Wir nehmen vorweg, was kommen wird. Wer sich wie ein Verlierer verhält, wird auch von anderen dafür gehalten - und letztendlich Verlierer sein.

Angst ist auch der große Verhinderer. Weil wir Angst haben, verschließen wir uns den Möglichkeiten, die unser Leben bereichern würden. Es ist so, als zöge man einen Kreis um sich herum, den man sich nicht zu verlassen traut. Nur wer die Angst überwindet, schafft so den Schritt aus dem Kreis und den Sprung in ein erfüllteres Leben. Wer Angst hat, seine Krise nicht zu überstehen, wird so lange daran leiden, bis er entweder die Angst bezwungen hat oder vollends in die Abhängigkeit geraten ist. Damit ist sowohl die Abhängigkeit vom Sozialamt denkbar als auch die Abhängigkeit vom Lebenspartner oder von einem Genußgift. Denn Zigaretten, Alkohol und Drogen sind nichts anderes als Dämpfer gegen die Angst. Wer von dieser Sucht loskommen will, muß zuerst von der Angst freikommen, von der Angst vor dem

Leben, von der Angst vor dem Tod, von der Angst vor der Angst. Wie dies möglich wird, erfahren Sie im Laufe der nächsten Kapitel.

Das Gesetz des Loslassens

Wer nicht loslassen kann, verstößt gegen eines der Urgesetze des Kosmos. Er mißachtet, daß das Leben einem Fluß gleicht, in dem es nicht nur Strömung gibt, sondern auch Wirbel. Um aus so einem Wirbel herauszukommen, darf man sich nicht gegen die Strömung stemmen, sondern muß die Strömung nutzen.

Der Fluß des Lebens trägt uns ein gutes Stück und spült uns an anderer Stelle wieder an Land. Und plötzlich haben wir wieder festen Boden unter den Füßen - aber vielleicht in einem anderen Beruf, in einer anderen Partnerschaft oder auf einem anderen Kontinent. Möglich ist alles, wenn wir es nur gewähren lassen. Wirbel, die symbolhaft gesehen nichts anderes sind als Konflikte, sollten unsere Trägheit durcheinanderwirbeln, um einen ungesunden Zustand zu beenden. Loslassen bedeutet auch geistig frei werden von Lebenspartnern, die der Vergangenheit angehören und nichts anderes waren als Wegpartner. Durch diese Beziehungen sollten wir lernen, und wenn es »nur« das Loslassen ist. Ohne Loslassen kein Neubeginn. Menschen, die glauben, einen Partner für alle Fälle in der Hinterhand halten zu können, um dann von sicherer Position aus den Richtigen zu finden, irren gewaltig. So wird niemand zu einem Idealpartner kommen, weil er sich ganz anders verhält, als wenn seine Seele absolut frei wäre. Erst wenn man wirklich etwas mit ganzem Herzen aufgibt, kann man auch Neues mit ganzem Herzen entgegennehmen und halten. Die Unfähigkeit loszulassen ist eine der Hauptursachen, warum viele Menschen nicht aus ihrer Krise kommen. Anhand von Beispielen erfahren Sie im Laufe der nächsten Kapitel, wie man das Loslassen lernen kann.

Loslassen oder halten? Ihre innere Stimme sagt Ihnen, was zu welchem Zeitpunkt richtig ist

Alle esoterischen Bücher und Ratgeber haben einen gravierenden Nachteil: Es werden Regeln aufgestellt, die dem Menschen das Denken, Fühlen und Agieren abnehmen wollen. Völlig verkehrt. Ganz im Gegenteil. Das beste Beispiel ist die Gesetzmäßigkeit des Loslassens und des Haltens. Der Mensch muß beides können, das eine und das andere im richtigen Moment. Und darauf kommt es an. Angenommen, Sie sind unsterblich in einen Menschen verliebt, der aber ist partnerschaftlich gebunden. Sie wissen, daß man nie eine Partnerschaft aus egoistischen Gründen trennen soll, also ist Loslassen das Gebot der Stunde. Und selbst wenn Sie nie etwas über diesen esoterischen Grundsatz gelesen hätten, spüren Sie, daß Sie jetzt das völlig Falsche tun würden.

Der Zufall will es so, daß Sie diesen Menschen, von dem Sie sich innerlich losgelöst haben, nach einem halben Jahr wieder treffen. Jetzt ist er frei, und Sie sind es auch. Und wenn jetzt noch der Funke überspringt, dann sollten Sie »zugreifen« und halten. Funktionieren kann das aber nur, wenn Sie wirklich in diesem halben Jahr von diesem Menschen völlig frei geworden sind. Denn wenn Sie zwar äußerlich loslassen, aber in Form einer platonischen Liebe innerlich festhalten, haben Sie mittlerweile so viel Energie in diesen Menschen investiert, daß Sie ihn am Tag X gar nicht mehr lieben können. Loslassen und Halten setzt also voraus, daß man sich selbst gegenüber absolut ehrlich ist. Denn – Ihr Unterbewußtsein können Sie niemals belügen.

Und es setzt voraus, daß man wieder lernt, auf die innere Stimme zu hören. Lernen Sie das Pendeln, dann können Sie den Dialog mit Ihrer inneren Stimme vertiefen.

Das Gesetz der autonomen Emotion

Viele Konflikte entstehen, weil wir unsere Gefühle nicht unter Kontrolle bringen. In einem Streitgespräch ergibt es sich, daß wir unseren Gesprächspartner als kleinkariert bezeichnen. Eigentlich keine schlimme Beschimpfung, aber bei ihm löst dies gewaltige autonome Emotionen aus. Vielleicht, weil seine Frau dies zu ihm sagte, als sie sich von ihm trennte. Auf diese Weise entstehen tagtäglich autonome Reaktionen, die bei anderen Menschen zu Aggression und Verbitterung führen. Ein Wunder, daß es nicht noch mehr Handgreiflichkeiten und Konflikte gibt.

Jeder Mensch ist von seiner Psychostruktur her besonders »gewickelt«. Einer der entscheidenden Gründe, warum menschliche Kommunikation grundsätzlich unperfekt bleiben muß. Jeder hat bei dem gleichen Wort unterschiedliche Assoziationen und gefühlsmäßige Bindungen.

Stellen Sie sich den Streit eines Ehepaares vor, in dem eine autonome (nicht verhinderbare) Emotion auf die andere folgt. Das Ende vom Lied heißt tiefe Verletzung und eine Mauer der Unversöhnlichkeit. Hätte ein Dritter dieses Paar vor den autonomen Emotionen gewarnt, wäre aus einer kleinen Meinungsverschiedenheit nicht ein Ehedrama mit Scheidungsdynamik geworden. Die autonome Emotion ist ein Teufel in uns, der vor allem dann zu Hochform aufläuft, wenn wir ohnehin in einer Krise stecken. Und zwar deshalb, weil die Krise an sich unser Ego schon ausreichend verletzt hat. Jeder weitere Tropfen Mißachtung bringt unser Faß mit den autonomen Emotionen zum Überlaufen. Dies ist zwar eine Erklärung, aber keine Entschuldigung. Wer in der Krise steckt, muß zuerst seine autonomen Emotionen zügeln lernen.

Bei Schulden zum Beispiel können autonome Emotionen lebensbedrohend sein. Die ständigen Attacken der Gläubiger in Form von Schuldeintreibungen (Gerichtsvollzieher) fordern autonome Emotionen geradezu heraus. Dies kann zum herz- und kreislaufbelastenden Dauerstreß werden. Dagegen hilft nur eine Betrachtungsweise (Unlearning) und autogenes Training. Es ist schon vorgekommen, daß so ein armer geplagter Schuldner auf den Briefträger losgegangen ist, weil dieser wieder mal einen gerichtlichen Mahnbescheid brachte.

Wie Sie das Problem mit den autonomen Emotionen in den Griff bekommen, erfahren Sie durch viele Beispiele in den nächsten Kapiteln.

Das Gesetz des abgeschlossenen Zyklus

Ein nicht beendeter Konflikt bindet Energie, ohne daß es uns bewußt wird. Unser Unterbewußtsein ist so lange belastet, bis der Zyklus abgeschlossen ist. Beispielsweise müssen Sie einen Brief an Ihren Gläubiger schreiben, damit er Ihnen die Schuldabzahlungsfrist verlängert. Sie schieben dies aber immer wieder vor sich her, weil so etwas keinen Spaß macht. Jedoch wäre dies ein wichtiger Erfahrungszyklus in der Schule des Lebens. Da Sie es aber vorerst nicht tun, müssen Sie die mahnende Stimme aus Ihrem Unterbewußtsein ständig verdrängen. Verdrängen kostet Energie, weil Sie so immer mit einem latenten Streß leben und diesen ausgleichen müssen. Abgesehen von der notwendigen Kompensationsenergie, wird der Energiestrom Ihrer Seele blockiert. Die Folge: Depressionen und mangelnde Antriebskraft für neue Dinge. Ein nicht abgeschlossener Zyklus kann ebenso eine Situation sein, in der ein Paar bereits getrennt lebt, aber immer noch die gemeinsamen Räume bewohnt. Dies ist ein nicht abgeschlossener Zyklus, der beide blockiert, zu sich selbst zu finden oder eine neue Partnerschaft aufzubauen.

Das Gesetz des »Rollenspiels«

Da Sie vielleicht schon mitten in einer privaten Krise stecken, wären weitere Konflikte geradezu Gift für Sie. Verständlicherweise haben Sie keine Kraft, noch mehr auf sich herumtrampeln zu lassen. Ganz gleich, ob's um Geld oder um die Partnerschaft geht. Außerdem ist Ihr persönlicher Gerechtigkeitssinn jetzt schärfer denn je.

Wie kann man also vorgehen, um einen Vertrag, eine Abmachung oder einen Entschluß so zu fassen, daß man gute Chancen auf Erfolg hat, ohne dabei Federn zu lassen? Das Rollenspiel – die Amerikaner nennen es »both side thinking« – ist ein hervorragender Schlüssel dafür. Sie stellen sich vor, der andere zu sein, der Ihren Vorschlag akzeptieren soll. Seien Sie ganz ehrlich. Würden

Sie dies an seiner Stelle akzeptieren? Keine Probleme - o.k. - dann werden Sie Ihre Sache auch überzeugend genug vertreten können. Stellen sich jedoch Zweifel bei Ihnen ein, so wird Ihr Gegenüber diesen Zweifel spüren. Und er wird durch gewisse Schwingungen Ihrer Aura ein negatives Gefühl haben. Ändern Sie gleich Ihren Vorschlag, um unerfreulichen Diskussionen auszuweichen, die letztendlich ein totales Scheitern der Verhandlung zur Folge haben könnte. Denn nichts ist für einen anderen Menschen so verletzend, als wenn er sich als ein Mensch fühlen muß, den man für so schwach hält, daß man ihn übers Ohr hauen kann. Es wäre kein Wunder, wenn die bei ihm erzeugten autonomen Emotionen zu einem Dialog führen würden, der einen weiteren persönlichen Kontakt um Monate unterbinden würde. Und das ist genau das, was Sie nicht brauchen können, wenn Sie in einer Krise stecken. Denn da braucht man meistens schnelles Geld oder schnelle Entscheidungen. Die einzige Voraussetzung, um »both side thinking« zu beherrschen, ist absolute Ehrlichkeit. Kein Problem - oder?

Das Gesetz der positiven Kommunikation

Um dieses Gesetz verstehen und nutzen zu können, sollten Sie mit mir einen kleinen Ausflug in die Transaktionsanalyse unternehmen. Das klingt komplizierter, als es ist. Eric Berne hat zusammen mit Thomas A. Harris die Transaktionsanalyse wissenschaftlich begründet und in der Praxis erprobt. Kommunikation kann grundsätzlich auf drei Ebenen ablaufen:

Ebene a): »Eltern-Ich«
Ebene b): »Erwachsenen-Ich«
Ebene c): »Kindheits-Ich«

Es finden zwischen Dialogpartnern sogenannte Transaktionen (geistige Bewegungen) statt. Warum eine Transaktion auf mittlerer Ebene **(b)** immer harmonischer ist als über Kreuz, läßt sich leicht erklären, wenn Ihnen die Begriffe »Eltern-Ich«, »Erwachsenen-Ich« und »Kindheits-Ich« geläufig sind.

Das »Kindheits-Ich« ist die schöpferische Seele in uns.

Sie ist verletzlich (kindhaft), aber auch spontan, hoffnungsvoll und verspielt.

Gebildet hat sich das »Kindheits-Ich« im Alter zwischen 1 und 5 Jahren. In dieser Zeit speicherte unser Unterbewußtsein Tausende von Eindrücken: gute und schlechte, ermunternde und blockierende, schöne und häßliche. So, wie unsere Kindheit war, so ist auch unser »Kindheits-Ich« im Erwachsenenalter. Letztendlich entscheidet es darüber, ob wir herzlich sein können, kreativ und voller Hoffnung. Es kann aber auch eine negative Kehrseite haben: infantiles Verhalten im Erwachsenenalter. Zum Beispiel, daß man bei einer schweren Krise sich wie ein Kind verhält und sich auf die »Zuschauerbank« begibt, obwohl man der Hauptakteur ist. Man überläßt dann anderen, was mit einem geschehen wird. Das ist das Gegenteil von Konfliktbewältigung. Übrigens werden im Kindheits-Ich auch die autonomen Emotionen erzeugt. Wir fühlen uns verletzt und wissen oft nicht warum. Die autonomen Emotionen kommen aus dem Unterbewußtsein.

»Das Eltern-Ich« ist der Gegenspieler des Kindheits-Ichs.

Es hat sich zwischen dem 5. und 20. Lebensjahr gebildet, sozusagen aus der langen Kette der vielen Anweisungen an unseren Verstand. Zuerst waren es die Eltern, die unserem Eltern-Ich den Weg zeigten zu einem Verhalten, das exakt den Normen der Gesellschaft und der Gruppe entsprach. Die Lehrer und Vorgesetzten waren die weiteren Former unseres Eltern-Ichs. Einfacher ausgedrückt: Das Bewußtsein wurde geschaffen, was wir tun dürfen und was nicht, um den Normen der Gesellschaft zu entsprechen. Beispielsweise hat ein Afrikaner ein anderes Eltern-Ich als wir. In seinem Lande gibt es andere Gebote und Verbote. Wenn wir das Eltern-Ich im Dialog mit anderen anwenden, sind wir belehrend, maßregelnd oder beschützend.

Welche Auswirkungen das haben kann, erkläre ich Ihnen dann anhand der Überkreuz-Transaktionen.

»Das Erwachsenen-Ich« ist der Schiedsrichter zwischen Kindheits-Ich und Eltern-Ich.

Es ist das ausgleichende Element, das in der Lage ist, abzuwägen, zu korrigieren oder zu bestätigen.

Ist das Erwachsenen-Ich gut entwickelt, so wird es uns vor Torheiten bewahren, die unser Kindheits-Ich gerne begehen würde. Unser Eltern-Ich protestiert dagegen, und das Erwachsenen-Ich wird zum Zünglein an der Waage der freien Entscheidung. Zum Beispiel dann, wenn wir gerade im Begriff sind, alkoholisiert Auto zu fahren. Andererseits bewahrt uns das Erwachsenen-Ich auch davor, nur nach einem ängstlichen Vernunftprinzip (Eltern-Ich) zu leben. Es wägt ab zwischen beiden Seiten und hilft uns, den Mittelweg zu finden. Das würde im Dialog mit anderen Menschen bedeuten, daß wir in der Lage sind zu informieren, ohne zu belehren. Und zu warnen, ohne bemutternd zu wirken. Und gleichzeitig selbst auf konstruktive Kritik nicht emotional (Kindheits-Ich) zu reagieren, sondern sachlich (Erwachsenen-Ich).

So reagieren wir auf andere Menschen – und andere auf uns (Transaktion)

Beziehungen mit Menschen sind so lange schwierig, bis wir gelernt haben, mit unserem Erwachsenen-Ich den Dialog zu eröffnen oder einen Dialog zu erwidern. Wie schon gesagt: Unser Erwachsenen-Ich ist sachlich, fair, abwägend und grundsätzlich wohlmeinend. Unser Kindheits-Ich hingegen ist unberechenbar, launisch, instabil und extrem nach allen Seiten. Das Eltern-Ich ist der Schulmeister in uns, der am liebsten andere mit dem erhobenen Zeigefinger auf den rechten Weg führt. Dies löst bei anderen die Rückerinnerung an unerfreuliche Schulzeiten aus und schafft sofort eine innere Blockade.

Besonders in Krisenzeiten ist es wichtig, daß man in der Lage ist, positive Transaktionen (Auseinandersetzungen) zu bewältigen. Auch mit Menschen, denen man sonst am liebsten aus dem Weg geht.

Beispiel Gerichtsvollzieher:

Mögliche Transaktionen
a) Beide reagieren negativ, weil beide sich auf dem Eltern-Ich begegnen.

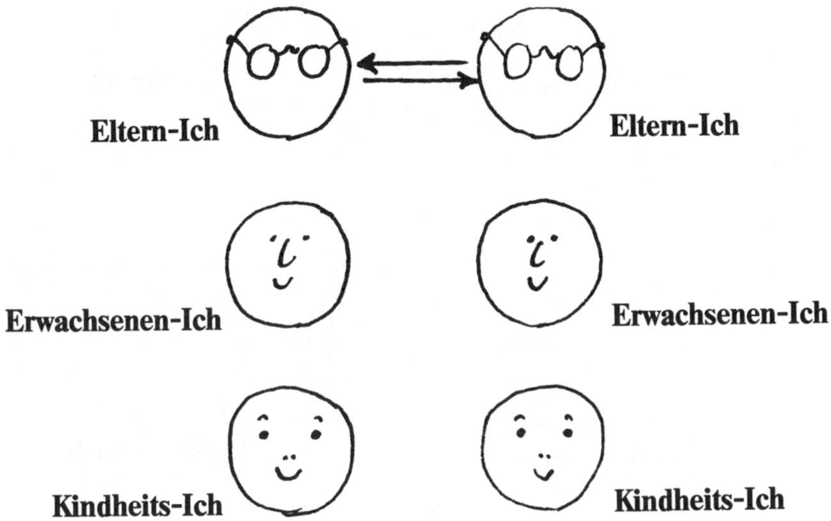

Gerichtsvollzieher:
Herr Wiesner, Sie haben auf einen gerichtlichen Mahnbescheid nicht reagiert. Jetzt haben Sie es sich selbst zuzuschreiben, daß ich Ihr Radio pfände.

Schuldner:
Sie kennen wohl Paragraph XY nicht, der Ihnen untersagt, das einzige Gerät mitzunehmen, mit dem ich mein Recht auf Information nutzen kann. Fragen Sie doch mal Ihren Vorgesetzten.

Fazit: Einer belehrt den anderen – das Klima ist von vornherein vergiftet. Vor allem für den Schuldner kann sich dies langfristig nachteilig auswirken. Ein Gerichtsvollzieher kann auch ein Freund sein, selbst wenn er seine Pflicht tut.

b). Der Gerichtsvollzieher reagiert aus dem Eltern-Ich und der Schuldner aus dem Kindheits-Ich. Eine ungünstige Überkreuz-Transaktion.

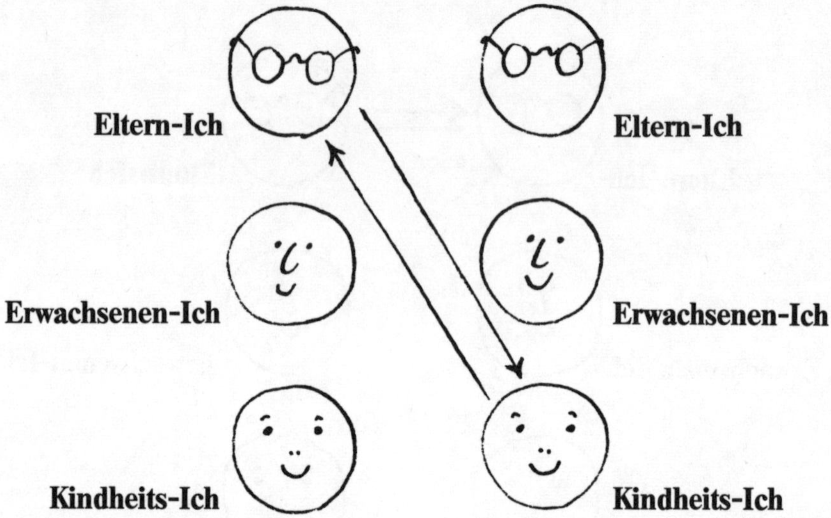

Gerichtsvollzieher:
Herr Wiesner, Sie haben auf einen gerichtlichen Mahnbescheid nicht reagiert. Jetzt haben Sie es sich selbst zuzuschreiben, daß ich Ihr Radio pfänden muß.

Schuldner:
Um Gottes willen. Ohne mein Radio kann ich nicht leben. Das werden Sie mir doch nicht antun.

Fazit: Der Gerichtsvollzieher reagiert aus dem Eltern-Ich und schüchtert den Schuldner ein. Dieser verkriecht sich ins Kindheits-Ich und übersieht so, daß der Gerichtsvollzieher kein Recht dazu hat, das einzige Radio zu pfänden.

c) Der Gerichtsvollzieher reagiert aus dem Erwachsenen-Ich, aber der Schuldner aus dem Kindheits-Ich.

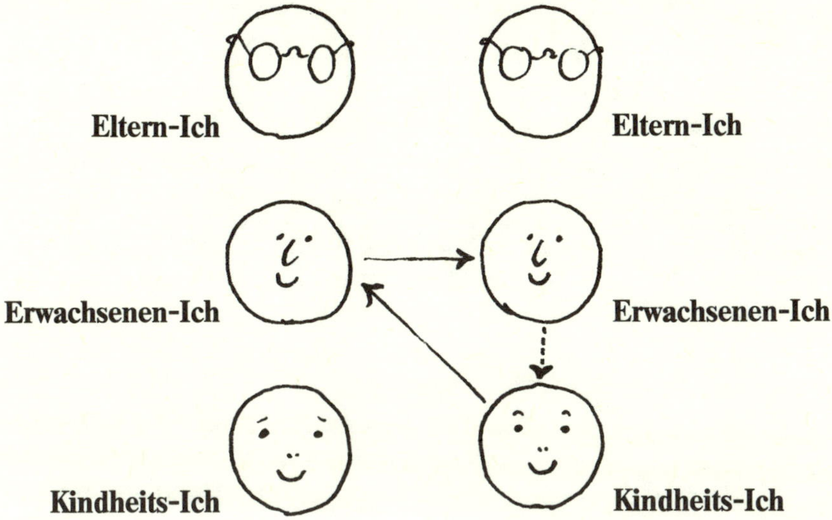

Gerichtsvollzieher:
Grüß Gott, Herr Wiesner, ich habe hier einen Pfändungsbeschluß aufgrund einer rechtswirksamen Forderung vom X.X. Ich habe die Pflicht, nach einem pfändbaren Gegenstand zu suchen.

Schuldner:
Ihre Pflichten interessieren mich nicht, ich hatte schon genug Aufregung in der letzten Zeit. Ohne Hausdurchsuchungsbeschluß geht bei mir gar nichts. Verschwinden Sie.

Fazit: Der Gerichtsvollzieher hat sich korrekt verhalten, weil er mit einem Erwachsenen-Ich reagierte. Der Schuldner hingegen war das beleidigte, empörte Kind (Kindheits-Ich).

d) Gerichtsvollzieher und Schuldner reagieren aus dem Erwachsenen-Ich.

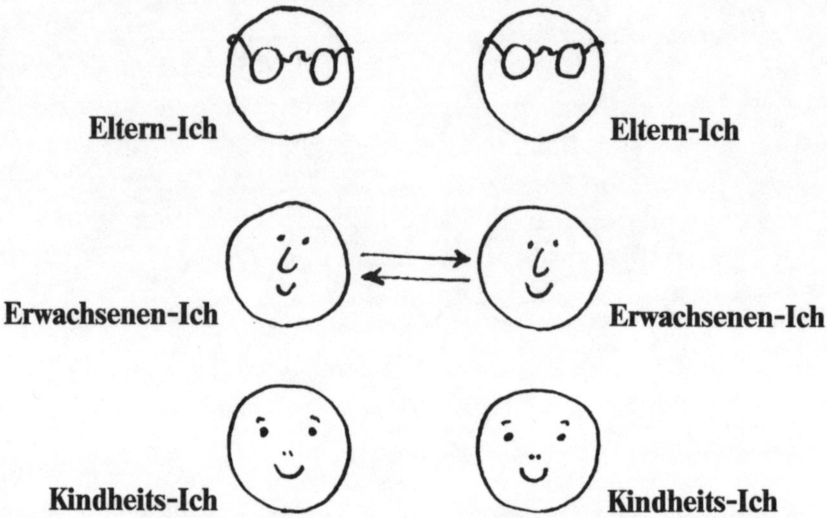

Gerichtsvollzieher:
Grüß Gott, Herr Wiesner, ich habe hier einen Pfändungsbeschluß aufgrund einer rechtswirksamen Forderung vom X.X. Ich habe die Pflicht, nach einem pfändbaren Gegenstand zu suchen.

Schuldner:
Jawohl, ich weiß Bescheid. Bitte, sehen Sie sich um, Sie werden bei mir nichts Pfändbares finden.

Fazit: Sowohl Gerichtsvollzieher als auch Schuldner haben sich korrekt verhalten. Beide können auch in Zukunft sachlich miteinander reden.

Autonome Emotionen werden nicht entstehen.

Warum wir so oder so reagieren

Eric Berne, der wissenschaftliche Begründer der Transaktionsanalyse, hat folgende Erfahrungen gemacht:

Menschen, deren Kindheits-Ich nicht o.k. ist, werden an dieser Stelle immer empfindlich reagieren. Nicht o.k. heißt soviel wie, einen Mangel an »Streicheleinheiten« im Babyalter erfahren zu haben. Dieser Mensch hat das Geburtstrauma nie so richtig überwunden und ist deshalb besonders egozentrisch – er braucht ein Leben lang mehr Zuneigung und Bestätigung als andere. Ein Mensch mit einem Kindheits-Ich, das nicht o.k. ist, wird in Krisenzeiten extrem dazu neigen, sich auf die passive Zuschauerbank zurückzuziehen. Er läßt andere über sein Schicksal entscheiden. Auch deshalb, weil es ihm nicht bewußt ist. Gerade darin liegt der Sinn dieses Buches – bewußtzumachen. Wer sein Bewußtsein erweitert, hat alle Chancen, dem eigenen Fehlverhalten entgegenzuwirken.

Wer immer aus dem Eltern-Ich reagiert, neigt nicht nur zur Schulmeisterei, sondern auch zu Vorurteilen. Diese Menschen hatten sogenannte Übereltern, die in ihren Erziehungsbemühungen keinen Spielraum für Widerspruch und eigene Entscheidungsfähigkeit ließen. Solche Menschen tun sich besonders schwer, das Leben auch von der spielerischen und kreativen Seite zu nehmen. Und was noch tragischer ist: eine flexible Anpassung an neue Normen bringt diesen Typus total ins Schleudern. Er hat zum Beispiel 30 Jahre lang mit dem Bewußtsein gelebt, daß Männer tüchtiger sind als Frauen, und er erlebt nun durch die Realität eine Umkehrung seines Weltbildes.

Der Wellness-Weg

Der Weg durch die goldene Mitte

Wenn von der goldenen Mitte die Rede ist, dann heißt das auch, daß wir dafür ein Rechts und ein Links brauchen. Fazit: Ohne Kindheits-Ich und Eltern-Ich ist kein Erwachsenen-Ich möglich. Warum, verdeutlicht folgendes psychologisches Diagramm.

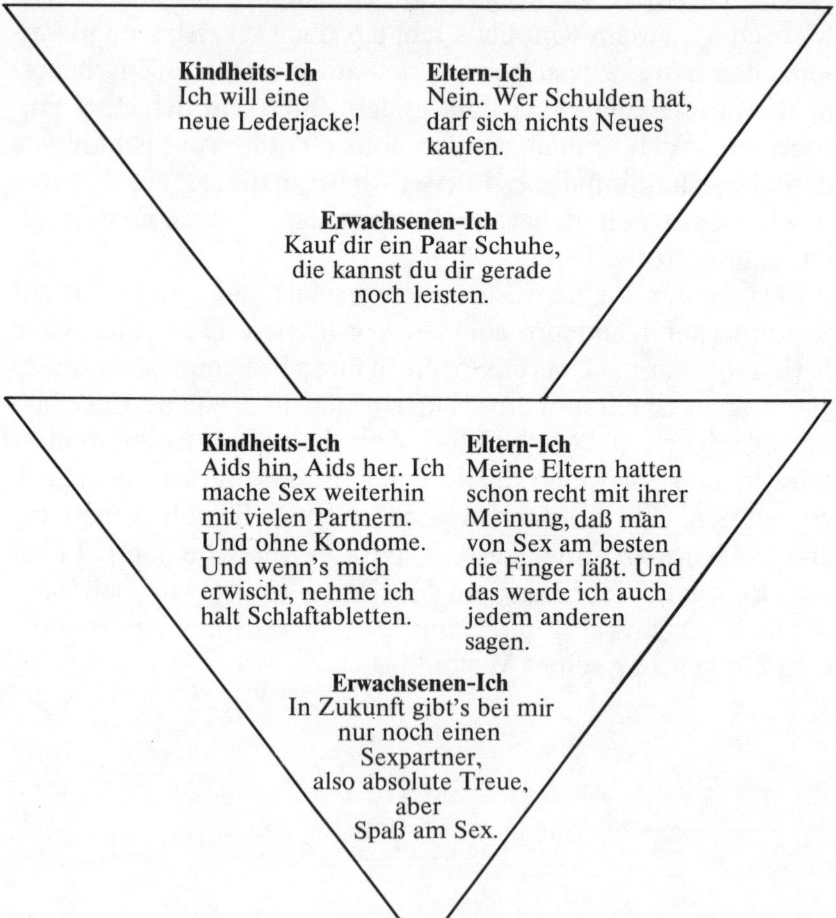

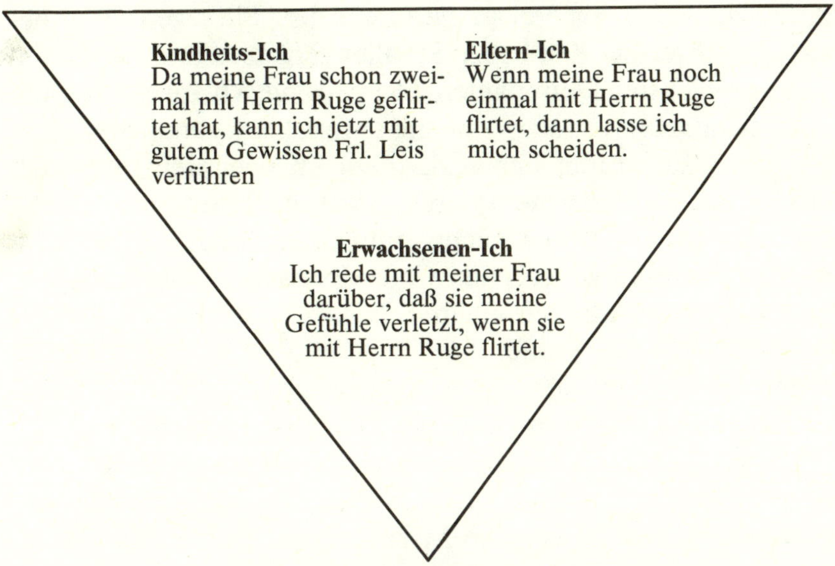

Manche Konflikte bleiben, solange man bleibt, wie man ist

Der Mensch kann sich ändern, wenn er will und wenn er psychologische Hilfen nutzt.

Es gibt zwar Skeptiker, die sich nicht davon abbringen lassen, daß der Mensch zu 80% genetisch geprägt sei und deshalb in seinem Grundverhalten stets gleich bleibe. Die Gegenthese: Der Mensch hat für seinen Lebenskurs nicht nur einen inneren Code, sondern auch ein Selbststeuerungsinstrument: das Gehirn. Damit kann er sein Fehlverhalten erkennen, analysieren und Korrekturprogramme nutzen. Warum ändern, werden Sie sich vielleicht fragen, wo Sie doch zufrieden sind, obwohl Sie gerade wieder eine unglückliche Love-Story verdauen mußten. Schicksal oder vielleicht nichts anderes als die ständige Wiederholung eines persönlichen Fehlverhaltens. Nehmen wir einmal an, daß Ihr »Kindheits-Ich« besonders verletzlich ist. Trotzdem fühlen Sie sich von Menschen angezogen, die sehr dominant sind und mehr aus dem »Eltern-Ich« leben. Schon nach kurzer Zeit geht Ihnen die ewige Schulmeisterei auf den Geist, und Sie sagen ade. Aber schon nach kurzer Zeit haben Sie alles vergessen und schnappen sich den nächsten Dominanten. Der negative Ablauf wird wieder der gleiche sein. Und so weiter und so fort, bis Sie endlich von dominanten zu sanften Lebenspartnern überwechseln oder sich klaglos bevormunden und beschulmeistern lassen. Entweder - oder. Sehen Sie, das hat nichts mit Schicksal zu tun und auch nichts mit Ihrem genetischen Code. Bestenfalls haben Sie eine masochistische Ader aus einem Schuldkomplex heraus, den Sie sich vielleicht im Laufe Ihrer Jugendzeit angeeignet haben. Wenn Sie es nicht durch Selbstanalyse schaffen, davon freizukommen, sollten Sie mit einem Psychoanalytiker sprechen.

Sorry - dies war ja nur ein Beispiel, das zeigen sollte, daß man viel weniger auf das böse Schicksal schieben kann, als uns vielleicht Gurus, Esoteriker und Mystiker glauben machen wollen. Gott sei Dank hat der Mensch wesentlich mehr Chancen, aus verzwickten Situationen wieder herauszukommen, als es vielleicht im Moment der Krise den Anschein hat. Entscheidend für jedwede Krisenbewältigung ist das kluge und bewußte Vorgehen. Wenn Sie Ihrem Bankier aus Verzweiflung eine Ohrfeige verpassen, werden Sie nie wieder Kredit bekommen. Auch wenn Sie noch so viel gelitten haben und deshalb total emotionalisiert sind. Außer Sie selbst interessiert das niemanden. Deshalb bietet Ihnen Wellness mehr praxisorientierte Hilfen und Kniffe als salbungsvolle Sprüche über positives Denken. Bei Wellness dürfen Sie auch mal negativ denken, aber dafür positiv handeln. Einem Ertrinkenden sollte man nicht das Schwimmen erklären, sondern einen Rettungsring zuwerfen. Dieses Buch ist einer.

Die große Krise des Herzens

Wenn die Nabelschnur zur Partnerseele reißt

Selbst wenn zwei Menschen nur ein halbes Jahr in Liebe verbunden waren, kann die Trennung schon zur persönlichen Katastrophe werden. Ich kenne diese Gefühle, es ist so, als wollte einem die Seele aus dem Brustkorb springen - man kann nicht mehr richtig atmen. Es ist vergleichbar mit einem Wochenendausflug ins Himmelreich. Kurz durfte man verweilen und himmelhoch jauchzend Gefühle entdecken und genießen. Ende - das Tor schließt sich wieder von innen. Man ist wieder entlassen in eine Welt, die man plötzlich als halber Mensch empfindet: halbe Hoffnung, halbe Kraft, halbe Verantwortung. Jene Seite, die man noch vor Tagen als Besitz eigener Ganzheit empfand, ist weg. Trennung ist also nicht nur der Verlust eines liebgewordenen Menschen, sondern der Verlust eines Teiles eigener Identität. Mit jedem neuen Partner entwickelt man wieder eine andere Teilidentität.

Deshalb kann ja auch die Ergänzung durch einen anderen Menschen sowohl positive als auch negative Persönlichkeitsveränderung sein.

Trennung ist vergleichbar der Amputation eines Armes oder eines Beines. Da kann man nicht einfach zur Tagesordnung zurückkehren, die Zähne zusammenbeißen und schnell einen neuen Partner suchen. Es gibt sogenannte Realisten, die so etwas allen Ernstes fordern. Diese armen Menschen waren vielleicht nie verliebt.

Zuerst muß viel Zeit vergehen, damit die seelischen Schnittstellen nicht bei jeder Rückerinnerung aufbrechen und eine neue Krise auslösen. Das schlimmste sind die kreisenden Gedanken, die, als wären sie in einen Käfig gesperrt, keinen Fluchtweg finden. Man kann sie mit Alkohol kurz betäuben, solange man physisch in der Lage ist, mit einem gleichbleibenden Promillepegel zu leben. Man kann aber auch versuchen, mit Gewalt die neue große Liebe aufzuspüren. Das läuft dann so ab, daß man mit teilnahmslosem Gesicht und einer nicht präsenten Seele Sympathie oder sogar Verliebtsein vormimt. Irgendein unschuldiges Opfer, das vielleicht gerade aus dem Krankenstand des Liebeskummers entlassen wurde, läuft dann blinden Auges in seine nächste Enttäuschung. Das, was jetzt kommt, ist der Amoklauf eines tiefverletzten Menschen, der im Grunde genommen nur den Partner sucht, den er nicht mehr haben kann. Der große Irrtum nimmt seinen Lauf durch die Fehleinschätzung, daß man eine große Liebe durch eine oder viele kleine Lieben vergessen kann. Exakt das Gegenteil ist der Fall. Die kleine Liebe, die man so locker wie ein Gänseblümchen pflückt, erweist sich bald als vergrößernder Zerrspiegel. Das, was man verloren hat, erhält plötzlich durch den nicht objektiven Vergleich so gewaltige Dimensionen, daß man noch mehr Verlustschmerz erleidet.

Ich kannte einen Mann, der glaubte, die Gesetze der Psyche austricksen zu können. Er unterlag dem Trugschluß, daß man nur eine neue Partnerin finden müsse, die wesentlich besser aussieht als die, die man verloren hat. Gedacht - getan, Mister X entwickelte ein Konzept.

»Wo habe ich auf relativ kleinem Raum die größte Auswahl an schönen Mädchen? Ganz klar - auf Messen.« Sein erster Versuch - auf der Modemesse in München - war bereits ein Volltreffer. Er lernte dort ein Mädchen kennen, das äußerlich so attraktiv war, daß er sofort Feuer fing. Wo er auch mit Karen auftauchte, die Männer beneideten ihn. Trotzdem spürte er schon bald wieder die brennende Sehnsucht in seinem Herzen nach dem verlorenen Gestern. Er empfand sich selber als jemand, der eigentlich ein Buch lesen wollte, aber immer nur den Umschlag anblickte und nie den Inhalt des Buches kennenlernen konnte. So blieb Karen eine Zeitlang ein wertvoller Foliant in seinem Für-alle-Fälle-Regal. Irgendwann einmal würde er schon Lust aufs »Lesen« bekommen, dachte er bei sich und merkte nicht, daß bereits ein anderer Mann seine Lieblingslektüre gefunden hatte: Die schönen Augen von Karen. Und so erging es Mister X noch einige Male. Immer wieder war er schönen Frauen auf der Spur, verliebte sich, um zu vergessen, und geriet immer stärker in eine Krise, die er als tiefe innere Leere beschrieb. Endlich wurde ihm bewußt, daß er keine schöne Frau brauchte, um zu vergessen, sondern Zeit für sich, um endlich das Abnabeln von seiner großen Liebe einzuleiten. Er stürzte sich in das Abenteuer Einsamkeit, das ihn in eine neue Krise katapultierte, da er Alleinsein bisher nie kennengelernt hatte. Er wurde gerngesehener Gast in einigen Kneipen und gewöhnte sich bei dieser Gelegenheit auch das Rauchen an. Er war auf dem besten Weg, auch noch in eine gesundheitliche Krise zu schlittern.

»Und alles nur wegen dieser blöden Kuh«, erklärte er mir mit glasigen Augen am Tresen. Auch ich hatte Liebeskummer, war ihm aber schon um einige Erfahrungen voraus, so daß ich wußte, wie man schon nach einigen Tagen oder Wochen das schmerzhafte Verlustgefühl wieder loswerden konnte, ohne obendrein noch zum Alkoholiker und Kettenraucher werden zu müssen.

Der Wellness-Weg

Die Nabelschnur zur Partnerseele ist gerissen. Alle Versöhnungsbemühungen waren zwecklos. Sie stecken jetzt mittendrin im Verlustkonflikt. Jetzt müssen Sie an sich denken, um möglichst schnell aus der Krise wieder herauszukommen. Besonders Partnerschaftskrisen haben eine regelrechte Sogwirkung, indem sie sowohl gesundheitliche als auch finanzielle Krisen nach sich ziehen. Das kann der Wellness-Weg verhindern.

Loslassen, so gut wie möglich

Die meisten »Liebeskranken« machen den gravierenden Fehler, daß sie sich gegen die Realität stemmen.

Nach dem Motto: »Was ist, kann nicht sein.« Da werden die ältesten Fotos herausgekramt und die verblichensten Erinnerungen wiederbelebt. Manchmal hat man das Gefühl, daß eigentlich jetzt erst der wahre Wert des ehemaligen Partners entdeckt wird. Dies hat viel mit der Unfähigkeit zu tun loszulassen. Sie sollen auf etwas verzichten, damit Sie etwas anderes erhalten können: eine neue Partnerschaftschance. Daß die kommt, ist so gut wie sicher.

Vorausgesetzt, daß Sie nicht im Krisenstrudel untergehen. Also loslassen. Das heißt, nicht nachspionieren und vor allem Orte meiden, wo Sie beide zusammen glücklich waren. Zum Beispiel den gemeinsamen Tennisclub meiden und lieber einen neuen suchen. Die Psychologen nennen dieses Phänomen der stetigen Rückerinnerung durch Symbole »Restimulation von Engrammen«.

Ich habe in ganz schlimmen Fällen von Liebeskummer die Fotos meiner Verflossenen zerrissen und von einer Brücke aus in die Isar geworfen. Ich übergab so symbolisch die Vergangenheit dem »Fluß des Lebens«.

Ein bißchen traurig beobachtete ich, wie die kleinen Flieger aus Papier im Wasser aufsetzten. Mit einem Ruck drehte ich mich um und wandte mich der anderen Seite der Brücke zu. Jetzt hatte ich meine Zukunft ins Auge gefaßt – der Strom floß mir entgegen.

Jetzt empfand ich Sehnsucht auf das Neue, auf die Neue.

Haß erzeugt Liebe. So kommen Sie nie los

Ganz gleich, wie sehr Ihr Expartner Sie verletzt hat: Haß ist grundverkehrt. Damit schaden Sie sich selbst am meisten, weil Sie damit eine nicht kontrollierbare Dynamik auslösen. Plötzlich wird Ihr Haß zum Grenzgänger und produziert die berühmt berüchtigte Haßliebe. Eine Zwittersituation, die einem schier den Verstand rauben kann.

Bemühen Sie sich um Neutralisation Ihrer Gefühle. Dies wird möglich, wenn Sie dem anderen verzeihen. Aber wie können Sie das, nach all dem, was man Ihnen angetan hat. Ganz einfach! Sie setzen sich eine Stunde hin und denken über gemeinsame Situationen nach, wo Sie Ihren Expartner verletzt haben. Seien Sie sich sicher, die gibt es. Gesagt, getan, und plötzlich empfinden Sie so ein bißchen das Gefühl der Beschämung. Auch er hat durch Sie gelitten, aber er war vielleicht konsequenter und beendete eine Partnerschaftsharmonie, die eigentlich keine war. Oder er hat aus Feigheit eine neue Beziehung begonnen, um sich selbst von Ihnen zu lösen. Oder er hat Sie ganz einfach nie geliebt, aber nie darüber nachgedacht.

Vorsicht! Diese kleine Bilanz über Ihren Anteil am Scheitern der Partnerschaft soll nicht das Gegenteil bewirken. Lassen Sie Ihr Büßergewand bloß dort, wo es ist, am besten im Keller oder auf dem Speicher. Mancher neigt nämlich dazu, plötzlich in einem tiefen Loch von Selbstmitleid und Selbstanklage zu versinken. Verletzen Sie Ihren Stolz nicht, indem Sie zu Ihrer Exliebe gehen und auf Knien versprechen, daß Sie sich ändern werden. Sehen Sie sich beide wie eine chemische Verbindung, die bestimmte Reaktionen auslöste, positive und negative.

Wobei auch die Selbsterneuerungsdynamik eine entscheidende Rolle spielt. Und die war vielleicht in Ihrer beider Kombination nicht stark genug. Fazit: Sie werden grundsätzlich immer der bleiben, der Sie sind. Auch wenn bestimmte Korrekturen möglich sind. Nur entscheiden diese nicht, ob eine Beziehung stark ist oder schwach, leidenschaftlich oder romantisch, aggressiv oder langweilig, idealistisch oder berechnend.

Lassen Sie Ihrer Seele Zeit, gesund zu werden

Liebeskummer ist nicht zu unterschätzen. Die Liebe ist ja das Schönste, was wir auf dieser Welt erleben können. Kein Wunder, daß der Entzug davon besonders schmerzt. Als Verliebter kann man Berge versetzen, als Liebeskranker nicht einmal einen Grashalm knicken. Da der Mensch seine Kraft aus drei energetischen Strömen erhält und der der Seele, neben Geist und Körper, der wichtigste ist, wird die Ganzheit Mensch regelrecht energiereduziert. Wenn die Seele leidet, dann sind wir anfälliger für Infektionen und Stoffwechselkrankheiten.

Wenn die Seele leidet, dann arbeitet unser Geist auf Sparflamme. Dies ist besonders gefährlich im Straßenverkehr, wo wir alle sechs Sinne brauchen. Es kann noch schlimmer kommen: So mancher hat seinen Job verloren, weil er den Bezug zur Realität verloren hat. Er hat sich in sein »Kindheits-Ich« zurückgezogen und sich aus der Realität ausgeknipst. Kein Wunder, daß andere die Chance nutzen und auf schamlose Weise profitierten. Zum Beispiel durch hinterlistige Verträge, Überholmanöver im Karriererennen oder durch Verleumdungen im sogenannten Freundeskreis. Menschen mit Liebeskummer neigen dazu, die Zügel aus der Hand zu geben. O.k. – ein Zustand, der manchmal sein muß, um besser die deprimierende Realität verlassen zu können. Ein Verdrängungsvorgang, bei dem man durchaus neue Kraft zur Genesung schöpfen kann. Deshalb ist es um so wichtiger, daß man eine frisch verheilte Narbe vor erneuter Verletzung schützt. Sie wissen ja, man fällt grundsätzlich immer auf das verletzte Knie. Ich will damit sagen, daß eine zu hastige Suche nach einem neuen Partner ein böser Bumerang sein kann. Sie erwarten Liebe und Entschädigung für erlebtes Leid und erhalten plötzlich eine kalte Dusche.

Menschen sind nun mal so, daß sie am liebsten jene verletzen, die am verletzbarsten wirken. Diese Angriffsfläche, die Sie in einem Zustand noch nicht ganz verheilter Wunden anbieten, ist einfach zu verführerisch. Schwachsein erzeugt bei anderen häufig Aggressionen, die ausgelebt werden wollen. Wirken Sie jedoch stark und unverletzbar, so fordern Sie den entgegengesetzten Pol heraus - die Unterwerfung. Ideal wird eine Beziehung nur dann, wenn der Yin-(weiblich) und Yang-Teil (männlich) beider Partner gleich gewichtet ist. Dies schaffen Sie für sich nur nach einer gewissen Übergangszeit.

Zuerst, wenn die Wunde noch ein bißchen offen ist, befinden Sie sich stark im Yin-Bereich und suchen den beschützenden Partner. Dies gilt für Frauen ebenso wie für Männer.

Ist diese Phase ausgestanden, kommt meistens das andere Extrem. Der Yang-Anteil kommt stärker zum Ausdruck und möchte dominieren und unterdrücken. Auch keine gute Zeit für eine dauerhafte Beziehung. Erst wenn die Phase der Gelassenheit kommt, sind Sie wieder fähig zu einer wirklich ernsthaften, langfristigen Beziehung. Dies kann bei manchen Menschen Jahre dauern, bei anderen nur Monate. Verlassen Sie sich da ganz auf Ihr Gefühl.

Wer nie gelernt hat, für sich allein zu leben, wird wohl zu jenem Typus des »Liebeskranken« gehören, der die längste Rekonvaleszenzzeit hat. Er kann zwischen zwei Möglichkeiten wählen: Entweder eine ganze Kette von Enttäuschungswiederholungen, die in erster Linie dadurch begründet sind, daß die Selbstfindung noch nicht abgeschlossen ist. Und möglicherweise nie sein wird. Es sei denn, er wählt Möglichkeit zwei und stürzt sich mutig in das Abenteuer »Alleinsein«. Und damit begibt er sich auf den schönsten und zugleich schwierigsten Weg, den ein Mensch wählen kann: auf den Weg nach innen.

Der Weg nach innen. Ein Weg zu neuer Stärke

Um von vorneherein keine falschen Illusionen aufkommen zu lassen: der Weg nach innen ist steinig und hält viele Sackgassen bereit, die man, ohne seine Moral zu verlieren, wieder zurückfahren muß. Alles fängt damit an, daß Sie plötzlich die Kraft aufbringen, ein ganzes Wochenende mit sich alleine zu verbringen. Keine Kneipe, kein Treffen, kein Anruf. Im Laufe dieser zwei Tage, vor allem am Sonntag, werden Sie ein eigenartiges Gefühl verspüren - eine gewisse Leere stellt sich ein, die man als beklemmend bezeichnen muß. Mancher bekommt sogar Panik. Dagegen hilft ein ausgedehnter Spaziergang. Bessere Durchblutung und mehr Sauerstoff aktivieren Ihre Denk- und Empfindungsfähigkeit - im positiven Sinne. Die Angst verfliegt, aber Ihr Unterbewußtsein wird aktiv. Ohne daß Sie es wollen, werden plötzlich Erinnerungen wach, die Sie bisher immer verdrängten. Wie von selbst beginnen Sie darüber nachzudenken und das Verarbeiten einzuleiten. Am Montag sind Sie jedoch sehr froh darüber, wieder unter Menschen zu sein, weil sie Ihnen jene Ablenkung bieten, die ja den Selbstfindungsprozeß verhindert. Gott sei Dank - denn die Prozedur ist schmerzlich. Aber - wenn man klug dosiert, wird man sogar unter der Woche jetzt häufig am Abend zu Hause bleiben. Und wenn man etwas unternimmt, dann mit mehr Bedacht und Planung, weil man plötzlich nicht mehr Geselligkeitskonsument ist. Es werden auch einige Leute, sogenannte Betriebsnudeln, nicht mehr zu Ihren Favoriten gehören. Immer mehr fühlen Sie sich von oberflächlichen Menschen und oberflächlichen Festivitäten abgestoßen. Eigentlich mochten Sie die auch früher schon nicht, aber jetzt haben Sie immer öfter die Kraft, »nein, danke« zu sagen und nach Hause zu gehen. Das Alleinsein wird immer weniger zum Problem. Bis man jedoch eines Tages das Alleinsein als die kraftschöpfende Daseinsform empfinden kann, hat man ungefähr vier Phasen zu durchleben.

Phase 1

Die Phase des Irritiertseins und des Leidensdruckes. Alleinsein wird als beklemmend empfunden. Die Welt hat einen vergessen. Man fühlt sich, als wäre man der einzige Mensch auf der Welt. Und - man beginnt an sich selbst zu zweifeln. Weniger Bestätigung, weniger Komplimente, weniger Ermunterung - was Sie jetzt hautnah erleben, ist das, was man als Dialog mit sich selbst bezeichnet. Wenn Sie glauben, häßlich zu sein, dann sind Sie häßlich. Wenn Sie aber glauben, schön zu sein, dann sind Sie schön.

Ahnen Sie schon, worauf dies hinausläuft - Sie werden am Ende dieses Weges wirklich selbstbewußt sein. Niemand muß Ihnen irgend etwas bestätigen, Sie fühlen es in sich und glauben es. Und das wird Sie unglaublich stark machen.

Phase 2

Die Phase der stillen Aktivität. Da Sie mittlerweile das Alleinsein ganz ohne Leidensdruck erleben, ist die Beklommenheit verschwunden. Eine ganz wichtige Entwicklung, weil Sie jetzt in der Lage sind, auf schöpferische Weise das Alleinsein zu gestalten. Die Wohnung wird nicht mehr als selbstauferlegtes Gefängnis empfunden, sondern als ruhender Pol - ein Teil von sich selbst. Man bekommt plötzlich Lust, neue kreative Akzente zu setzen, die auch ein bißchen den neuen Weg widerspiegeln, die Wohnung wird umgestellt.

Auch das Bücherlesen funktioniert jetzt ohne diesen gewissen Seelenschmerz, der ähnlich störend ablenkte wie ein pochender Zahn.

Gedanken an eine neue Verbindung kommen in dieser Phase so gut wie nicht auf, weil man ja ein erstürmtes Fort nicht sofort wieder preisgeben will.

Phase 3

Die kritische Phase. So zirka ein Jahr, nachem Sie die ersten Schritte auf dem Weg nach innen gewagt haben. Irgendwie schleicht sich das Gefühl ein, daß man jetzt lange genug allein gelebt hat und reif für eine neue Partnerschaft wäre. Das Fatale daran, man kann es kaum erwarten und geht mit derselben inneren Unruhe auf die Suche wie vor einem Jahr. Keine Spur von Gelassenheit. Sie werden auch wieder dieselben Partner magnetisch anziehen, die Sie bisher unglücklich gemacht haben. Nur werden jetzt die schwierigen Beziehungen nicht mehr so lange dauern. Dieses eine Jahr der ersten Selbstfindungsschritte hat auf der einen Seite Ihre Duldungsfähigkeit reduziert und auf der anderen Seite Ihre Konsequenz aktiviert. Da keine Angst mehr vor dem Alleinsein da ist, ist auch die Angst vor der Trennung weitgehend verkleinert worden.

Fazit: Wenn Sie erst einmal einige Enttäuschungen weggesteckt haben, wird Ihnen plötzlich bewußt, daß Sie ja riesige Fortschritte gemacht haben. Sie sind kein ängstlicher Klammeraffe mehr, sondern ein freier Mensch, der dann ade sagen kann, wenn ihm danach zumute ist. Das fesselnde Band der inneren Zwänge ist gekappt. Vergleichen Sie es ruhig mit der Nabelschnur, denn Sie werden jetzt erst erwachsen: ein autonomer Mensch, der keinen anderen zum Leben oder Überleben braucht. Aber wenn er den richtigen Partner gefunden hat, trotzdem Persönlichkeit bleibt und nicht eingeht in die allgemeine Masse der schiefen und bequemen Kompromisse.

Mit ziemlicher Sicherheit sind Sie bald wieder allein, aber mit einer gewissen Gelassenheit ausgestattet, die Sie direkt in Phase 4 führt.

Phase 4

Phase 4 ist der Pfad zur Gelassenheit. Gedanken, ob Sie bald wieder eine Partnerschaft haben werden, tauchen immer seltener auf. Sie empfinden das Leben jetzt ganz aus Ihrem Ich-Bewußtsein heraus. Das alles, was Sie bisher glaubten nur in Partnerbegleitung machen zu können, machen Sie jetzt genauso selbstverständlich allein und ebenso ausgeglichen. Kein komisches Gefühl mehr, allein im Restaurant zu sitzen, keine Hemmschwelle mehr, allein am Sonntagabend ins Kino zu gehen, und eine unglaubliche Lust, allein in den Urlaub zu fahren. Dieses unterschwellige Vibrieren von Erlebnissen, die in der Luft liegen, wird der nicht erfahren können, der in einer disharmonischen Zweierbeziehung durch den Urlaub trottet. Ihre Seelenjustierung ist fein eingestellt. Es gibt keine Vorsätze dafür oder dagegen. Sie sind aufgeschlossen für eine glückliche Begegnung, aber nicht unter Zwang, sie herbeiführen zu müssen, was ja bekanntermaßen ohnehin nicht geht.

Wenn man erst das gewisse Abenteuergefühl der gelassenen Neugierde richtig geschnuppert hat, ist man ohnehin ein schwieriger Fall für alle, die mit einem anbandeln wollen. Man ist unglaublich überlegen und kritisch, aber keinesfalls arrogant. Selbst der Gedanke, nie wieder eine Partnerschaft einzugehen, würde Sie in Phase 4 nicht aus der Ruhe bringen. Sie ruhen in sich und sind Kraftquelle und Aura zugleich. In Phase 1 mußten Sie noch an fremde Energiebatterien ankoppeln, um den Alltag zu überstehen. Das ist jetzt ausgestanden. Ein schöner Lohn für harte Monate und viele Momente der Angst und des Selbstzweifels.

Herzlichen Glückwunsch.

Wellness will für die Menschen eine Verbindung herstellen: mit der Nabelschnur der Natur

Sie liebt mich. Sie liebt mich nicht

Ich kenne einen Mann, der alles andere als attraktiv ist, ein Typ, den man glatt übersehen könnte. Trotzdem wird Mister X von einer ungewöhnlichen Frau geliebt. Gutaussehend, aber trotzdem keine jener Frauen, die entweder Blaustrumpf sind oder Vamp. Eine Frau, deren Attraktivität keine Offerte ist. Und – eine Frau, die zeigt, daß sie ihren Freund liebt. »Wie erträgst du es, eine so wunderbare Frau zu lieben, ohne täglich von Verlustangst gepeinigt zu sein?« Er antwortete mit einem gelassenen Lächeln:

»Ich habe einfach keine Angst, Rita zu verlieren. Ich habe grundsätzlich keine Angst. Ich fürchte mich nicht vor Krankheiten, ich fürchte mich nicht vor Armut und schon gar nicht vor Einsamkeit. Und wie schon gesagt, ich habe keine Angst, Rita zu verlieren.« – »Hattest du noch nie Angst in deinem Leben?« fragte ich nach. »Doch, ich hatte vor allem Angst, und das, wovor ich mich fürchtete, traf auch ein. Ich wurde schwer krank, ich habe meine Firma verloren und meine damalige Freundin Susanne, die ich über alle Maßen liebte. Ich glaube, es war die Angst, die mich in diesen negativen Strudel hineingezogen hat. Heute habe ich keine Angst mehr, weil ich das positive Denken eisern trainierte. Ich war, wie schon gesagt, total pleite, ohne Freundin und gesundheitlich sehr angeschlagen. Exakt an diesem Zeitpunkt beschloß ich, eine neue Firma zu gründen. Ich wollte Videofilme für die Touristik-Branche produzieren. Aber es fehlte mir nicht mehr und nicht weniger als eine Million Startkapital. Ich ging von Bank zu Bank, aber erntete außer kostenlosen Kaffeedrinks nur freundliche Absagen. Trotzdem wußte ich, daß ich zu meinem Geld kommen sollte.

Mittlerweile waren acht Monate ins Land gegangen, und ich führte ein sehr strapaziöses Doppelleben. Nachts fuhr ich Taxi, um nicht zu verhungern, und tagsüber sprach ich mit Kreditinstituten und oft auch mit privaten Geldgebern. Meine Gefühlsskala schwang manchmal hin und her wie ein Pendel. Manchmal konnte ich das Geld förmlich riechen, und ich hatte das sichere Gefühl - jetzt hast du es geschafft! Nein - wieder eine Absage. Der Lift meiner Durchhaltemoral raste in den Keller. Völlig verzweifelt lief ich nachts durch die Straßen und schwitzte mir die Enttäuschung aus allen Poren.

So ein kleines Stimmchen sagte mir dann wieder, daß ich es schaffen würde. Und ich habe es geschafft. Eines Nachts, ich war wieder mit dem Taxi unterwegs, pickte ich einen Fahrgast vor einer Kneipe auf. Der Mann war ganz schön voll, unglaublich lustig und aufgedreht wie ein Uhrwerk. Unterwegs wurde viel geredet und gelacht, und ich habe ihm so ganz nebenbei von meinem großen Traum erzählt. Von meinen Videofilmen, denen noch die Million fehlte. Da lachte er plötzlich, klopfte mir auf die Schulter und drückte mir die Hand mit den Worten: ›Willkommen, Partner. Gib mir deine Visitenkarte.‹ Ich brachte ihn noch bis zur Haustüre, wo er noch ein paarmal ›willkommen Partner‹ lallte. Ja, ja, der Suff, dachte ich bei mir, der bringt schon allerhand in Bewegung - und wenn's nur bei Nacht produzierte Tagträume sind. Am nächsten Morgen mußte ich noch einmal an meinen Partner mit Promille denken. Als jedoch ein Fahrgast an die Türscheibe klopfte, war jeder Gedanke an gestern verflogen.

Kaum von einer langen Taxinacht zu Hause angekommen, läutete um acht Uhr morgens das Telefon. Der Promille-Partner meldete sich, und es hatte den Anschein, als ob er nüchtern sei. ›Ich möchte darauf zurückkommen, was ich Ihnen vorgestern vorgeschlagen habe, nämlich Ihr Partner zu werden. Obwohl ich ja ganz schön blau war, hakte sich irgendwie Ihre Idee mit den Touristik-Videos in meiner kommerziellen Gehirnhälfte fest. Ich bin nämlich ein Mann, der Geld hat und es in erfolgversprechende Projekte anlegen will. Was ist, wollen Sie auch?«

Natürlich wollte ich. Aber es dauerte einige Sekunden, bis ich meine Sprachlosigkeit überwunden hatte.

Alles Weitere ist rasch erzählt. Der nächtliche Taxigast wurde wirklich mein Partner, und wir haben heute eine gutgehende Videoproduktion. Weißt du nun, warum ich keine Angst mehr habe? Und warum ich keine Angst habe, daß Rita mich verlassen könnte? Ich weiß einfach, daß wir ein Leben lang zusammenbleiben - so, wie ich wußte, daß ich irgendwann einmal meine Videofirma gründen würde. Solange ich die Kraft aufbringe, nicht wirklich zu zweifeln, so lange werde ich alles bekommen, was ich mir wünsche - und alles halten können, was mir am Herzen liegt.«

Die Lektion, die er mir verpaßte, saß. Ich schämte mich ein bißchen dafür, daß ich ihm diese dumme Frage gestellt hatte, ob er denn keine Angst hätte, daß Rita ihn verlassen könnte.

Andererseits war die Frage der Auslöser für eine Schicksalsgeschichte, die einmal mehr bestätigte, daß wir auf dieser Welt ohne den Glauben verloren wären. Und sei es nur der Glaube an sich selbst.

Die oder keine - Den oder keinen

Ein großes Wort, mit dem man sich ganz fix in die nächste Krise hineinmanövrieren kann. Grundsätzlich sollte man mit dem Verstand eines feststellen: Es gibt nicht einen möglichen Traumpartner, sondern Tausende. Menschen, die sowohl charakterlich als auch optisch dem Ideal entsprechen. Wer immer unter vielen Menschen lebt, wird's viel schwerer haben, sich zu entscheiden, als ein Senner im Berner Oberland. Dem laufen vielleicht pro Jahr zwei Evas über den steinigen Weg. Ein Journalist in New York hingegen trifft vielleicht täglich vier Traumfrauen. Es ist deshalb sehr relativ, wenn jemand behauptet: Den oder keinen. Und es ist mit sehr viel Leid und Konflikten verbunden, wenn dieses Postulat, den oder keinen, auf einen verheirateten Partner ausgerichtet ist. Eigentlich müßte es heißen: Den ganz bestimmt nicht. Dadurch, daß so viele Menschen die Torschlußpanik (Lebensangst) zentnerweise um die Schulter tragen, reden sie sich selbst (Autosuggestion) in eine Liebe hinein, weil ihre Lebensangst das Loslassen verhindert. Man hat Angst, nie wieder einen ähnlich attraktiven Partner kennenzulernen, was schlichtweg falsch ist. Ganz im Gegenteil, wer die Kraft hat, sich von einem attraktiven Partner wieder zu trennen, weil dieser verheiratet ist, baut eine innere Seelenstärke auf, die dann ermöglicht, einen Partner zu finden, der wirklich zu einem paßt. Wer jedoch an einer Beziehungskonstellation festhält, die für ihn und andere Konflikte bringt, laugt seine Seelenkraft nur aus und schafft obendrein das unterschwellige Gefühl, versagt zu haben. Jetzt wird's noch schwerer, einen anspruchsvollen Partner zu finden und zu halten.

Eine besonders tragische Geschichte, die das Leben schrieb, war die von Siegrid, einer Frau im mittleren Alter, die in einen Arzt verliebt war. So weit, so gut, wäre dieser Mann nicht verheiratet gewesen. Beide hatten sich im Krankenhaus kennengelernt. Er war ihr behandelnder Arzt, und da muß wohl der Funke übergesprungen sein. Siegrid verdiente ihren Lebensunterhalt mit der Wahrsagerei - sie pendelte. Auch ich war einer ihrer Klienten und wurde so unmittelbarer Augenzeuge eines ungewöhnlichen Schicksals, das aber weitgehend auf eigenem Fehlverhalten beruhte. Siegrid wußte also, daß ihr geliebter Hans verheiratet war und - daß er nicht um alles in der Welt die Absicht hatte, sich scheiden zu lassen. Außerdem versuchte er sie immer wieder schonend darauf hinzuweisen, daß ihre Beziehung doch keinen Sinn habe. Er trat langsam den Rückzug an, aber sie wollte sich nicht damit abfinden. »Hans ist der einzige Mann auf der Welt, der für mich in Frage kommt«, sagte sie immer.

Obwohl oft wochenlang kein Kontakt zustande kam, nicht mal ein Telefongespräch, kreisten ihre Gedanken nur um dieses eine Ziel: Wann werde ich diesen Mann bekommen? Obwohl sie selbst mediale Fähigkeiten hatte, ging sie von Wahrsager zu Wahrsager, um sich eine glückliche gemeinsame Zukunft voraussagen zu lassen. Fast jeder sogenannte Hellseher sah ein baldiges Happy-End voraus. Einer ging sogar so weit, daß er Siegrid weissagte, daß die Ehefrau von Hans bald sterben würde, und dann stünde einer gemeinsamen glücklichen Zukunft nichts mehr im Wege. Dies sollte fatale Folgen für Siegrid haben.

Fortan beherrschte ihr Denken nur noch die Frage: Wie lange wird wohl Frau XY noch leben? Nicht, daß sie ein Mensch gewesen wäre, der grundsätzlich anderen Böses wünschte. Ganz im Gegenteil. Sie war eine Seele von Mensch, hilfsbereit und gutherzig. Wenn irgendeiner ihrer Klienten Kummer hatte, war sie sofort mit Rat und Tat zur Stelle. Und wenn es bis in die Nacht dauern sollte, diese Frau spendete Trost und bewahrte manch verzweifelte Seele vor dem letzten Schritt. Nur sich selbst konnte sie nicht helfen. Wie besessen pendelte sie oft bis in die Nacht hinein, wie lange ihr geliebter Hans noch verheiratet sein würde. Sie war nicht in der Lage, die Realität zu begreifen und etwas loszulassen, was ihr kein Glück bringen konnte.

Die brennende Sehnsucht und die Verzweiflung versuchte sie mit Alkohol und Zigaretten zu dämpfen. Statt sich gesund zu ernähren, vernachlässigte sie sich immer mehr. Bald stellten sich finanzielle Probleme ein, die den psychischen Druck noch verstärkten. Zigaretten, Alkohol, minderwertige Nahrung und vor allem seelische Spannungen wirkten sich natürlich aus. Eines Tages mußte Siegrid wegen einer angeblichen Entzündung der Bronchien ins Krankenhaus. Dort stellte man nach intensiver Diagnose fest, daß sie Lungenkrebs hatte.

Schon eine Woche später wurde ihr der halbe linke Lungenflügel herausoperiert. Aber damit nicht genug. Tage später stellte sich heraus, daß das sogenannte Primärkarzinom im unteren Drittel der Speiseröhre steckte: Operation unmöglich, da die Gefahr bestand, die Schlagader zu verletzen.

Der baldige Tod stand bevor. Siegrid bereitete sich tapfer auf das Sterben vor. Aber eines gelang ihr trotzdem nicht, das Loslassen von ihrem falschen Lebenstraum. Ihr Todeskampf dauerte drei Tage und drei Nächte.

Der Wellness-Weg

Gehen wir davon aus, daß Ihnen eines Tages ein Mensch über den Weg läuft, der Ihnen über alle Maßen gefällt, und Sie verlieben sich spontan in ihn und er sich in Sie. Leider hat er Ihnen nicht gesagt, daß er noch gebunden ist. Gehen Sie davon aus, daß ein Mensch, der nicht frei ist, dies auch von heute auf morgen nicht sein kann. Es sei denn, er ist ein Unmensch ohne Gefühl und so Ihrer nicht würdig.

Versprechungen von schneller Trennung sollten Sie nur bedingt glauben, denn der, der es verspricht, weiß ja selbst nicht, wie intensiv seine Bindung an den Nochpartner ist. So etwas weiß man erst, wenn man den ersten konsequenten Schritt zur Trennung vollzieht. Und dann kommt meistens das große Erwachen. Die Bindungen sind trotz vorausgegangenem Konflikt stärker, als man glauben wollte. Alte Bindungen hier – neue Bindungen da. Ihr Traumpartner ist in dieser Phase alles andere als ein Traum, er ist ein armer, zerrissener Mensch. Er wird bei jedem Treffen ungeheure Erwartungsforderungen an Sie stellen, die er zwar nicht formuliert, aber unterschwellig aussendet. Er sucht den 1000prozentigen Beweis, daß der Tausch zwischen dem sicheren Gestern und dem unsicheren Morgen ein guter Tausch ist. Wenn Sie Ihre rosarote Brille mal abnehmen, dann werden Sie sehen, daß dieser Mensch sich höchst unnatürlich verhält. Er hat ein zwanghaftes Verlangen nach Bestätigung. Deshalb wird er auch den Kontakt mit seinem Expartner nicht so schnell abbrechen, wie es Ihnen lieb wäre. Kein Wunder, wenn er auch mal einen ganz bösen Rückfall hat und für ein Wochenende mit dem Ex- oder Nochpartner in Urlaub fährt. Sie sitzen zu Hause und fragen sich, ob er Sie liebt. Natürlich liebt er Sie – und noch einen anderen Menschen. Dann kommen auch noch Gewissensbisse, ob es moralisch vertretbar ist, einen anderen unglücklich zu machen, weil man ihm den Lebenspartner wegnimmt. Zu Recht tauchen diese Gedanken immer wieder auf, weil Sie sich ja auch in seine

Lage versetzen können. Was wäre, wenn mir das passieren würde. Oder mir noch passiert. Und das mit demselben Menschen. Denn wenn er den anderen verläßt, verläßt er vielleicht auch mich. Besonders quälend sind diese Gedanken, wenn auch noch Kinder unter diesem Beziehungskonflikt zu leiden haben. Ein Auseinanderreißen einer Familie wird für das spätere Leben der Kinder entscheidende Beeinträchtigungen nach sich ziehen. Der Verlust einer Elternharmonie wirkt nach. Allein schon die Trennungsphase des Elternpaares wird zum wahren Verlusttrauma für die Kinder. Plötzlich wird das Kind zu Parteilichkeit gezwungen, obwohl es doch beide Eltern liebt.

Es wird wie ein Magnet alle negativen Ströme des Elternkonfliktes anziehen und nicht wissen, wie es diese verarbeiten soll. Dieses Kind oder diese Kinder werden dadurch auch in eine geschlechterbezogene Parteilichkeit gezwungen, die sie für ein ganzes Leben lang prägen wird. Bleibt der Junge bei der Mutter, so wird er beispielsweise ein Leben lang ein gespanntes Verhältnis zu Männern haben. Und dadurch ein schwieriges Verhältnis zu Frauen, weil er in ihnen eine Doppelrolle sucht: Mutter und Vater.

In eine Familie einbrechen – das ist so, als würde man ein Haus auf Sand bauen. Keiner wird glücklich werden. Weder der Partner, der die Familie verläßt, noch die Zurückgebliebenen und schon gar nicht jener Dritte, der die Lawine der Zerwürfnisse ins Rollen bringt. Angenommen, Sie haben sich in jemanden verliebt, der verheiratet ist, aber Sie wußten nichts von seiner Bindung, weil er es Ihnen nicht gesagt hat. Er hat Ihnen deshalb nichts gesagt, weil er sich selbst nicht sicher ist. Er möchte Sie erst einmal testen und seine Familie weiterhin als sichere Basis haben.

Im Grunde genommen will er weiterhin seine Bequemlichkeit, aber mit Ihnen neuen Schwung in sein Leben bringen. Darauf sollten Sie verzichten, weil niemand so etwas verdient. Ihre Funktion gleicht der eines Reserverades. Wenn Sie nicht mehr gebraucht werden, wird man Sie gut »verstauen« und bei Bedarf wieder herausholen. Schade um jeden Tag, an dem Sie zu Hause sitzen und an ihn denken. Jede Sehnsucht und jeder Schmerz enden in einer Sackgasse.

Am besten, Sie trennen sich schon an jenem Tage, an dem Sie erfahren, daß Ihr neuer Traumpartner verheiratet oder fest gebunden ist. Bedenken Sie, daß jede Woche die innere Bindung verstärkt und das Loslassen um so schwerer wird. Wer aus Bequemlichkeit oder Feigheit den notwendigen Konsequenzen nicht ins Auge sieht und handelt, bestraft sich selbst. Von den Arabern stammt der schöne Satz: *Die Verlängerung der Lust bringt das Leiden.* An dem Tag, an dem Sie wissen, daß Sie Ihr Glück auf dem Unglück eines Dritten aufbauen würden, sollten Sie die Beziehung nicht mehr verlängern, sondern loslassen und abschließen. Sie tun es vor allem für sich.

Und gehen Sie davon aus, daß dieser Mensch nicht Ihre einzige und wahre Liebe war: ein Trugbild der Gefühle - sonst nichts. Sie werden noch so vielen »Sternen« auf dieser Welt begegnen, daß Sie die Qual der Wahl haben werden.

Wellness heißt, anderen helfen und sich selbst helfen lassen

Den richtigen Partner finden: Eine Nadel im Heuhaufen suchen?

In jeder Phase, in der man den sogenannten Richtigen sucht, wird man ihn ganz bestimmt nicht finden. Solange Sie suchen, sind Sie noch nicht wirklich frei und in der Lage, alleine zu leben. Dies zu können ist die absolute Voraussetzung dafür, eine beständige und ausgeglichene Partnerschaft zu haben. Und vor allem, den

»Idealpartner« zu halten. Jeder hat in sich das Abbild jenes Menschen, den er sich wirklich wünscht. Esoteriker sprechen von der Dualseele. Damit keine Mißverständnisse aufkommen, es gibt für jeden von uns eine Vielzahl von Dualseelen. Aber es gibt nur bestimmte Zeiten im Leben, wo man diese Dualseelen treffen kann. Die Astrologen nennen dies Zeitqualität. Ein Mensch, der zu diesem Zeitpunkt der besonderen Qualität nicht offen ist, eine Begegnung anzunehmen, der ist an seinem positiven Aspekt vorbeigegangen. Er hat die Chance nicht genutzt, weil er beispielsweise darauf verzichtet hat, den inneren Weg zu suchen und eine Zeitlang allein zu leben. Statt dessen ging er lieber eine schnelle Liaison mit dem Kompromiß ein. Kein Wunder, daß eine solche Beziehung immer Konflikte in sich trägt, weil man den Kompromißpartner nicht wirklich liebt.

Eine solche Beziehung baut bestenfalls auf Sex auf und deshalb schnell wieder ab, weil Sex nur ein kurzfristiges Beziehungsband sein kann. Leider wird in dieser Zeit und in dieser Gesellschaft das Wort Liebe immer mehr zweckentfremdet. Man sagt Liebe und denkt an Geld. Man sagt Liebe und denkt an Reputation. Man sagt Liebe und denkt an Bequemlichkeit. Man sagt Liebe und denkt an Versorgtsein. Man sagt Liebe und denkt an Nicht-einsam-sein-Müssen. Alles sichere Voraussetzungen für ein trauriges Ende.

Wenn von Loslassen die Rede ist, muß ebenso vom Halten gesprochen werden. Es ist durchaus möglich, daß man irgendwann eine Dualseele trifft, die man schnell wieder aus den Augen verliert. Die Zeitqualität für beide war noch nicht gegeben. Wenn man dies spürt, muß man so stark sein, ohne irgendwelche Besitzwünsche in die Zukunft zu richten, wieder loszulassen. Schade, es wäre schön gewesen. Mehr nicht. So bleibt immer noch die Chance, daß beide sich zur richtigen Zeitqualität treffen oder auch nicht.

Wer aber mit Gewalt versucht, zur falschen Zeit eine Dualseele an sich zu binden, zerstört die Chance auf ein langfristiges Glück. Denn jede einmal erlebte Enttäuschung mit einem Partner, und wäre er noch so geeignet gewesen, bedeutet ein Never-Comeback. Das Unterbewußtsein speichert jede Kränkung und projiziert diese sofort wieder in unser Bewußtsein, wenn ähnliche Situationen in der »aufgewärmten« Partnerschaft auftreten.

Es gibt aber auch Lebensberater (Astrologen), die sprechen immer vom Wegpartner, wenn sie meinen, daß man überbrükken sollte. Also den vorher angesprochenen Kompromiß eingehen. Ich bin da ganz anderer Meinung, weil ich selbst erfahren habe, daß man in dieser Wegpartnerschaft nichts anderes ist als ein Schmarotzer. Wer selbst fühlt, daß er einen Menschen nicht so liebt, daß er langfristig mit ihm zusammenleben kann, der bindet die Zeit des anderen. Und verhindert so, daß dieser vielleicht gerade in dieser Zeitphase einen Menschen finden könnte, der zum Lebenspartner werden könnte. Zusätzlich verhindert man, daß man selbst zum inneren Weg findet und endlich eine unabhängige, reife Persönlichkeit wird.

Der Wellness-Weg

Wie schon gesagt, den richtigen Partner kann man weder in einer dunklen Bar aufspüren noch in einer Disco. Die guten Ratschläge mit dem Museumsflirt halte ich für einen Blödsinn. Natürlich kann man schon rein zahlenmäßig in einem gutgefüllten Nachtclub mehr Menschen antreffen als irgendwo in der Wüste. Dort würden Sie vielleicht nur einem Menschen begegnen, aber Sie brächten dafür wesentlich bessere Voraussetzungen mit als in einem Nachtclub. Was ich damit sagen will - die Absichtslosigkeit ist der Schlüssel zum Erfolg. Solange Sie suchen, sind Sie nicht absichtslos, sondern absichtsvoll. Sie sind verkrampft und immer noch nicht bereit zu akzeptieren, daß eine große Beziehung ganz klein beginnen muß. Nehmen wir doch als Vergleich eine Blume. Der Blütenkelch (das Liebesritual) ist schneller gewachsen als der Stiel (Sympathie) der Blume. Was passiert? Schon beim kleinsten Windhauch knickt die schöne Rose ab. Die Übererwartung wog schwerer als das Grundverständnis für den anderen. Letzteres kann sich nur entwickeln, wenn man zuerst absichtslos aufeinander zugeht und auf dieser Basis den Kontakt aktiviert. Das Dümmste, was man sich leisten kann, ist, noch am selben Abend mit seiner Eroberung ins Bett zu gehen. In 99 von 100 Fällen driftet diese Beziehung schon nach kurzer Zeit auseinander.

Wer sich schon einmal mit den Gesetzen von Yin und Yang beschäftigt hat, der weiß, daß Harmonie eine Ausgewogenheit von zwei Elementen ist. Zum Beispiel wird ein Mann, der mit seinem Yang-Anteil (männliches Element) zu stark auf seine Eva einwirkt, zwei mögliche Extreme auslösen. Entweder sie zieht sich total in ihren Yin-Teil (weibliches Element) zurück und wird verschlossen, oder - sie wird aggressiv und aktiviert ihrerseits den Yang-Anteil (männliches Element).

Richtig wäre, Aufeinanderzugehen und Zurückziehen im stetigen Wechsel zu halten. Das gilt sowohl für den Mann als auch für die Frau. Viele Männer machen den Fehler, daß sie aus reiner Nervosität eine Frau totreden. Was umgekehrt übrigens auch oft passiert. Das beste Sinnbild für eine Begegnung, bei der die Sympathien förmlich aufgeladen werden, ist die Vorstellung von der Brandung des Meeres. Nach vorne gehen - sich zurückziehen. Und dies in stetem Wechsel. Wer nur von sich erzählt, langweilt. Und wer nur zuhört, hinterläßt keinen Eindruck.

Um bei dieser Symbolik zu bleiben: Sympathie und Verliebtsein entstehen durch das stete Aufschaukeln von Geben und Nehmen. Energie, die daraus entsteht, ist stark genug, um den Funken zum Zünden zu bringen.

Und weil zuerst der Funke dasein muß, damit eine Flamme entsteht, können naiv kindliche Liebesschwüre nach 5 Minuten Zusammensein nur Komik entstehen lassen und kein Feuer. Diese Gesetze sind so alt wie die Welt, und wir haben sie alle in uns. Nur - wir haben in der heutigen Zeit verlernt, auf unsere

Instinkte zu hören und nach ihnen zu leben. Wir müssen wieder lernen zu fühlen, was wir nicht sehen. Und zu sehen, was wir nur fühlen. Jemand, der dies noch beherrscht, weiß auch ganz genau, aus der intuitiven Intelligenz heraus, wann der Zeitpunkt gekommen ist, den inneren Weg zu verlassen und sich auf eine neue Partnerschaft vorzubereiten. So, wie die Ureinwohner Australiens Stunden zuvor spüren, daß der Wind sich drehen wird, spürt ein intuitiv angelegter Mensch die Veränderungen, die auf ihn zukommen. Und sei es nur die Zeitqualität, um eine Dualseele treffen und halten zu können.

Jeder kann es lernen, wenn er sich auf den inneren Weg begibt, weil er in dieser Zeit wieder zu seinen Instinkten zurückfindet.

Vom Glück, Gold in den Händen zu halten und von der Dummheit, sich nach Steinen zu bücken

Wenn wir aufhören zu kämpfen, dann werden wir abgetrieben von den Stromschnellen unserer eigenen Schwäche. So, wie man Gesundheit jeden Tag aufs neue erwerben muß, so muß man auch tagtäglich um die Liebe kämpfen.

Ein Kampf, der die unterschiedlichsten Gesichter hat. Meistens ist es »nur« ein Kampf gegen sich selbst und gegen die eigene Gedankenlosigkeit. Worte, die man eigentlich nicht sagen wollte, treffen ebenso wie Worte, die man nicht gesagt hat. Das trügerische Gefühl, ein Herz fest in Händen zu halten, ist bereits der Anfang vom Ende. Liebe kann nur dort blühen, wo sie jeden Tag aufs neue gepflegt wird. Daß wir in einer schnellebigen Zeit leben, ist bekannt. Nur sollte man Autos und Terminkalender nicht mit Gefühlen verwechseln. Viel zu oft werden kleine Konflikte nicht aufgelöst, sondern bestenfalls unter den Tisch gefegt. Im Laufe der Zeit hat das Unbewußte so viele Negativgefühle gespeichert, daß plötzlich die autonomen Emotionen wie eine Flut auf den Partner hereinbrechen. Dieser steht klatschnaß im Regen und weiß eigentlich nicht so recht, warum. Obwohl er durch seine vielen kleinen »Schmerztropfen« den See zum Überlaufen gebracht hat. Nur hat er längst alles vergessen. Jetzt ist er durch die Unbotmäßigkeit der übertriebenen, aber doch ganz normalen Überreaktion bis aufs äußerste erbost. Dies ist jener Moment, wo viele Paare den ersten großen Riß in ihrem Liebesfundament davontragen. Noch schlimmer kommt's, wenn dann der Unverstandene sofort Trost bei einem Dritten sucht, anstatt den Konflikt wie den Stier an den Hörnern zu packen.

Ich bin mit einem Ehepaar befreundet, das drauf und dran war, sich die Ringe vor die Füße zu werfen. Daß dies nicht geschehen ist, verdanken beide ihrer Bereitschaft, einen Dritten als Klagemauer zu akzeptieren. Diese Klagemauer war ich. Nie werde ich vergessen, wie wir zu dritt in einem schönen Biergarten saßen und die Atmosphäre genossen. Plötzlich fiel einem der beiden das Bierglas um. Eine ärgerliche Sache, aber kein Weltuntergang. Doch was sich darauf zwischen beiden abspielen sollte, war ein regelrechtes Drama. Die Vorwürfe prasselten nur so auf den Bierverschütter nieder. Dieser konnte sich auch nicht mehr zurückhalten und fing plötzlich an, die schlechten Eigenschaften des anderen aufzudecken. Mittlerweile spitzten schon die Leute an den umliegenden Tischen die Ohren und freuten sich über die Abwechslung. Ich fand es nicht komisch, weil ich spürte, daß beide einen solchen Überdruck an nichtbewältigten Konflikten in sich trugen, und daß dieser kleine Auslöser eine Lawine ins Rollen bringen könnte. Die Gefahr dabei – beide ließen ihre autonomen Emotionen aufeinander losgehen. Autonom heißt selbständig – und das bedeutet keine Regulierung über den Verstand – nur hemmungslose Aggression.

Da ich dies wußte, stoppte ich erst einmal die sich anbahnende Kernexplosion. Ich schlug mit der Faust so fest auf den Tisch, daß das nächste Bierglas umkippte. Beide mußte dies so verdutzt haben, daß plötzlich der Schwall ihrer autonomen Emotionen versiegte. »So«, sagte ich, »jetzt legen wir erst einmal die Spielregeln fest. Wer wirft eigentlich wem was vor? Einer nach dem anderen.« Und so lief dann auch unsere weitere Unterhaltung ab.

Beide redeten sich endlich jenen Gefühlsballast von der Seele, der sich seit Monaten angestaut hatte. Das Typische dabei war, daß die Vehemenz immer mehr abflaute. Für mich gab es nur eines zu tun. Immer wenn der Emotionspegel anzuschwellen drohte und die Schmerzgrenze des Beschuldigten erreicht war, besänftigend und ausgleichend einzuschreiten. Streicheleinheiten dem Attackierten zukommen zu lassen und den Attackierer zu bremsen. Und dies wechselseitig, je nachdem, wer gerade Angreifer war. Nach einer Stunde hatten beide ihre emotionale Überdruckkammer entleert und fielen sich um den Hals. Und jetzt begann der wirklich konstruktive Teil der Konfliktbewältigung. Man konnte sich ganz sachlich sagen, was nicht mehr in Ordnung war. Was den einen am anderen störte. Die autonomen Emotionen waren das giftige Gasgemisch, das zuerst abgelassen werden mußte, bevor die Installation einer neuen, besseren Kommunikationsleitung vorgenommen werden konnte. Wie gesagt, beide sind heute noch verheiratet und haben ihre Krise überwunden.

Der Wellness-Weg

Reibungspunkte in der Partnerschaft sollten sofort besprochen werden, weil sonst aus einer kleinen Reibung eine regelrechte Konfliktmine entstehen kann. Wer sich also aus Feigheit oder Bequemlichkeit davor drückt, über die Konfliktpunkte zu reden, wird immer wieder davon eingeholt. Das Unterbewußte wird ihm bei allen möglichen und unmöglichen Momenten die autonomen Emotionen ins Zusammenleben schicken. Und erst wenn Blitz und Donner die negative Energie zum Entladen gebracht haben, fühlt man sich befreit. Der Preis dafür kann aber sehr hoch sein, weil man dabei den anderen so verletzt, daß dieser negative Energien in seinem Unbewußten speichert. Er wird dann irgendwann einmal so reagieren wie Sie in diesem Moment vielleicht.

Der Ball der Aggressionen wird immer hin und her gespielt, bis eines Tages einer von beiden den Ball nimmt und geht. Schade, es hätte nicht sein müssen, wenn man den Mut gehabt hätte, sofort über das zu reden, was einen stört, verletzt oder beängstigt. Dies wird deshalb oft vermieden, weil man Angst hat, den Partner zu verlieren. Angst ist die Selbstprogrammierung zum Mißerfolg. Durch die Angst, den anderen zu verlieren, verhalten Sie sich so, daß Sie ihn verlieren. Zum Beispiel, weil Sie nicht selbstbewußt genug sind, ihm die Grenzen aufzuzeigen, die für Sie im Partnerschaftsspiel wichtig sind. Wenn er sie jetzt nicht akzeptiert, wird er sie nie akzeptieren, und Sie sind immer der Verlierer. Ohne Angst gestalten Sie also die Regeln Ihres Zusammenlebens aktiv mit. Nennen wir dies doch Partnerschaftsmanagement. Oft können Kleinigkeiten wie ausgedrückte Zahnpastatuben im Waschbecken oder Telefonate bis in die Nacht eine Partnerschaft in kürzester Zeit ruinieren. Man hat nicht darüber geredet, sondern stillschweigend geduldet und gelitten. Grundverkehrt. Sie sind eine Persönlichkeit und sollten dies auch zeigen. Aber natürlich so charmant, daß der Partner durch das Gespräch keinc Aggressionen entwickelt. Der Ton macht immer noch die Musik.

Wellness heißt, auch dann noch fair sein, wenn andere es nicht sind

Lieber die Beziehung lösen als den Konflikt auflösen: typisch Zeitgeist

»Mike, ich habe mich in einen anderen Mann verliebt.« Als Susi dies ihrem Mann unter Tränen gestand, hoffte sie, daß er stark genug sein würde, ihren Hilferuf zu verstehen. Susi hatte sich in einen anderen Mann verliebt, weil Mike keine Zeit mehr für sie hatte. Keine Zeit mehr, um zu zeigen: »Ich liebe dich.« Mike war selbständig und eigentlich in erster Linie in seinen Beruf verliebt. Die Gier nach Geld tat ein übriges. Selbst an Wochenenden konnte er sich von seiner »Geliebten« nicht trennen, und Susi führte ein Leben voller Pflichten, aber ohne Freude. Kein Wunder, daß sie eines Tages bei einem anderen Mann suchte, was Mike ihr schon lange vorenthielt: Zuneigung, Zeit, Verständnis, Liebe. Trotzdem aber spürte sie in jenem Moment, als sie Mike unter Tränen gestand, daß sie sich verliebt habe, wie sehr sie innerlich noch mit ihm verbunden war. Sie hoffte, daß er durch den Schock das Steuer herumreißen würde. Daß er um sie kämpfte.

Er tat es nicht, weil er nie gelernt hatte zu kämpfen. Statt dessen versuchte er, sein verletztes Ego bei einer Jüngeren zu »reparieren«, was natürlich nicht ging.

Susis und Mikes Ehe dauerte immerhin 10 Jahre an. Eine Zeit, in der die Seelen ineinander verschmelzen, man wird zur geistig-seelischen Einheit. Jeder ist ein Teil des anderen. Da sich dieses Zusammenwachsen über Jahre hinweg vollzieht, merken die Partner es nicht. Aber wenn, wie bei Mike und Susi, der Tag der Trennung kommt, so gleicht dies einer Operation der Seele. Nichts im Leben ist schmerzhafter als dies, weil es auch keine Narkose dafür gibt. Alkohol ist bestenfalls ein Betäubungsmittel.

Und Psychopharmaka bewirken das genaue Gegenteil - sie verhindern den Verarbeitungsprozeß und verzögern so die Heilung. Die dämpfende Wirkung dieser Psychodrops erzeugt auch eine Art von Sucht. Nämlich die, daß man in seinem weiteren Leben in ähnlichen Situationen auf solche Stützkrücken zurückgreifen muß. Man lernt nie richtig das Gehen durch die großen Konflikte des Lebens. Und das bedeutet nun mal auch, zu leiden und Leiden klaglos auszuhalten. Mike war ebensowenig dazu imstande wie Susi. Beide spürten zum erstenmal in ihrem Leben den riesigen Abgrund der Leere, der sich plötzlich durch den Verlust des anderen einstellte. Es glich einem Sturz in die schwarzen Tiefen der Nacht.

Jeder für sich hatte eine Leidenszeit zu bewältigen, die zwei Jahre dauerte. Während Susi bei Ihrem neuen Partner blieb, begann für Mike eine Odyssee von einer Beziehung zur anderen. Obwohl er glaubte, damit die versäumte »Junggesellenzeit« nachzuholen, tat er im Grunde nichts anderes, als eine Seele zu suchen, die der seiner Susi glich. Dies ist schon deshalb nicht möglich, weil ja die erlebten Gemeinsamkeiten die Substanz beider Seelen bildeten. Und diese Substanz war zu 50% verloren, für immer verloren. Instinktiv spürten beide dies und versuchten mehrmals einen Rettungsversuch für ihre Beziehung.

Jedesmal endete es mit einem Fiasko, der richtige Zeitpunkt war versäumt worden. Die Schuld lag bei Mike, obwohl er ja nicht den Stein ins Rollen gebracht hatte, sondern Susi. Aber er hat, wie schon erzählt, völlig falsch reagiert. Statt sofort die Schlacht als verloren hinzunehmen, hätte er kämpfen sollen. Und nicht den vermeintlich leichten Weg gehen - den alten gegen einen neuen Partner eintauschen.

Dazu kam, daß Susi, da sie Mike immer noch liebte, ihre autonomen Emotionen nicht unterdrücken konnte. Sie wußte, daß er bereits eine neue, jüngere Frau liebte. Er wiederum verstand die Welt nicht, woher sie nur die Anmaßung nahm, ihm Vorwürfe zu machen, obwohl sie ja mit der Untreue begonnen hatte. Zweimal fuhren sie zusammen noch in den Urlaub, da sie naiven Glaubens waren, daß das Flair einer Stadt wie Paris schon alle Konflikte wie von selbst auflösen würde. Das Gegenteil war der Fall. Das zwanghafte Bemühen um Harmonie schaffte einen Beigeschmack der Lüge. Schon nach wenigen Tagen bekamen beide davon seelische Übelkeit. Früher als geplant trat man wieder die Heimreise an. Die Fahrt war ein einziger Alptraum. Aufgrund der gegebenen räumlichen Enge entstand eine Atmosphäre spannungsvoller Energie, die sich in regelmäßigen Abständen entladen mußte. Kein Wunder, daß sich der erwünschte Effekt dieser Reise ins genaue Gegenteil umkehrte. Statt sich wieder näherzukommen, wurde die trennende Kluft noch größer. Susi und Mike wußten eben nicht, daß sie sich bereits in einer Dynamik befanden, aus der sie mit eigener Kraft nicht mehr herauskamen. Ein psychologisch geschulter Berater hätte vielleicht helfen können. Das Beispiel der Parisreise verdeutlicht ja, daß dieses Paar einfach die falschen Mittel einsetzte, um wieder miteinander glücklich werden zu können. Und dies geht eben nur, wenn die Barrieren aus Haß und Verletzung abgebaut sind, damit die positiven Gefühle wieder freien Zugang haben. Vielleicht hätte ein guter Psychologe Mike verständlich machen können, daß er ursprünglich der Auslöser für die Katastrophe war. Denn wenn man nur neben einem Menschen lebt und nicht mit ihm, so wird dieser bald das Gefühl haben, ganz alleine zu sein. Susi muß es wohl so ergangen sein.

Leider gab es aber niemanden, der den beiden dies erklärt hätte, und so wurde wieder eine Ehe mehr geschieden, von der beide sagen: »Es war mal sehr schön, als wir noch Zeit füreinander hatten.« Die meisten Ehen, die geschieden werden, gehen aus denselben Gründen in die Brüche. Der Tanz ums Goldene Kalb ist wichtiger geworden als der Ehepartner. Und wenn man mit den Betroffenen darüber redet, hört man immer wieder dieselben Begründungen: »Ich habe es doch nur für sie/ihn getan.« Dies ist eine der größten Lebenslügen unserer Zeit. Zwischen Karriere machen und die Familie ernähren liegt ein himmelweiter Unterschied. Karriere macht jeder zuerst einmal für sich. In erster Linie zur Befriedigung eines vielleicht angeknacksten Selbstwertgefühls. Oder aus einer falschen Lebenseinstellung heraus, daß die Dinge, die man kaufen kann, glücklich machen. Falsch – es sind grundsätzlich nur jene Dinge, die man nicht kaufen kann, die wirklich glücklich machen. Und dazu gehören in erster Linie eine intakte Zweierbeziehung, ein harmonisches Familienleben. Dies ist nicht mit allem Gold der Welt aufzuwiegen. Wie sehr diese vielleicht banal klingenden Sätze Gültigkeit haben, mußte vor allem Mike erfahren, der über viele Jahre hinweg ein Suchender seiner schönen Vergangenheit war. Ein zerrissener Mensch, der, um vergessen zu können, noch mehr seine Kraft dem Anhäufen von irdischen Gütern widmete. Der totale Zusammenbruch sollte nicht ausbleiben.

Mike entging mit knapper Not einem Herzinfarkt, was er endlich als Schuß vor den Bug begriff. Von heute auf morgen änderte er sein Leben, indem er sich nur noch auf die wesentlichen Dinge konzentrierte. Seine seelische, geistige und physische Gesundheit hatte jetzt Vorrang.

Die große Krise im Beruf

Arbeitslosigkeit: Der Schock der Kündigung

Fast jeder von uns hat das schon erlebt: Es wird einem mehr oder weniger behutsam mitgeteilt, daß man nicht mehr gebraucht wird. Begründungen gibt es viele dafür: Der Firma geht es schlecht, sie muß rationalisieren. Der Vorgesetzte fühlt sich durch Ihre Tüchtigkeit in seiner Position bedroht. Sie haben versucht, neue Ideen in die Firma zu bringen und dadurch den Frieden des gerechten Schlafes gestört. Oder - Sie haben Liebeskummer und überhaupt keine Lust mehr, engagiert zu sein. Oder noch schlimmer - Ihr Beruf macht Ihnen keine Freude mehr, so daß Ihre Leistungen eine Zumutung sind. Also - Gründe für eine Kündigung gibt es viele. Welcher es bei Ihnen gewesen sein mag, wissen Sie ja selbst. Wichtig ist, daß Sie sich nicht selbst belügen. Denn damit nehmen Sie sich die Chance für einen richtig guten Neuanfang. Denn wenn es daran lag, daß Ihnen einfach der alte Beruf keinen Spaß mehr gemacht hat, dann ist es besser, konsequent zu sein: ein, zwei Jahre in den Sack hauen, noch einmal die Schulbank drücken und umlernen. Tun Sie es nicht, werden Sie immer wieder mit demselben Frust neu anfangen und scheitern. Denn nicht die Firma ist letztendlich an Ihrem Mißerfolg schuld, sondern Ihre innere Einstellung. Dies ist vergleichbar mit einer Liebesbeziehung, die auseinandergegangen ist und die man nach Jahren wiederaufgenommen hat. Bloß weil einem nichts Besseres über den Weg gelaufen ist. Alles, was aufgewärmt worden ist, erkaltet schnell wieder. Aber zurück zum Kündigungsschock: Zuerst sind Sie wie vor den Kopf geschlagen. Kein Wunder, denn Ihr Ego hat einen Knockout einstecken müssen. Und das Schlimme ist, daß man einen hochgradigen Selbstbewußtseinsschwund erfährt, obwohl man vielleicht immer hervorragende

Arbeit geleistet hat. Man fühlt sich regelrecht aufs Abstellgleis geschoben. Und in dieser psychisch labilen Verfassung soll man nun die Kraft aufbringen für eine überzeugende Selbstdarstellung. Viele Menschen wollen erst mal nichts mehr wissen vom Neuanfang, zu dem einfach das Vorstellen gehört. Aber wie in den Griff kriegen, wenn man die Ausstrahlung einer Schlaftablette hat und das Auftreten eines Tänzers mit Bleischuhen. Außerdem hat man diese Personaltypen jetzt sowieso bis obenhin gestrichen satt. Diese Mini-Caesaren, die mit dem Daumen nach oben oder nach unten zeigen, je nach Lust und Laune.

Solche gibt's tatsächlich. Diese Leute sind vergleichbar mit jenen Menschen, die Lehrer geworden sind, weil sie Angst vor dem Leben hatten und lieber unter dem behütenden Dach der Schule bleiben wollten. Und solche gibt's auch unter den Personalchefs. Wenn Sie so einem begegnen, dann wird Ihre Vorstellung zum Lotteriespiel. Er nimmt Sie vielleicht, weil Ihr Großvater Eskimo war, oder er nimmt Sie nicht, weil seine Witze Sie langweilen. Macht nichts. Dieser Typ Personalchef ist zwar nicht am Aussterben, aber doch sehr rar. Seine Position ist deshalb so wichtig und hochgeschätzt, weil das Wohl und Wehe eines Unternehmens von der Qualifikation der Mitarbeiter abhängt. Die Bundesrepublik ist hinter der Schweiz das Land mit den zweithöchsten Lohnnebenkosten.

Ein Angestellter, der 4000 DM netto bekommt, kostet das Unternehmen fast 8000 DM. Kein Wunder also, daß man als Chef keine »Nieten« für teures Geld einstellen will. Wenn Sie dies akzeptieren, dann werden Sie auch verstehen, daß man sich beim Vorstellungsgespräch nicht hängenlassen darf, auch wenn einem der Kündigungsschock noch in den Knochen sitzt. Der Wellness-Weg bietet Ihnen Hilfen an, wie Sie den Schock der Kündigung schnell abschütteln.

Der Wellness-Weg

Der erste logische Schritt ist das Bewußtmachen. Finden Sie den Grund der Kündigung heraus. Auch wenn das Ergebnis nicht positiv für Sie selbst ausfallen sollte. Sie müssen es ja keinem erzählen. So, wie ein Arzt die Diagnose kennen muß, um heilen zu können, so müssen Sie jetzt absolute Klarheit haben, warum Sie gegangen wurden.

1. Die Firma muß rationalisieren

»Warum gerade ich«, werden Sie fragen. Vielleicht, weil Sie zu den jüngeren Mitarbeitern gehörten. Die Älteren tun sich schwerer als Sie, einen neuen Job zu finden. Vielleicht, weil Sie unbequem waren. Kein Nachteil für Sie. Besser, als wenn Sie ein Duckmäuser wären.

2. Sie waren in letzter Zeit zu oft krank

Für Sie eine bodenlose Ungerechtigkeit. Da ist man krank und wird auch noch gekündigt. Der Unternehmer muß nüchtern denken, weil er nicht wettbewerbsfähig ist, wenn seine Produktivität ständig Grippe hat.

3. Sie haben sich in der letzten Zeit gravierende Fehler geleistet

Fehler von Mitarbeitern mindern nicht nur die Produktivität des Unternehmens, sondern können hohe Kosten erzeugen. Mitunter kann dies der Ruin einer Firma sein. Auf der anderen Seite sind Fehler menschlich.

4. Man hat Sie in der Beförderung übergangen, und Sie haben keine Lust mehr

Daß Sie keine Lust mehr haben, ist verständlich. Nur – es wäre besser gewesen, wenn Sie konsequent den ersten Schritt getan hätten. Es wäre besser gewesen für Ihr Selbstbewußtsein.

5. Die Firma ist pleite gegangen

Schicksal – oder Kismet, wie die Araber sagen. Wären Sie der einzige Mitarbeiter, dann wäre es vielleicht verständlich, wenn Sie Schuldgefühle hegten. Aber zuerst trägt der Chef die ganze Verantwortung. Er hätte Sie bloß rechtzeitig feuern müssen.

6. Sie haben seit Monaten Liebeskummer

Wenn ich Ihr Chef wäre, würde ich Sie nicht entlassen, sondern Sie auf Kosten der Firma zum Psychologen schicken. Nichts kann einen Menschen seelisch so sehr belasten wie Liebeskummer. Dagegen sind Geldsorgen nur ein Klacks.

7. Ihr Chef kann Sie nicht mehr riechen

Dies ist keine sehr positive Begründung, aber eine menschliche. Sympathie und Antipathie beherrschen das Zusammenleben im Beruf ebenso wie im privaten Bereich. Und da er der Herrscher ist, bleibt Ihnen nur Ihr Stolz. Auf dem Absatz umdrehen und gehen.

Nachdem Sie jetzt herausgefunden haben, warum Sie gekündigt wurden, können Sie jetzt Ihre Schlußfolgerungen ziehen. Aber bitte keine Selbstvorwürfe, da diese automatisch masochistische Tendenzen in Ihr Seelenleben bringen würden. Das Ziel, das es zu erreichen gilt, ist der völlig wertfreie Umgang mit dem eigenen Ich. Die Psychologen sprechen von »Sich selbst konfrontieren können«. Wer es kann, braucht keie rosarote Brille mehr, um sich selbst halbwegs realitätsnah beurteilen zu können. Sie sind, wie Sie sind, aber oft sehen Sie es nicht, sondern nur die anderen. Fazit: Probleme entstehen oft deshalb, weil man ganz anders auf die Menschen wirkt, als man zu wirken glaubt. Selbsterkenntnis ist nicht nur ein Weg zur Persönlichkeitsoptimierung, sondern auch ein Weg zum Erfolg. Kenne ich meine Schwächen, so kann ich sie ändern oder bewußt mit ihnen leben. Um auf die Kündigung zurückzukommen. Ganz gleich, ob diese selbstverursacht war oder reine Arbeitgeberwillkür, es gibt in keinem Falle Grund für

Selbstvorwürfe. Das Leben ist ein jahrelanger Lernprozeß, aus dem wir erst in unserer letzten Stunde entlassen werden. Jetzt stellt der Lehrmeister Leben Ihnen die Aufgabe, aus dem momentanen Unglück zu lernen. Diese Aufgabe wird Ihnen immer wieder gestellt, bis Sie diese lösen können. Konkret: Würden Sie wieder mit demselben Bewußtsein bei einem neuen Arbeitgeber beginnen, würde vielleicht wieder eine Kündigung folgen. Vorausgesetzt, daß der Grund der Kündigung bei Ihnen lag. Und nicht am Mißgeschick des Unternehmers. Jetzt haben Sie schon keinen Grund mehr, deprimiert zu sein, weil Sie sich ja vorgenommen haben, darüber nachzudenken, wie Sie in Zukunft erfolgreicher werden können.

Bedenken Sie, daß nichts im Leben festgeschrieben ist und daß beispielsweise »Versager« aus unserer Schulzeit erfolgreiche Menschen geworden sind und umgekehrt.

Entscheidend ist, daß Sie jetzt zweierlei anstreben.

Ich habe Angst, bei der nächsten Vorstellung zu versagen

Streichen Sie diesen Satz ein für allemal aus Ihrem Gehirn. Sie haben grundsätzlich vor nichts Angst im Leben. Sie brauchen nicht einmal Angst vor dem Sterben zu haben. Denn Sterben ist nichts anderes als »umziehen«. Sie brauchen auch keine Angst vor anderen Menschen zu haben, denn andere Menschen haben mehr Angst als Sie, weil sie vielleicht dieses Buch noch nicht gelesen haben. Haben Sie auch keine Angst vor der Angst. Gehen Sie einfach davon aus, daß Sie den Job bekommen, den Sie sich wünschen. Glauben Sie daran, ohne sich dabei anzustrengen. Betreiben Sie eine ganz leichte autosuggestive Übung. Kaufen Sie sich ein Pendel und halten dieses über ein Blatt Papier mit einem Kreis. Fragen Sie das Pendel, ob Sie bald einen neuen Job bekommen. Schlägt es nach oben und nach unten aus, dann sagt es ja. Bewegt sich das Pendel horizontal, dann heißt dies nein. Sie werden sehen, daß die Tendenz zum Ja immer stärker wird, je fester Ihr Glaube an den Erfolg ist.

Arbeit ist für mich Routine
Diesen Satz bitte auch streichen. Denn alles, was Routine ist, langweilt. Und was langweilt, macht keinen Spaß. Und was keinen Spaß macht, wird auch nicht gut. Und was nicht gut wird, hat auch keinen Anspruch auf Anerkennung. Dies ist einer der Hauptgründe, warum viele Menschen im Beruf scheitern oder nie richtig vorwärtskommen. Egal, was man tut, man kann es immer noch besser machen als jemand, der das gleiche vorher gemacht hat. Dies ist auch einer der Gründe für den wirtschaftlichen Erfolg der Japaner. Nicht, weil die Bosse mit den maßgeschneiderten Anzügen so kluge Strategien entwickelten, wurde Japan wirtschaftlich groß, sondern weil jeder einzelne japanische Arbeiter darauf brannte, jedes von ihm bearbeitete Werkstück noch funktionsfähiger und kostengünstiger zu gestalten. Leistung wurde so zu etwas Spielerischem. Jeder wollte sich mit dem anderen messen, vergleichbar mit Sport in der Freizeit. Kein Wunder, daß bei dieser Motivation eine regelrechte kreative Explosion stattfand. Japaner wechseln auch nicht ihren Arbeitsplatz, weil es als Ehre empfunden wird, ein Sony-Mitarbeiter zu sein oder ein Mitsubishi-Mitarbeiter. Dieses unnötige Frontendenken, das es bei uns gibt, belastet dort nicht die Zusammenarbeit wie bei uns. Der Chef ist der dicke Boß, und der Angestellte ist der arme Knecht. Alles Quatsch. Ich selbst habe beide Seiten kennengelernt und somit auch die Vor- und Nachteile beider Seiten.

Wer glaubt, daß ein Unternehmer grundsätzlich ein schönes Leben hat, der irrt. Daß am Wochenende gearbeitet wird, ist ebenso selbstverständlich wie die Tatsache, daß ein Unternehmer nie ganz abschalten kann. Der Verantwortungsbogen ist so breit gespannt, daß man sich immer mit einer Sorge herumquält. Viele Unternehmer fahren zwar einen dicken Wagen, den sie von der Steuer absetzen können, haben aber auch mit hohen Darlehensbelastungen zu kämpfen. Ich glaube, es ist keine Übertreibung, wenn ich feststelle, daß jedes dritte deutsche Unternehmen den Banken gehört. Auf der anderen Seite beneidet der Unternehmer oft den Mitarbeiter, weil dieser pünktlich jeden Tag den Hammer fallen lassen kann und keine Sorgen hat.

Angestellte haben sehr wohl Sorgen und Frust. Denn wenn man immer nur ein Rädchen ist, das zu funktionieren hat, dann kann keine persönliche Beziehung zum Unternehmen entstehen. Die Chefs sollten ihre Mitarbeiter mehr in die Erfolgserlebnisse des Unternehmens mit einbeziehen. Auch Einblick gewähren in die Marketing-Strategien, damit der arbeitende Mensch sich selbst ein Bild davon machen kann, ob es sich lohnt, für dieses Unternehmen engagiert zu arbeiten. Dies ist vergleichbar mit einem Familienvater, der seine Kinder immer nur vor vollendete Tatsachen stellt und nie erklärt, warum jetzt Baden ungesund ist oder eine warme Jacke notwendig. In einer solchen Familiengemeinschaft kommt nie so etwas wie Zusammengehörigkeitsgefühl auf. Und dies ist dort ebenso wichtig wie in einem Unternehmen. Eigentlich überall, wo Menschen als Gruppe leben. Fehlt der verbindende rote Faden, so fehlt die Seele. Eine Gruppe ohne Seele hat keinen Zusammenhalt und geht über kurz oder lang auseinander.

Wellness ist die Mitte zwischen den zwei Extremen Übermaß und Verzicht

Ihr Los – seit Jahren arbeitslos

Keine Angst – ich weiß, wie es in Ihnen aussieht. Über längere Zeit arbeitslos zu sein, das gibt einem das Gefühl, als stünde man am Rande der Gesellschaft. Man fühlt sich wie ein Ausgestoßener, wie ein Geächteter. Aus diesem Gefühl des Abgelehntwerdens entsteht langsam eine Gegenreaktion. Man fängt an, aggressiv zu werden. All diese Menschen um einen herum, die man seit vielen Jahren kennt, die einem ans Herz gewachsen sind, beobachtet man nun aus einem anderen Blickwinkel. Ohne daß man es will, man wird neidisch und ablehnend.

Und je länger die Arbeitslosigkeit dauert, desto stärker werden die Haßgefühle gegen die Mitmenschen. Man haßt jene, die nichts dafür können, daß man selbst keine Arbeit hat, sie aber eine haben.

Man haßt Politiker, Unternehmer und die Leute vom Arbeitsamt gleichermaßen. Die Gefühlsskala wechselt zwischen totaler Aggressivität und absoluter Niedergeschlagenheit. Und das, was dazwischen liegt, ist ein Gemütszustand, den man als mittlere Verzweiflung bezeichnen könnte.

Arbeitslos zu sein wird eine Krankheit der Seele. Dieser Konflikt ist in seinen Auswirkungen vergleichbar mit der Trennung von der geliebten Familie. Es ist so, als würden alle Familienmitglieder plötzlich zu einem sagen, daß man gehen soll. Man wird nicht mehr gebraucht. Daß bei der Arbeitslosigkeit die finanzielle Seite auch noch zu Buche schlägt, kommt belastend dazu. Ein Familienvater kommt dann aus dem Rechnen nicht mehr heraus. Jede Mark muß für die blanke Existenz aufgewendet werden. Da bleibt kein Spielraum für jene Dinge, die jetzt die Seele ganz besonders nötig hätte: mal ein neues Hemd, ein Wochenendausflug, Schallplatten, Bücher und Konzerte. Alles Dinge, die ein Mensch nötiger zum Leben und Überleben braucht, als ein kühler Rechner sich dies vorstellen kann. Es müßte zusätzlich zum Arbeitslosengeld Gutscheine für Seelenmassage geben. Gutscheine für Konzerte, Bücher, Wochenend-Bahnreisen, neue Kleider und Kleinigkeiten für die Kinder. Dies ist ganz nebenbei ein Aufruf an die Industrie, Ware mit kleinen »Webfehlern« dem Arbeitsamt zur Verfügung zu stellen. Dies ist auch ein Aufruf an die Transportunternehmen dieses Landes (Bahn–Lufthansa), nicht genutzte Kapazitäten zur Verfügung zu stellen: für Menschen, die arbeitslos sind. Diese waren alle einmal gute Kunden und werden es ganz bestimmt auch wieder werden. Nur - in dieser schlimmen Lebensphase können sie sich all die Selbstverständlichkeiten eines tätigen Lebens nicht mehr leisten. Und das aufgrund dessen, daß sie verurteilt wurden, untätig zu sein. Ein Leben zu führen zwischen Bangen, Hoffen und Verzweifeln. Ich glaube, daß viele Menschen, die nie arbeitslos waren, dieses Problem gar nicht begreifen können. So mancher mag in seiner Unwissenheit einen Arbeitslosen noch beneiden. Nach dem Motto: Ist doch schön, wenn man fürs Nichtstun Geld bekommt. Und wenn man endlich Zeit hat, tagsüber spazierenzugehen oder ins Kino. Nichts als graue Theorie. Schon nach wenigen Tagen der Arbeitslosigkeit hängt einem das Herumstrolchen in der Stadt zum Halse heraus.

Überhaupt, wer hat schon gelernt, mit so viel freier Zeit umzugehen. Wer hat schon gelernt, eine aufgewühlte Psyche zu besänftigen, statt ihr Rumoren mit Alkohol mundtot zu machen. Ein guter Freund von mir war vier Jahre arbeitslos, bis er endlich die Kraft hatte, einen neuen Weg einzuschlagen und sich selbständig zu machen. Was aber so alles dazwischen lag, vom Tag der ersten Arbeitslosigkeit bis zum Neuanfang, war ungeheuerlich.

Hannes sollte alle Krisen durchstehen müssen, die sich der liebe Gott für uns arme Menschen ausgedacht hat. Der Schock, arbeitslos zu sein, wirkte sich so gravierend auf seine Psyche aus, daß er anfing, seine Frau zu tyrannisieren. Dieses Unterlegenheitsgefühl in ihm zerstörte jegliche private Harmonie. Er, der sonst so großzügige »Lebenskünstler«, wurde plötzlich ein kleinkarierter Nörgler. Jede Kleinigkeit war recht, um seiner Frau Fehler vorhalten zu können, die eigentlich unwichtig waren. Immer mehr kam es Hannes darauf an, daß er seine Frau Anna demütigen konnte. Er haßte sich und mußte ständig das quälen, was er am meisten liebte. Kein Wunder, daß die Beziehung der beiden immer problematischer wurde. Und als Anna nicht mehr mit Hannes schlafen konnte, steigerte sich die Konfliktdynamik von Hannes. Er fing an zu trinken. Immer häufiger mußte er aus der Kneipe abgeholt werden - nicht mehr fähig, allein zu gehen. Ganz nebenbei steigerte sich sein Zigarettenkonsum. Hannes, der immer stolz darauf war, mit 40 noch auszusehen wie andere mit 35, wirkte jetzt wie 50. Die Haut gelb und fahl, Falten, Doppelkinn und Tränensäcke. Hannes war alles andere als eine strahlende, dynamische Erscheinung. Für jeden Außenstehenden war klar, warum er bei seinen Bemühungen um einen neuen Arbeitsplatz nur Absagen einheimste. Er hatte zwei Handikaps. Erstens lag seine Dynamik tief in einer völlig überlasteten Leber verborgen, und zweitens trat seine völlig unkontrollierbare Aggressivität immer dann zu Tage, wenn er sich unter Leistungsdruck gesetzt fühlte.

Hannes war gar nicht mehr imstande, einen Job zuverlässig auszuüben. Und er wußte es auch. Und wie das so ist, wenn man wirklich ganz unten am Boden liegt, heben einen nur jene auf, die Leidensgenossen sind. Für jeden anderen unserer feinen Gesellschaft ist ein Verlierer ein Aussätziger, ein Mensch, der eine ansteckende Krankheit hat. Den man ebenso meidet wie einen Behinderten. Nur nicht damit in Berührung kommen, man könnte ja von dem Unglück angesteckt werden. Hannes hatte zwar gute Freunde aus guten Tagen, aber die wurden jetzt immer seltener.

Kaum hatte er ein paar Schluck getrunken, floßen Sturzbäche von Selbstanschuldigungen. Es war so, als würde er sein Hemd aufreißen und andere bitten, das Herz herauszuschneiden. Er wollte gequält werden, weil er sich schuldig fühlte. Nur zu viele waren bereit, ihm diesen Gefallen zu tun, anstatt ihm aufrichtige Liebe oder Sympathie entgegenzubringen. Anna war überfordert, aber tat alles, um Hannes zu helfen. Nur lieben konnte sie ihn im Moment nicht, weil er nicht mehr jener Mann war, in den sie sich vor Jahren verliebt hatte: selbstbewußt, positiv und vital. Heute war Hannes das genaue Gegenteil. Ein Mensch auf dem besten Wege zum Wrack, der verlernt hat, sich selbst zu lieben. Und der jetzt auf dem besten Wege war, in die dritte große Krise hineinzuschlittern. In die große Krise der Gesundheit. Alkohol hat einige schlimme Eigenschaften. Ganz abgesehen davon, daß Alkohol ein Krebsauslöser ist. Zuerst möchte ich jedoch darauf eingehen, wie der Alkohol im menschlichen Organismus wirkt. Zuerst wird der Alkohol von der Magen- und Darmschleimhaut resorbiert und gelangt dann über die Blutbahn in den ganzen Körper. Damit ist eine vorübergehende Stimulierung der Nervenzellen verbunden, die jedoch bald ins Gegenteil umschlägt. Jegliche Aktivität wird reduziert.

Die Leber als Chemielabor und Entgiftungsorgan hat unterdessen die Aufgabe, Alkohol in zwei Bestandteile aufzuspalten: in Wasserstoff und Azetaldehyd. Letzteres ist eine hochgiftige Substanz, die mit Hilfe eines Leberenzyms unschädlich gemacht wird. Ist nun die Alkoholzufuhr zu groß oder die Leber durch falsche Ernährungsweise oder ständigen Alkoholkonsum in ihrer Leistungsfähigkeit total geschwächt, so kann die giftige Substanz Azetaldehyd nicht mehr ausreichend abgebaut werden.

Der traurige Effekt: Es kommt zur Leberentzündung. Diese wiederum hat zur Folge, daß die nicht abgebauten Giftstoffe über die Blutbahn an Herz und Gehirn transportiert werden, um dort beträchtliche Schäden anzurichten: Vergeßlichkeit, Konzentrationsschwierigkeiten, Herzmuskelschwäche mit einhergehender Kollapsneigung.

In weiterer Folge entstehen Erkrankungen wie Vitaminmangel, Eiweißmangel, Flüssigkeitsansammlungen in der Bauchhöhle, Bluthochdruck und schließlich innere Blutungen durch Gefäßrisse. Weiterhin verursacht das übersäuerte Blut Nierenschäden und Gichterkrankungen. Eine ganz schlimme negative Nebenerscheinung beim übermäßigen Alkoholgenuß ist die rasch fortschreitende Impotenz. Alkohol reduziert die Produktion von männlichen Geschlechtshormonen und läßt die Keimdrüsen verkümmern.

Übrigens bewirkt ein Vollrausch, daß ca. 10 Millionen Gehirnzellen auf einmal absterben, was ein Tausendstel aller vorhandenen Gehirnzellen bedeutet. Fazit: 250 Vollräusche, und man ist bereits stark geschädigt. 250 Vollräusche schaffen manche Leute innerhalb von 5 Jahren und sind dann wirklich für immer geschafft, weil sie unwiederbringlich ein Viertel ihrer Gehirnkapazität versoffen haben und nicht nur das kleine Häuschen ihrer Oma. Im letzten Stadium der Alkoholerkrankung lagert sich Fett in der Leber ab, so daß es zur Vergrößerung, Verhärtung und schließlich zum tödlichen Leberschwund kommt. Wo sind eigentlich die Grenzen zwischen vertretbarem Konsum und bereits schädlicher Übertreibung mit Dynamik zum Alkoholismus?

Die Experten sind sich darin einig, daß der tägliche Genuß von einem ¾ Liter Wein langfristig auf jeden Fall zu schweren Leberschäden führt. Harte Getränke wie Schnaps oder Whisky beschleunigen den Krankheitsverlauf. Kein Wunder also, daß Hannes sich immer schlapper fühlte, da ja seine Leber ununterbrochen auf Hochtouren arbeitete und trotzdem noch im Defizit war. Jeden Tag trank er einen Liter Wein und entfernte sich immer mehr von jenem Menschen, den alle so liebten und schätzten.

An eine Rückkehr ins Berufsleben war nicht mehr zu denken. Hannes wurde krank, seine Nieren arbeiteten nur noch zu 50%. Die Ärzte eröffneten ihm, daß er bald ein Fall für den Dialyseapparat sein würde. Ihm war's egal, weil er mittlerweile das Leben so haßte wie sich selbst. Als er wieder einmal betrunken nach

Hause kam und seine Frau tiefdeprimiert auf ihn wartete, toste durch seine Seele ein Wirbelsturm, der seine Kraft aus den Gegensätzen von Liebe und Haß bezog. Der Streit begann mit einer banalen Provokation und endete mit Schlägen. Zum ersten Mal in ihrer Ehe schlug Hannes seine Frau. Sie, die so lange ausgehalten hatte und klaglos alle Demütigungen der letzten Monate schluckte, war am Ende mit ihrer Kraft. Tags darauf zog sie aus. Die Gefühle in Hannes waren zwiespältig. Zuerst war er ganz froh, den letzten Menschen los zu sein, der bis gestern noch an ihn glaubte und so immer wieder Reaktionen in seinem Unbewußten auslöste. Alle anderen Menschen um ihn herum hatten ihn bereits als Trinker abgestempelt.

Auf der anderen Seite fühlte er eine unbeschreibliche Beklemmung, die sich langsam zu schierer Angst entwickelte. Er wußte plötzlich, daß das Ende nahe war. Die Angstschübe kamen in immer stärkeren Intervallen, und er fühlte sich wie ein Ertrinkender, der den letzten Sauerstoff einer Luftblase gierig einsog. Die Kraft, die ihm jetzt aus der Verzweiflung erwuchs, nutzte er, um seine Antriebslähmung zu überwinden. Er rief beim Verein der Anonymen Alkoholiker an und bat um Hilfe. Tags darauf wurde Hannes von einem Betreuer aufgesucht. Der Rest ist schnell erzählt. Nach qualvollen Wochen des Entzugs ähnelte Hannes langsam wieder jenem Mann, der das Leben so liebte und vor Vitalität nur so strotzte. Es ging bergauf, weil endlich sein kluger Kopf wieder benutzt wurde und auch seine Antriebsmotorik zu arbeiten begann. Hannes mußte immer an Anna denken, die ihm mitgeteilt hatte, daß sie bei ihrer Mutter leben würde. Sie hatte ihm auch geschrieben, daß sie auf den Mann warten würde, den sie einmal sehr geliebt hatte. Er war stolz, kämpferisch und vital gewesen. Ja, so wollte er wieder werden und faßte für sich ein Ziel. In einem halben Jahr Anna wieder zurückholen und gleichzeitig eine neue berufliche Existenz aufbauen. Aber sich nie wieder irgendwo vorstellen, um als Angestellter zu arbeiten.

Hannes hatte eine Idee, um seine freiberuflichen Pläne zu realisieren. Als Sachbearbeiter in einer Versicherung mußte er jahrelang staubtrockenen Papierkram wälzen und immer nur sitzen. Das kam nicht mehr in Frage, jetzt wollte er mit Menschen zu tun haben, unterwegs sein.

Da kam der Tip seines Sozialhelfers von den Anonymen Alkoholikern gerade recht: »Hannes, es gibt viele alte Leute, die ihr Mittagessen vom Sozialamt bekommen, weil sie nicht mehr gehfähig sind. Frag doch mal, ob du denen nicht helfen kannst.« Aus einer Idee ist eine neue Existenz geworden. Hannes hat einen VW-Transporter geleast und ist freiberuflicher Altenbetreuer. Er liefert Mittagessen, Bekleidung, Medikamente, Zeitschriften usw. Seine Auftraggeber sind die Sozialämter, Großküchen, Verlage, Supermärkte und viele andere Händler, die nicht den Fuhrpark dazu haben, um Hauslieferungen durchzuführen. Die Arbeit macht Hannes Spaß, weil ihm die hilfsbedürftigen Menschen sehr viel Sympathie entgegenbringen. Anna, die mittlerweile wieder stolz auf ihren Mann sein kann, hat den Job der Funkstation übernommen. So kann sie Aufträge direkt per Funk an Hannes weitergeben.

Geschichten wie diese schreibt das Leben tagtäglich. Menschen, die mit Arbeitslosigkeit nicht fertig werden, geraten in einen Sog negativer Kräfte, die weitgehend durch unsere Gesellschaft bedingt sind. Wir Deutschen sind ein unermeßlich wohlhabendes Volk, wenn man sich einmal vor Augen führt, daß es Menschen in Asien oder Afrika gibt, die sich nicht einmal ein Medikament gegen die dort gefürchteten Augenkrankheiten kaufen können. Jede Stunde erblinden deswegen acht Menschen. Und wir sind so verweichlicht, daß wir nicht in der Lage sind, eine Schicksalsbelastung wie Arbeitslosigkeit mit Tapferkeit wegzustecken. Die Geschichte von Hannes macht deutlich, daß man wohl erst ganz unten sein muß, um zu begreifen, was man alles verlieren kann. Und daß man als Mensch auf dieser Welt grundsätzlich kämpfen muß, um stark zu bleiben.

Der Wellness-Weg

Sie sind bereits seit Jahren arbeitslos und deshalb auch mutlos. Das werden wir ändern.

Natürlich haben Sie alles versucht, um einen neuen Job zu bekommen. Die Stellenangebote am Wochenende sind Ihre allwöchentliche Pflichtlektüre. Für Sie war nie etwas dabei. Das ist möglich.

Das Arbeitsamt konnte Ihnen auch keine Stelle vermitteln, und Ihre guten Freunde hatten nichts als gute Ratschläge parat. Manchmal denken Sie daran, auswandern zu wollen. Das ist eine verständliche Reaktion, aber kein Ausweg. Gehen Sie jetzt den Wellness-Weg, weil er Sie aus der Arbeitslosigkeit führen wird, ohne daß Sie auswandern müssen.

Arbeitsprojekt Ich

Sie müssen wieder auf »Hochglanz« gebracht werden: seelisch, geistig und körperlich. Das eine kommt durch das andere. Sie werden staunen, wie schnell das geht. Wichtig: Sie müssen sich wirklich an die Empfehlungen halten, sonst werden Sie keinen Erfolg haben.

Ihre neue Ernährung

- Nur noch zweimal in der Woche Fleisch und einmal Fisch.
- Nur noch zweimal in der Woche Ei, Vollmilch, Sahne.
- Morgens immer frischen Zitronen- oder Orangensaft trinken.
- Keinen Zucker mehr, statt dessen Honig.
- Dreimal in der Woche Rohkost:
  Kohlrabi roh, Karotten roh, gemischte grüne Salate.

- Vorwiegend Vollkornreis und Kartoffeln essen.
  Dazu leicht angedünstetes Gemüse.
- Abends nur noch zweimal in der Woche Wurst, ansonsten Käse, Obst und Salate. Überhaupt abends wenig essen.

Genußgifte reduzieren

Alkohol macht ebenso schlapp und häßlich wie Nikotin. Überhaupt kann man sagen, daß Alkohol der größte Dynamikräuber im menschlichen Körper ist. Da die Leber heutzutage durch die Belastung mit Umweltgiften mehr denn je leisten muß, ist sie wesentlich schneller durch Alkohol überlastet, als dies früher der Fall war. Für Nikotin gilt das gleiche, obwohl die pathologisch-anatomische Schädigung anders verläuft. Nikotin verengt die Blutgefäße und erhöht so durch hohen Blutdruck das Infarktrisiko. Außerdem trägt Nikotin in hohem Maße zur Übersäuerung des Blutes bei.

Saures Blut (Azidose) schädigt die Zellen. Je nach »Achillesferse« werden zuerst die Stoffwechselorgane betroffen (Magen-Darm-Leber-Galle-Nieren) oder das Herz. Wenn Ihnen wieder einmal nach einem verqualmten Abend das Herz bis zum Halse schlägt, sollten Sie ein, zwei Magnesiumtabletten nehmen. Magnesium weitet die Gefäße und entlastet so das Herz. Auf Dauer ist dies aber keine Lösung. **Deshalb bitte das Rauchen ganz aufgeben. Oder drastisch auf 5 Zigaretten pro Tag reduzieren. Außerdem: 4 alkoholfreie Tage einführen.**

Wieder beweglich werden

Kein Wunder, daß bei der Vielzahl der gymnastischen Übungen, die so empfohlen werden, nur noch Verwirrung und Ablehnung erfolgt.

Das Wichtigste, was Sie sich einprägen sollten, ist die Tatsache, daß das Herz ein Muskel ist, den man täglich trainieren muß. So, wie ein Beinmuskel durch den Stillstand degeneriert, so degeneriert auch der Herzmuskel, wenn er nicht beansprucht wird.

Deshalb:
Jedem Lift die kalte Schulter zeigen und Treppen steigen

Jeden Tag die 3 B durchführen

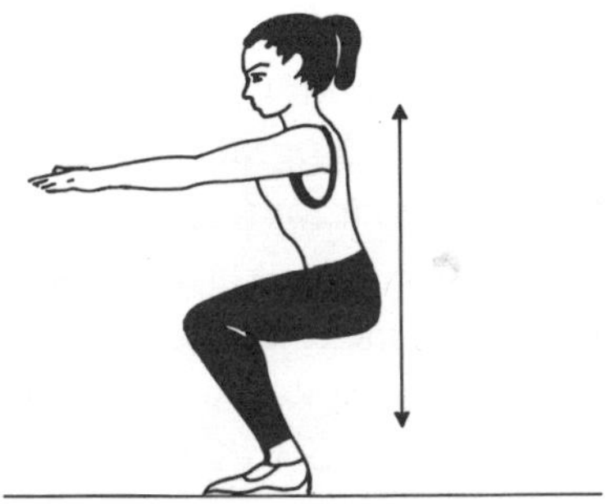

Für wohlgeformte Beine und einen guten Kreislauf:
Morgens 10, mittags 10 und abends 10 Kniebeugen.

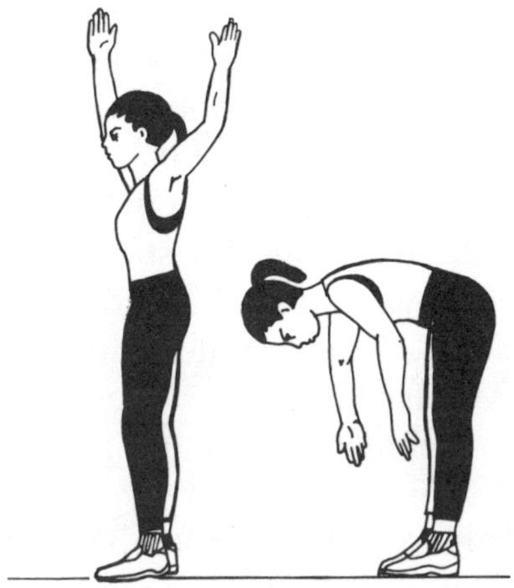

Für Ihre Beweglichkeit:
20 mal recken und fallen lassen.

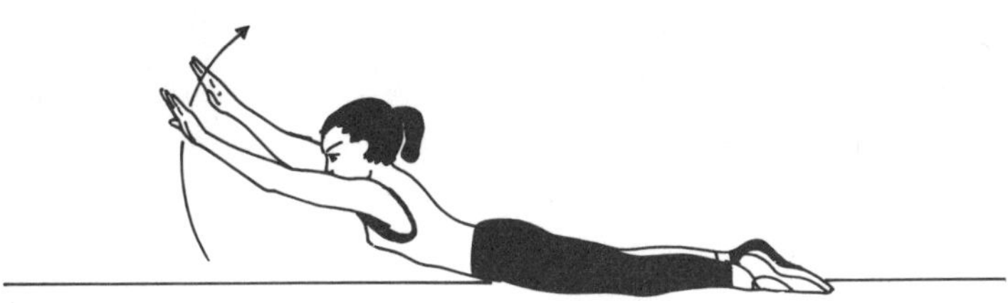

Für Ihren straffen Bauch:
Mit 5 Übungen beginnen und dann bei 20 einpendeln.

Sich wieder lieben lernen

Kein Wunder, daß Ihr Selbstvertrauen gelitten hat: Sie leben seit Monaten auf Sparflamme: keine Erfolgserlebnisse, keine neuen Kleider, keine Reisen, keine Perspektiven. Das kommt alles wieder, nur müssen Sie jetzt Ihre Kraft aus sich selbst finden. Denken Sie an die alten Philosophen wie Aristoteles oder Sophokles, die nicht durch Ämter Autorität hatten, sondern durch Geist, Individualismus und Persönlichkeit. Nutzen Sie jetzt eine esoterische Erfahrung. Lernen Sie loszulassen. Denken Sie jetzt nicht an einen neuen Job, sondern in erster Linie an sich, und dann kommt der Job wie von selbst.

Was macht Ihnen wirklich Spaß im Leben?

Sind Sie ein begeisterter Gartenfreund? Ein leidenschaftlicher Hobbykoch? Ein Modellbaufan? Ein begabter Fotograf? Jemand, der Menschen unterhalten kann? Ein Hobbyzauberer oder ein Autobastelfan. Irgendeine Leidenschaft hat jeder Mensch, manchmal liegt sie nur brach. Und vielleicht ist es bei Ihnen so, daß Sie vor lauter Frust wegen Ihrer Arbeitslosigkeit auch dazu keinen Antrieb haben. Das ist grundfalsch, weil Sie in einer Betätigung, die Ihnen Spaß macht, neues Selbstvertrauen finden.

Indem Sie durch Ihr Hobby Erfolgserlebnisse erzielen, stärken Sie wieder Ihr Bewußtsein, daß Sie ganz besondere Fähigkeiten haben. Dies wird Ihre ausgehungerte Seele nähren und Ihre Aura stärken. Je besser die Dinge sind, die Sie jetzt produzieren, desto mehr erleben Sie sich in einem Spiegel. Sie sehen, was in Ihnen steckt. Haben Sie da noch Grund, sich nicht zu lieben?

Es ist überhaupt klüger, sich selbst zum Maßstab zu nehmen und nicht durch andere sein Wertgefühl zu bilden. Niemand kann Sie wirklich beurteilen. Das, was er in Ihnen sieht, ist nur ein Phantombild.

Man muß nur seine Chancen erkennen

Nachdem Sie sich jetzt seit einigen Wochen intensiver Ihrem Hobby zuwenden, fühlen Sie sich ganz bestimmt seelisch so gut wie noch nie. Außerdem ist Ihre Kondition besser geworden, weil Sie Ihre Ernährung und Ihre Lebensweise korrigiert haben. Ihre Ausstrahlung müßte ganz hervorragend sein. Spielen Sie doch ruhig einmal mit dem Gedanken, sich selbständig zu machen. Selbständige Berufe, die in dieser sich verändernden Gesellschaft Chancen haben, sind beispielsweise Dienstleistungen für ältere Menschen; Dienstleistungen für Kinder; Dienstleistungen für Unternehmen, die ihre Umweltprobleme lösen wollen. Als Techniker könnten Sie zum Beispiel Problemlösungen für Recycling entwickeln oder Wasserfilteranlagen. Warum gibt es noch keine Minigeigerzähler für jedermann? Oder als Gartenfreund könnten Sie Ihr Wissen als freiberuflicher Gartenberater zur Verfügung stellen. Bringen Sie den Leuten bei, wie man Kompost für Naturdüngung anlegt und verwendet.

Warum werden Sie nicht freiberuflicher Hoteltester für Reisebüros. Ein idealer Job für alle, die gerne reisen. Wenn Ihr Hobby das Zaubern ist, dann sollten Sie sich mit den Sozialämtern zusammentun und gegen Honorar in Altenheimen Ihre Zauberkunststücke vorführen. Es gibt noch 1000 Ideen, die in der Luft liegen. Die Beste für Sie haben Sie in sich. Das, was Ihnen am meisten Spaß macht, sollte Sie inspirieren. Abgesehen von der Freiberuflichkeit wäre jetzt ein ganz lockeres Vorstellungsgespräch nicht schlecht. Die Chancen sind so gut wie noch nie.

Auch wenn's noch ein bißchen dauert, Sie werden bald Erfolg haben.

Niemand fällt ins schwarze Loch

Schwarze Löcher – das sind die Phasen im Leben, wo man fürchtet, daß nichts mehr geht. Wo man eigentlich an nichts mehr glaubt. Aus esoterischer Sicht sind schwarze Löcher die Prüfsteine in unserem Leben, die den Weg in jene Zukunft markieren, die wir selbst bestimmen. Niemand fällt ins schwarze Loch, weil es ja eigentlich gar nicht existiert. Aber zu viele Menschen haben Angst davor, weil ihnen das Vertrauen fehlt: Vertrauen zu sich selbst und in die positive Kraft des Kosmos. Nennen wir es Urvertrauen.

Durch die Götzenanbetung unserer modernen Technologie haben wir dieses Urvertrauen verloren. Statt auf das Bio-Feedback kosmischer Energie zu hören, leihen wir lieber den Statistik- und Hochrechnungs-Technokraten unser Ohr. Von denen hat keiner vorausgerechnet und vorhergesehen, daß Tschernobyl eines Tages eine traurige Bedeutung haben wird. Hätten wir mehr unserer inneren Stimme vertraut und auf jene gehört, die noch sensibilisiert sind, wäre Atomkraft längst kein Thema mehr. Die großen Entscheidungen für unsere Zukunft können nur durch die Berücksichtigung des Bio-Feedback aus dem Kosmos getroffen werden. Ganz einfach deshalb, weil wir längst die Nabelschnur zur Natur durchtrennt haben und langsam Sklaven seelenloser Computerspielereien werden: ein Volk von Statistikern, die nur noch sich selbst verwalten und keine Substanz haben.

Aber auch die kleinen Entscheidungen müssen mit Hilfe von Bio-Feedback getroffen werden. Dann ist es kein Problem mehr, ein schwarzes Loch zu überstehen. Angenommen, Sie sind freiberuflich tätig und warten seit drei Wochen auf einen Auftrag. Sie haben alles nur mögliche getan, um neue Kunden zu werben, waren also ganz bestimmt nicht untätig. Jetzt kommt langsam das schwarze Loch über Sie: die Angst, die Existenz zu verlieren, keine Chance mehr zu haben, am Ende zu sein. Diese Prüfung müssen Sie bestehen.

Entweder Sie bleiben stark und werden weiterhin selbständig sein, denn Ihre innere Stimme wird recht behalten, daß ein Auftrag im letzten Moment die Krise bereinigt. Oder Sie haben die Angst nicht besiegen können und geben auf. Das heißt, wieder zurück in den alten Status, zu jenen Unerfreulichkeiten, die man ja eigentlich abschütteln wollte. Durch einen mutigen Schritt nach vorn - in die Selbständigkeit. Nur - niemand hat Ihnen gesagt, daß es dort die schwarzen Löcher gibt. Jene Phasen, wo nichts geht, wo alles stagniert. So sicher, wie die Erscheinung der schwarzen Löcher ist, so sicher ist auch deren zeitliche Begrenzung. Je nachdem, wie Sie sich verhalten. Jemand, der seit Jahren arbeitslos ist, kann dieses schwarze Loch erst dann abschütteln, wenn er sich nicht mehr davor fürchtet. Solange er sich fürchtet, verhält er sich falsch, trinkt, raucht, sitzt untätig herum und hat den Glauben daran verloren, daß er beim nächsten Vorstellungsgespräch siegreich sein könnte.

Everybody wants a winner - das ist eines der entscheidenden Gesetze des Kosmos. Und wer als Sieger auftritt, wird auch als Sieger nach Hause gehen: mit einem Vertrag in der Tasche. Wer als Verlierer angekrochen kommt, wirkt wie ein Verdurstender in der Wüste, über dem schon die Geier kreisen. Würden Sie in so jemanden investieren?

Schulden:
Eine Schuld gegenüber sich selbst

Wenn wir Schulden machen, dann nehmen wir das vorweg, was erst viel später sein sollte. Wir machen eine Art Zeitsprung. Wir sind mit unseren Bedürfnissen unserer Entwicklung voraus. Wenn das, was wir wollen, nicht mit dem, was wir können, auf gleicher Ebene der Waagschale liegt, gerät die Harmonie unserer Existenz ins Ungleichgewicht.

Das einfachste Beispiel: Wenn jemand mehr ausgibt, als er zu verdienen imstande ist, so erzeugt er dieses Ungleichgewicht und setzt sich so in eine Schuld gegenüber sich selbst. Er schuldet sich im nachhinein mehr Leistung, weil er die Ernte dem Säen vorweggenommen hat. Da aber fast niemand bei sich selbst etwas leihen kann, gibt es die Gläubiger: Banken, Kredithaie, Freunde, Geschäftspartner, Eltern und Lebenspartner.

Die Beziehung zu solchen Menschen ist grundsätzlich zwiegespalten. In der ersten Phase, in der wir von ihnen die benötigte Summe erhalten, genießen sie unsere höchste Wertschätzung. In der zweiten Phase, in der wir nur noch darunter leiden, daß wir zurückzahlen müssen, hassen wir sie. Vor allem dann, wenn diese Druck auf uns ausüben, damit die Rückzahlungen pünktlich erfolgen. Die Beziehung zu einem Gläubiger ist also grundsätzlich ambivalent.

Wenn man darüber einmal ganz nüchtern nachdenkt, wird man zu diesem Thema vielleicht eine andere Einstellung bekommen, und zwar auf beiden Seiten.

Es gehört ebensoviel Verantwortung dazu, Geld zu verleihen, wie auf der anderen Seite, welches zu borgen.

Kredithaie zum Beispiel handeln verantwortungslos, weil sie Menschen in eine Schuldendynamik hineintreiben, aus der diese nicht mehr herauskommen. Es werden Summen angeboten, die ein Durchschnittsverdiener nur im Laufe seines ganzen Lebens zurückzahlen kann. Er wird immer belastet sein vom psychischen Druck der Schuld, zumal die Wucherzinsen ganz erheblich zu Buche schlagen. Die sogenannten Umschuldungskonzepte führen nie aus der Katastrophe, sondern direkt in sie hinein. Jemand, der aufgrund seiner Schuldbelastung keinen Ausweg mehr sieht, sollte lieber eine eidesstattliche Versicherung über seine Zahlungsunfähigkeit abgeben als sich einem Kredithai ausliefern. Nach dem Motto: Lieber einen kleinen Zusammenbruch als ein Leiden ohne Ende.

Ich selbst habe einmal in einer schwierigen geschäftlichen Situation von einer Freundin Geld geliehen, das sie mir förmlich aufgedrängt hat. Ich wollte es nicht, habe mich aber dann doch überreden lassen. Sie spekulierte darauf, daß ich sie heiraten würde. Ich wiederum spekulierte darauf, daß ich schon in kurzer Zeit alles zurückzahlen könnte. Wir irrten uns beide, und so entstand ein handfester Konflikt. Ich konnte nicht zahlen, wollte aber auch nicht heiraten. Das Ende vom Lied: Gerlinde setzte mich massiv unter Druck. Sie hätte mich in ihrem verletzten Stolz sogar bis zur eidesstattlichen Versicherung getrieben. In letzter Minute konnte ich einen Haken schlagen und durch Ratenzahlung dem Schlimmsten ausweichen. Für mich war das eine Lehre fürs Leben. Menschen, von denen man sich Geld leiht, bekommen dadurch Macht über einen. Und das bekommt man im Laufe der Zeit zu spüren, wenn der Gläubiger nicht ein wirklich integrer Mensch ist. Nicht umsonst heißt es, daß beim Geld die Freundschaft aufhört. Verantwortungsgefühl braucht man deshalb auch als Kreditnehmer. Man ist sich und dem Gläubiger gegenüber in der Verantwortung. Man sollte nur nehmen, was man wirklich wieder zurückzahlen kann. Und zwar so, daß man sich nicht selbst ruiniert, physisch und psychisch.

Schulden:
Wie man Berge abträgt, ohne abzustürzen

Schulden sind nicht nur ein finanzielles Problem, sondern auch ein Konflikt mit sich selbst und seinen Gläubigern. Wer also einen Schuldenberg abzutragen hat, muß auch einen Berg an Konflikten bewältigen. Das Spektrum reicht von der Gehaltspfändung über die Verhaftung bis zum Herzinfarkt. Ich kenne einige Menschen, die diese schwere Zeit nur mit schlimmen gesundheitlichen Blessuren überstanden haben. Das wird Ihnen nicht passieren, weil Sie sich von vornherein eine Wellness-Gesinnung zulegen und den Wellness-Weg gehen.

Damit Sie wissen, was alles auf Sie zukommen könnte, ein Ausflug in die typisch negative Dynamik eines Schuldnerschicksals.

Michael hatte bei fünf verschiedenen Menschen Schulden. Da seine Firma zusperren mußte, kann er seinen Zahlungsverpflichtungen nicht nachkommen. Nachdem drei Mahnungen der Gläubiger nichts brachten und Michael sich auch nicht meldete, schickten alle so etwa gleichzeitig den gerichtlichen Mahnbescheid los. Michael, ein durchaus gewiefter Mann, ging mit diesen blauen Briefen sofort zu seinem Anwalt, um Widerspruch einzulegen (2 Wochen Frist). Dies verschaffte ihm erst mal eine Pause von ca. 2 Monaten. Ungefähr so lange dauert es, bis die Gerechtigkeitsmühlen bei uns zu mahlen beginnen.

Natürlich bestätigte das Gericht die Forderungen der Gläubiger von Michael, und einem Vollstreckungsbescheid stand nichts mehr im Wege. Jetzt trat der Gerichtsvollzieher in Aktion. Michael blieb höflich und gelassen, denn es gab ja nichts zu holen. Gerichtsvollzieher X trank mit Michael einen Kaffee und zog unverrichteter Dinge ab. Die Gläubiger fühlten sich verschaukelt und schmiedeten neue Konzepte. Sie wußten ja nicht, daß Michael ein ehrlicher Mann war und wirklich außer ein paar Habseligkeiten nichts hatte. Schon nach wenigen Wochen prasselten Einladungen auf Michael nieder, die bestimmt nicht zu einer Vernissage baten, sondern zur Abgabe der eidesstattlichen Versicherung. Auch das nahm Michael mit Gelassenheit hin, weil ihm ja ohnehin alles egal war. Er hatte längst aufgehört zu kämpfen.

Auf dem Weg zum Amtsgericht wurde ihm jedoch mulmig zumute. An der nächsten Kreuzung drehte er wieder um und fuhr nach Hause. Wie immer, wenn er deprimiert war, legte er sich zuerst ins Bett und schlief. Die nächsten Wochen verliefen ruhig, und er hatte den deprimierenden Vorfall bereits bestens verdrängt. Eines Morgens läutete es an der Türe, und Michael öffnete. Der ihm bereits sympathisch gewordene Gerichtsvollzieher stand mit einem ihm unbekannten Mann vor der Tür. Er stellte sich als Rechtsanwalt Müller vor. »Herr B., ich habe den Auftrag, Sie zu verhaften, weil Sie der Aufforderung zur eidesstattlichen Versicherung nicht Folge geleistet haben.«

Michael war so verdattert, daß er ohne großen Widerspruch mitging. Zwei Stunden später saß er in einer Zelle im Untersuchungsgefängnis. Nun setzte er endlich alle Hebel in Bewegung, um dann am nächsten Tag die eidesstattliche Versicherung abzugeben. Wäre er stur geblieben, hätte er sechs Monate sitzen dürfen. Dieser sonst so ruhige Mann nahm Schaden an dem, was er in den letzten 24 Stunden erlebt hatte. So sehr er sich auch bemühte, er konnte die explosive Kraft seiner Haßgefühle (autonome Emotionen) nicht mehr bezwingen. So fuhr er eines Abends zum Haus eines seiner Gläubiger und zerschlug mit einem Vorschlaghammer den vor dem Haus parkenden Wagen. Als der Gläubiger, durch den Lärm alarmiert, aus dem Haus stürmte, bekam Michael abermals seine autonomen Emotionen nicht mehr in den Griff. Er ging auf Gläubiger X zu und schlug so lange auf diesen ein, bis er zu Boden stürzte und regungslos liegenblieb. Kurz darauf stellte man im Krankenhaus fest, daß Gläubiger X für immer gelähmt bleiben würde. Michael zerstörte so die Zukunft von zwei Menschen. Eine war die seine.

Wie konnte es dazu kommen, daß ein relativ sanftmütiger Typ wie Michael in eine solch zerstörerische Dynamik geraten sollte?

1. Michael hatte sich aufgegeben und dadurch seinen Selbsthaß gefördert. Dies ist ein autonomer Vorgang, der vom Unterbewußtsein gesteuert wird.
2. Michael unterschätzte die psychische Wirkung der Ladung zur eidesstattlichen Versicherung. Nur Schuldnerprofis, deren Ruf ohnehin zerstört ist, heben die Finger mühelos.
3. Michael hat von Anfang an versäumt, mit seinen Gläubigern in Kontakt zu treten und über einen Vergleich oder Ratenzahlungen zu sprechen.
4. Michael suchte keine neuen Ziele, sondern lebte nur nach dem Verdrängungsprinzip.

Die Geschichte von Claudia ist das beste Beispiel dafür, wie man in einer ähnlich schwierigen Ausgangslage zu einem ganz anderen Weg finden kann.

Claudia war 24 Jahre alt, als sie für ihren Vater eine Bürgschaft übernahm. Dieser brauchte zur Gründung eines Geschäftes runde 100 000 DM. Kreditgeber war eine Gruppe von fünf Leuten.

Doch des Geschickes Mächte waren gegen Claudias Vater. Schon nach einem Jahr mußte er seine Firma wieder schließen: Konkurs. Beide standen nun vor einem Schuldenberg von 100 000 DM. Claudias Vater wurde aufgrund der Aufregungen herzkrank und war so für Claudia mehr Last als Hilfe.

Die Gläubiger drängten sie in dieselbe juristische Erpressungsmaschinerie, wie dies bei Michael der Fall gewesen war. Zum Glück ist Claudia ein aufgewecktes Mädchen, das obendrein den Kämpfermut einer Löwin besitzt.

Sie besuchte jeden ihrer Gläubiger und machte ihnen klar, daß es nur zwei Alternativen gebe. Entweder ein Vergleich oder eine eidesstattliche Versicherung und somit kein Geld. Claudia pokerte hoch, denn sie hätte ja wirklich zur eidesstattlichen Versicherung gezwungen werden können. Doch die Gläubiger reagierten menschlich, jedoch nicht im Sinne von human, sondern menschlich materialistisch. Der Spatz in der Hand war ihnen lieber als die Taube auf dem Dach. Die Schuld wurde von 100 000 DM auf 50 000 DM reduziert. Darüber hinaus vereinbarte Claudia eine Ratenzahlung, zinsfrei auf mehrere Jahre. Sie mußte sich jedoch vertraglich zur pünktlichen Rückzahlung verpflichten und im Falle einer Vertragsverletzung die ganze Summe auf einmal zurückzahlen. Eine Glanzleistung, die Claudia da gelungen war. Der erste Schritt aus der Katastrophe war getan. Der zweite Schritt sollte schwerer sein, nur wußte Claudia das noch nicht.

Als frischgebackene Modestilistin verdiente sie gerade 2000 DM. Davon gingen jeden Monat 700 DM an die Gläubiger. Der Rest mußte für Miete, Kleidung und Essen reichen. Die ersten vier Monate überstand Claudia klaglos – es war ein Leben in Bescheidenheit, ein verdammt langweiliges Leben. Der Traum vom Auto war ausgeträumt, und an Urlaub war gar nicht zu denken. Und das für die nächsten sieben Jahre. Immer häufiger ließ Claudia mutlos die Schultern hängen und trottete mit imaginären Scheuklappen an den verlockenden Schaufenstern vorbei. Das schlimmste aber war, daß sie plötzlich merkte, wie ihre sonst so sprühende Kreativität immer mehr schwand. Und auch ihre Ausstrahlung glich einem langsam erlöschenden Windlicht. So konnte es nicht weitergehen. Immer öfter zweifelte Claudia an der Richtigkeit ihrer Entscheidung, die eidesstattliche Versicherung nicht abgelegt zu haben. Wenn sie allerdings diese Alternative in ihrem Kopf durchspielte, so kam sie letztendlich zu dem gleichen Ergebnis: kein privates Einkommen mehr und zusätzlich eine wesentlich höhere Forderungssumme. Trotzdem, Claudia fühlte sich seelisch regelrecht ausgebrannt. Was fehlte, war eine echte Perspektive für die Zukunft, etwas, worauf man sich freuen konnte. Als sie sich dies vor Augen führte, kam der »göttliche Funke« über sie - eine kreative Blitzidee.

»Warum machst du dich nicht selbständig mit ausgeflippten T-Shirts.« Auf einmal spürte Claudia wieder das, was man als einen Energiestrom bezeichnen kann. Spannung und Spannkraft kamen gleichzeitig zurück. Ein herrliches Fieber von kämpferischer Leidenschaft versetzte sie in einen geradezu euphorischen Zustand. Sie spürte förmlich, daß sie es schaffen würde, und ihre innere Stimme war ihr noch nie so nahe wie jetzt. Schon am nächsten Abend begann sie mit den Entwürfen für ihre T-Shirt-Kollektion. Eine gute Idee folgte auf die andere.

Innerhalb einer Woche fertigte Claudia die Muster, um die Herstellungskosten zu kalkulieren. Als sie auch dies im »Kasten« hatte, ging sie damit zu den Mode- und Kaufhäusern in ihrer Stadt. Eigentlich waren alle begeistert, aber konkret blieben fünf hängen. Ein Superergebnis. Claudia hatte zehn Designs verkaufen können und bereits Bestellungen für neue. Alles in allem brachte das 10 000 DM, ein weiterer Schritt aus der Katastrophe und nicht nur dies. Was eigentlich als Zubrot gedacht war, sollte sich bald als Basis für eine neue berufliche Zukunft erweisen. Claudia kündigte und machte sich als Modedesignerin selbständig. Heute entwirft sie nicht nur T-Shirts, sondern DOB-Kollektionen für die großen Modefirmen. Nach zwei Jahren hatte sie ihre Schulden abbezahlt und steuerte auch finanziell einer goldenen Zukunft entgegen. Ohne die damalige Belastung des »väterlichen Erbes« hätte sie nie die Initiative aufgebracht, um solche eigenständigen Wege zu gehen. Diese Geschichte ist wahr und passiert in variierter Form Tausende Male im Jahr. Leider gilt dies auch für die Geschichte von Michael.

Der Wellness-Weg

Angenommen, Sie sind in einer ähnlichen Situation wie Claudia oder Michael, dann kommt es wirklich darauf an, daß Sie keine Fehler machen, nichts dem Zufall überlassen und jetzt erst recht an sich selbst glauben. Folgen Sie dem Wellness-Weg.

1. Ihre Gläubiger haben ein Recht auf jene Summe, die sie von Ihnen einklagen wollen. Es gibt also keinen Grund, sie zu hassen. Sie würden nicht anders reagieren, denn Geld ist gelebte Zeit.

2. Die Gläubiger haben kein Recht auf die geforderte Summe, sondern nur auf einen Bruchteil dessen. Versuchen Sie nun Ihre Wut und Ihr Ohnmachtsgefühl in den Griff zu bekommen.

Beide sorgen dafür, daß Sie völlig falsch reagieren. Bleiben Sie cool, und versuchen Sie zuerst den Weg des Dialoges einzuschlagen. Schreiben Sie Ihrem Gläubiger einen Brief, in dem Sie klarstellen, daß Sie nur aus ganz bestimmten Gründen einen Bruchteil davon bezahlen. Schreiben Sie auch, daß Sie es bedauern würden, die ganze Sache dem Anwalt übergeben zu müssen.

Bleibt er stur und schickt er Ihnen sogar einen gerichtlichen Mahnbescheid, dann sollten Sie binnen 2 Wochen Einspruch einlegen. Entweder tun Sie es selbst oder ein Anwalt Ihres Vertrauens, den Sie dann vor Gericht ohnehin brauchen. Sollten Sie absolut pleite sein, dann reden Sie mit Ihrem Anwalt darüber. Es gibt noch viele Idealisten unter den Anwälten, die mit einer Honorar-Ratenzahlung einverstanden sind.

Vergessen Sie, Einspruch einzulegen, dann kann Ihnen der Gläubiger sofort den Gerichtsvollzieher zur Vollstreckung (Pfändung) ins Haus schicken. Sollte dies passieren, dann seien Sie nett und trinken Sie mit ihm eine Tasse Kaffee. Vielleicht gibt er Ihnen ein paar gute Tips.

3. Gehen wir davon aus, daß Sie sich doch einigen konnten, und zwar in bezug auf die zu zahlende Summe. Jetzt geht's noch darum, die Höhe der Raten auszuhandeln. Dies ist ein ganz schwieriger Moment für Sie. Dadurch, daß Sie bereits eine Einigung erzielen konnten, sind Sie leicht euphorisiert. Dies birgt die Gefahr in sich, die Realität zu verkennen und beim Aushandeln der Raten zu großzügig zu sein. Nach dem Motto: Was sind schon 500 DM, die kratz' ich leicht zusammen. Täuschen Sie sich nicht. Es gibt immer wieder Monate, in denen plötzlich unerwartete Zahlungen fällig werden. Zum Beispiel Heizkosten, Autoversicherung, ein neuer Wintermantel, neue Schuhe, Geschirr ging zu Bruch, Überziehungszinsen auf der Bank etc. Die kleinen und großen Belastungen, die plötzlich wie ein Gewitter auf einen herunterprasseln, können eine allzu großzügige Abzahlungsvereinbarung schnell aus dem Rhythmus bringen. Und wenn Sie dann sagen müssen: »Sorry, in diesem Monat geht's nicht«, werden Sie selbst mit einem gutmütigen Gläubiger Ärger bekommen.

Plötzlich stürzt Ihr ganzes Abzahlungsprogramm wie ein Kartenhaus zusammen. Der Gläubiger fordert aus Verärgerung die Rückzahlung der ganzen Summe. Was er allerdings nur kann, wenn er dies in einer Vertragsklausel festgeschrieben hat.

Bitte achten Sie auf beides: daß der gerade erwähnte Passus nicht drin ist und daß Sie mit der Höhe Ihrer Rate ausgesprochen geizig sind. Lieber durch die lange Laufzeit mehr Zinsen in Kauf nehmen, denn Sie brauchen Luft, Luft zum Leben. Und dazu gehört auch hin und wieder ein neues Kleidungsstück, ein feines Essen, ein kleiner Urlaub.

4. Ihre Gläubiger sind ganz harte Knochen oder, noch schlimmer, anonyme Großfirmen, die nur über ihre knallharten Anwälte verhandeln. So knallhart sind die gar nicht, weil diese auch ein Erfolgserlebnis brauchen. Die drohen Ihnen zwar, Sie zur eidesstattlichen Versicherung zu treiben, aber dies ist in erster Linie Bluff. Diese Leute wollen nur eines: daß Sie zahlen, und wenn es nur kleine Beträge sind. Denn eine Kuh, die man im Auftrag eines Klienten melken will, die schlachtet man nicht. Verlieren Sie also nie die Nerven. Solange Sie hin und wieder zahlen können, haben Sie das Heft in der Hand. Also – verhandeln Sie mit diesen »knallharten« Burschen sachlich, freundlich und selbstbewußt.

5. Unterschreiben Sie nie einen Wechsel. Ein Wechsel ist ein Zahlungsversprechen, das der Gläubiger weiterverkaufen kann. Entweder an einen seiner Gläubiger oder an die Bank. Und da wird es schwierig, wenn Sie wider Erwarten nicht pünktlich zahlen können und eine Prolongierung des Wechsels benötigen. Banken sind da selten kompromißbereit. Überhaupt muß man sagen, daß die größten Machtpotentiale der Bundesrepublik, nämlich die Banken, am wenigsten den Menschen an sich schätzen. Geschätzt werden nur Zahlen. Aber daß Zahlen ein Produkt menschlicher Produktivität sind, übersehen diese Herren gern. Ich hatte nach vielen leidvollen Erfahrungen das Glück, einen Bankier als Berater zur Seite zu haben, der mich auch in wirklich großen finanziellen Problemen nicht im Stich ließ. Er überschritt sogar teilweise seine Kompetenzen in der Handhabung meiner Kreditrückzahlung, damit ich überleben konnte. Das Typische ist, das dieser Mann Zweigstellenleiter einer kleinen Kreissparkasse ist und nicht Filialleiter einer Großbank. Gerade die, die für zig Millionen Sympathiewerbung machen, sind geradezu menschenverachtend knallhart. Sagte mir doch damals der Filialleiter einer Großbank mit lächelndem Gesicht: »Lieber Herr Lautenschläger, auch wenn Sie jetzt Ihre Firma schließen müssen, den Kredit können wir nicht verlängern. Aber ich habe einen guten Rat für Sie – heiraten Sie doch eine Frau mit Geld.«

Auf meine Frage nach der Liebe glotzte er mich mit Fünfmarkstückaugen an und meinte nur trocken:

»Wo Geld ist, da kommt auch die Liebe dazu.«

Deutlicher kann man nicht vermitteln, was in solchen Köpfen

vorgeht. Nichts - außer dem Gedanken, Geld und noch mal Geld anzuhäufen. Und diese Manie scheint schon so pathologisch zu sein, daß überhaupt kein Zugang mehr zu den Bedürfnissen und realen Problemen der Menschen heutiger Tage besteht. Und wenn eines Tages der Mittelstand ganz zusammenbrechen sollte, dann ist dies nur dieser Art von Bankiers zu verdanken. Diese fördern nämlich lieber Chemiekonzerne, die unsere Umwelt belasten und zerstören, als jemand, der auf vitale Weise für das Überleben unseres Volkes sorgen könnte. Zum Beispiel ein Erfinder, der einen Wasserfilter erfunden hat, der zuverlässig das Nitrat aus dem Trinkwasser filtert. Solch riskante Investitionen scheut ein deutscher Banker. Lieber investiert er in die absolut sichere Zerstörung unserer Umwelt. Der einzige Trost, der am Tag X bleibt, ist der, daß die Herren Bankiers als letzte begreifen lernen, daß man Geldscheine nicht essen kann. Zurück von einem kleinen Exkurs zu Ihrem Problem. Also - bitte keine Wechsel annehmen - aus Prinzip ablehnen, weil Sie sonst den Banken ausgeliefert sind.

6. Leihen Sie sich bloß kein Geld von Freunden, weil dies Ihre Beziehung zu ihnen verändern wird. In einer Zeit, in der man finanzielle Probleme hat, reduziert sich auch das Selbstbewußtsein. Damit eine Freundschaft oder eine Beziehung funktionieren kann, müssen beide dasselbe Potential an Selbstbewußtsein aufbringen können, um ausgeglichen miteinander umgehen zu können. Wird ein guter Freund jedoch zum Gläubiger, so empfinden Sie aus Ihrem Unterbewußtsein heraus, daß er plötzlich Macht über Sie hat. Weil Sie selbst ihm diese übertragen haben, durch den Schuldschein, den Sie unterschrieben haben.

Am Anfang ist alles in Butter: Sie bekommen Geld, und er hat das schöne Gefühl, ein edler Charakter zu sein, ein guter Mensch. Aber - wenn plötzlich Probleme mit der Rückzahlung auftauchen, dann spüren Sie bald, daß die Harmonie zwischen Ihnen einen Knacks hat. Er will Sie nicht mahnen, weil er wirklich ein netter Mensch ist, und sie möchten am liebsten unter einem großen

Stein verschwinden. Gerade ihn zu enttäuschen tut Ihnen in der Seele weh. Auf der einen Seite fühlen Sie sich schuldig, auf der anderen Seite entwickeln sich daraus Aggressionen. Der Gefühlsknödel in Ihrem Bauch ist ganz schön ambivalent. Sie schwören sich, nie wieder von einem Freund Geld zu leihen. Denken Sie doch gleich daran.

Viel besser ist das, was Claudia gemacht hat: mit Ideen und Tatkraft einen Nebenverdienst anpeilen und durchziehen. So können Sie nicht nur Ihren Stolz bewahren, sondern auch gleichzeitig Ihr Selbstbewußtsein aufbauen.

7. Sie haben obendrein Schulden beim Finanzamt. Keine Bange. Auch dort gibt es Leute, mit denen man reden kann. Ich selbst stand dort schon mit einem netten Sümmchen in der Kreide. Aber zahlen konnte ich damals keine müde Mark. Ich habe das einzig Richtige getan, indem ich bei der Stundungsstelle anrief und meine schwierige finanzielle Situation schilderte. Und zwar ganz sachlich und ruhig. Das nette Fräulein am anderen Ende der Leitung bat mich, als ich mit der Notstandsschilderung meiner Finanzen fertig war, um den gleichen Wortlaut in schriftlicher Form. Ich schrieb einen Brief, in dem ich ganz offen meine schlechten Karten auf den Tisch legte. Ein paar Tage später erhielt ich die Bestätigung einer Stundung für viele Monate. So konnte ich in aller Ruhe wieder produktiv sein und am Ende des Jahres meine Schulden bezahlen.

Nein – beim Finanzamt sind ganz gewiß keine Unmenschen, sondern eher Menschen wie du und ich, die dann positiv reagieren, wenn man freundlich, ehrlich und kooperativ ist.

8. Ihr größtes Problem ist die Darlehensschuld für Ihr Bauherrenmodell. Auch Sie gehören zu den armen Hunden, die einem Makler für Bauherrenmodelle auf den Leim gegangen sind. Trösten Sie sich, mir ist es auch passiert. Und zwar in einer Zeit, in der ich zuviel Geld verdient habe und plötzlich von einem

Fieber der Besitzsucht überfallen wurde. Nur so ist es zu erklären, daß ich die Unlogik dieser sogenannten Bauherrenmodelle nicht durchschaute. Sie zahlen weniger Steuern und bilden dafür Eigentum. Eine der großen Lügen geschickter Verkäufer. Natürlich zahlt man weniger Steuern, aber dafür saftige Darlehenszinsen an die Kreditbank. Und das Schlimmste - wenn plötzlich Zeiten kommen, in denen man weniger verdient, hätte man natürlich auch weniger Steuern bezahlen müssen. Aber die Darlehensbelastung ist die gleiche geblieben. Und das hat schon manchen Bauherrenmodell-Besitzer in noch tiefere Schulden gebracht. In diesem Falle gibt es nur einen einzigen richtigen Weg. Gehen Sie zum Anwalt, damit dieser mit der Darlehensbank verhandelt. Diese Leute sind nämlich so schamlos, daß sie von heute auf morgen den Kreditvertrag kündigen und dann die Überziehungszinsen in schwindelnde Höhen treiben. Mein guter Freund und Anwalt hat mir durch sein Verhandlungsgeschick über 40 000 DM Zinszahlung erspart.

Allein und ohne juristische Kenntnisse haben Sie gegen die »Mammon-Haie« keine Chance.

9. Ihre Schulden sind so überdimensional, daß kein Weg an der eidesstattlichen Versicherung vorbeiführt. O.k. - dann beeiden Sie eben, daß bei Ihnen nichts mehr zu holen ist. Der Rechtspfleger im Amtsgericht hilft Ihnen sogar dabei, das Formular auszufüllen. Alle Angaben, die Sie über Ihre Vermögensverhältnisse machen, müssen wirklich korrekt sein. Dies sage ich nicht mit erhobenem Zeigefinger, sondern freundschaftlich wohlmeinend. Denn wenn einer Ihrer Gläubiger herausfindet, daß Sie doch noch irgendwo Besitzstände haben, die nicht aufgeführt worden sind, kann er Sie anzeigen. So was kann dann »gesiebte Luft« bedeuten.

Geben Sie lieber ganz ehrlich und ohne Emotionen die eidesstattliche Versicherung ab, und denken Sie daran, daß oft erst alles zusammenstürzen muß, um etwas Neues, Besseres aufbauen zu können. Sollten Sie jedoch durch die Aufregungen der letzten Monate und Wochen so angeschlagen sein, daß die Abgabe der eidesstattlichen Versicherung Ihre Gesundheit gefährden könnte, dann gibt's nur eines: zum Hausarzt gehen und sich ein Attest ausstellen lassen, daß Sie aus gesundheitlichen Gründen für die nächsten Monate keine Aufregung haben dürfen. Tun Sie dies ruhig mit gutem Gewissen, denn Ihre Gesundheit ist wichtiger als alles andere auf der Welt. Zu viele Menschen in unserem Lande bekommen einen Herzinfarkt, weil sie sich wegen finanzieller Verpflichtungen unter Druck setzen lassen.

Das sollte Ihnen nicht passieren, weil Sie an sich glauben und deshalb wissen, daß man im Leben immer wieder von vorne beginnen kann. Auch wenn man 50 oder 60 Jahre alt ist. Eine eidesstattliche Versicherung ist also noch lange kein Beinbruch, auch wenn Ihre weiße Weste in der Schufa jetzt einen dicken schwarzen Fleck hat. Schufa – das ist die Schutzgemeinschaft für allgemeine Kreditsicherung. Dies ist nichts anderes als ein Nachrichtendienst mit gewaltigen Dateispeichern. Jeder Bundesbürger, der einmal mit dem Gerichtsvollzieher zu tun hatte, wird dort gespeichert. Und zwar deshalb, weil einen die Gläubiger (die Banken sowieso) dorthin melden. Man wird »angeschwärzt« und mit Minuspunkten abgestempelt. Dies kann gravierende Nachteile für Ihre Zukunft haben, weil Ihnen keine Bank mehr einen Kredit geben wird. Kreditkarten und Leasing können Sie auch vergessen. Und damit eine Karriere als Unternehmer. Aber vielleicht wollen Sie die gar nicht, sondern eher ein freies Leben als Freiberufler. Trotz eidesstattlicher Versicherung können Sie als freier Handelsvertreter arbeiten oder als Repräsentant für Messen, als freier Fotoreporter, als Interviewer oder als freier Steuerberater. Und wenn die Bank Ihnen nicht mal ein Konto gibt, dann pfeifen Sie drauf und nehmen sich ein Postgirokonto. Das ist sowieso vernünftiger, weil Buchungen dort billiger sind und oft schneller gehen. Banken hingegen arbeiten mit unserem Geld, ohne daß sie dafür die Erlaubnis haben, indem sie Überweisungen verzögern. Dies ist indirekter Betrug und müßte ganz woanders angezeigt werden als in der Schufa. Pfeifen Sie also auf die Schufa und auf die Banken dazu. Notfalls regulieren Sie Ihren Zahlungsverkehr über Postanweisungen.

10. Sie sind finanziell wirklich am Ende. Niemand will und kann Ihnen Geld leihen, damit Sie Miete, Wasser und Strom zahlen können. Was tun? Brücke, Strick, Pistole oder Schlaftabletten. Es ist ganz normal, daß einen der Mut verläßt in diesen bitteren Stunden. Nicht unterkriegen lassen, sondern das Köpfchen einschalten. Gibt es irgend etwas, was Sie verkaufen oder ins Pfandhaus tragen können? Nichts! Dann gehen Sie am nächsten Morgen zum Sozialamt. Rufen Sie lieber vorher an, damit die Ihnen sagen können, wer für Sie zuständig ist. Und gehen Sie ruhig selbstbewußt dahin, denn es ist Ihr Recht als steuerzahlender Staatsbürger, Sozialhilfe in Anspruch zu nehmen. Und zwar so lange, bis Sie wieder auf eigenen Beinen stehen können. Mitbringen müssen Sie vorerst nur Ihren Paß. Sind Sie in einer echten Notlage, bekommen Sie auch sofort Geld. Die Leute dort sind freundlich und nett und tun mehr als ihre Pflicht. Mancher Beamter hat auch mal Zeit, sich Ihre Nöte anzuhören und Ihnen zusätzliche Tips zu geben. Um Sie herum sitzen Menschen, denen Sie früher vielleicht aus dem Wege gegangen wären. Menschen, die man verächtlich als Strandgut der Gesellschaft bezeichnet. Alle haben gemeinsam, daß sie nach ihren Krisen nicht mehr die Kraft hatten oder auch nicht mehr die Lust, in die gutbürgerliche Gesellschaft zurückzukehren. Diese Aussteiger haben nur jenen gravierenden Fehler gemacht, daß sie von einer Abhängigkeit in die nächste gewankt sind. In die Abhängigkeit vom Alkohol. Dadurch sind diese zu bedauernden Menschen noch unfreier als vorher. Deshalb mein Rat an Sie: Gehen Sie mit Ihren schönsten Kleid oder mit Ihrem feinsten Anzug ins Sozialamt. Warum? Weil es ein esoterisches Gesetz ist, daß wir in Phasen der Schwäche das Negative anziehen und so eine noch stärkere Negativdynamik auslösen. Angenommen, Sie würden in Ihren ältesten Kleidern zum Sozialamt gehen, dann würden Sie bestimmt mit dem Gefühl das Gebäude verlassen, jetzt schon zu den »tippelnden Alkoholikern« zu gehören. Sie sind weit davon entfernt. Betrachten Sie die Sozialhilfe als Krückstock auf Zeit, den Sie so schnell wie möglich wieder wegwerfen sollten. Denn wer längere Zeit im »sozialen Staatsdienst« war, könnte sich daran gewöhnen und verliert, ohne daß er es merkt, seine Antriebsmotorik. Er wird ein lahmer Gaul, der unter Sozialhilfe Gnadenbrot versteht. Aber genau das soll es nicht sein, sondern eine Brücke, über die man nur einmal gehen sollte.

Vielleicht ist sie eine jener Schicksalsbrücken, die Sie zu einem neuen Ufer der Erkenntnis bringen soll. Schreiten Sie vor allem ohne Angst darüber.

11. Sie sind einem Kredithai aufgesessen. In Ihrer Not haben Sie einen Kreditvertrag unterschrieben, der zum Beispiel einen effektiven Zinssatz von 16,52 % festschrieb. Das sind Wucherzinsen, gegen die Sie klagen können. Und zwar, weil dies ein Verstoß gegen den § 138 BGB ist: Sittenwidrigkeit wegen Wucherzinsen. Keine Angst, weil Sie kein Geld haben: Sie brauchen weder Anwalts- noch Gerichtskosten zu zahlen. Übrigens gibt's Wucherzinsen auch bei sogenannten seriösen Banken. Auch gegen die können Sie klagen. Genauso, wie es unter den »freien Kreditvermittlern« seriöse und unseriöse Leute gibt, finden sich auch Banken und Sparkassen, die das Maß des gesetzlich Erlaubten überschreiten. Die Zeitschrift Vital hat 10 000 Kreditverträge unter die Lupe genommen. 4000 dieser Verträge waren rechtlich verdächtig, wegen Wucherzinsen. Nach den unterschiedlichsten Gerichtsurteilen, die hierzu ergangen sind, kann man davon ausgehen, daß Kreditverträge, die den zwei- bis dreifachen Zinssatz zum Normalzins aufweisen, von den Gerichten für unwirksam erklärt werden. In vielen Fällen konnten Kreditnehmer ihren Kopf aus der Schlinge ziehen. Im Moment liegt der Normalzins bei einer Laufzeit von fünf Jahren zwischen 8,5 und 9,6 Prozent.

Was tun, wenn Sie einen Kredit aufnehmen wollen oder schon einen Wuchervertrag unterschrieben haben.

Hier bekommen Sie Rat und Hilfe:

Verbraucherzentralen im Bundesgebiet:

Baden-Württemberg: Augustenstraße 6, 7000 Stuttgart 1, Tel. 07 11/61 09 23;
Bayern: Haydnstraße 7, 8000 München 2, Tel. 089/ 53 91 88/89;
Berlin: Bayreuther Straße 40, 1000 Berlin 30, Tel. 030/21 90 70;
Bremen: Ansgaritorstraße 3, 2800 Bremen 1, Tel. 04 21/1 85 26;
Hamburg: Große Bleichen 23, 2000 Hamburg 36, Tel. 0 40/35 00 14 83;
Hessen: Berliner Straße 27, 6000 Frankfurt/Main 1, Tel. 0 69/28 82 31;
Niedersachsen: Georgswall 7, 3000 Hannover 1, Tel. 05 11/12 40 60;
Nordrhein-Westfalen: Mintropstraße 27, 4000 Düsseldorf 1, Tel. 02 11/38 09-0;
Rheinland-Pfalz: Große Langgasse 16, 6500 Mainz 1, Tel. 0 61 31/23 20 37;
Saarland: Hohenzollernstraße 11, 6600 Saarbrücken 1, Tel. 06 81/5 20 49;
Schleswig-Holstein: Bergstraße 24, 2300 Kiel 1, Tel. 04 31/5 12 86

Der Lohn fürs Durchhalten: Neuer Stolz und andere Perspektiven

Die Durststrecke, die man als Schuldner so hinter sich bringen muß, kann gewaltig sein. Man schafft's eigentlich nur mit einer ganz neuen Lebenseinstellung. Das darf aber nicht heißen, daß man zum Duckmäuser wird. Ganz im Gegenteil, man wird stolzer denn je, indem man sich nichts mehr schenken läßt, aber auch anderen nichts mehr schenkt. Man lernt, um sein Recht zu kämpfen, aber auch anderen ihr Recht zu lassen. Je mehr man von Gläubigern und Banken getreten und gepiesackt wird, desto mehr muß man Eigeninitiative entwickeln, um überleben zu können. Und so etwas macht ungemein stark. Daraus erwachsen wie von selbst ganz neue Perspektiven. Ein guter Freund von mir, der früher immer ein Angsthase war, geriet durch den Konkurs des elterlichen Betriebes in eine gewaltige Schuldenbelastung. Zwei Jahre kämpfte er, um die eidesstattliche Versicherung nicht ablegen zu müssen. Er schaffte es, aber verlor dabei auch die Beziehung zu seiner Umgebung. Er konnte einfach das Erlebte nicht vergessen. Gott sei Dank war mit seiner Angst auch seine Heimatliebe verschwunden.

Als er wieder ein schönes Sümmchen auf der Habenseite seines Kontos hatte, machte er sich daran, in die USA auszuwandern. Das Glück war auf seiner Seite, da er noch in Deutschland eine Amerikanerin kennen und lieben lernte. Ein halbes Jahr später verließen beide die Bundesrepublik und ließen sich auf einer Ranch in Monterey/Kalifornien nieder.

In einem seiner letzten Briefe stand folgender Satz: »Bin ich froh, daß ich diese harten Jahre durchmachen mußte. Heute ist mein Leben so schön wie noch nie. Und Angst habe ich nicht einmal vor dem amerikanischen Leistungsprinzip.«

Wovor haben Sie noch Angst?

Die große Krise der Gesundheit

Die große Krise der Gesundheit ist die Summe der vielen Gemeinheiten gegen sich selbst

Diese große Krise kommt zwar wie ein Blitz aus heiterem Himmel, wurde aber durch eine lange Zeit falscher Lebensführung eingeleitet. Wenn die große Krise da ist, wird vom Schicksalsschlag gesprochen. Falsch! Der Mensch schafft sich sein eigenes Schicksal, weil er sich selbst zum Sklaven seiner Genußsucht macht, weil er für sich und die Vorsorge seiner Gesundheit weniger Zeit aufwendet als für die »Gesundheit« seines Automotors. Da wissen alle, daß man nicht mehr als 5000 Touren drehen soll. Daß man in heißen Monaten Mehrbereichsöl fahren soll, daß der Kühler genügend Flüssigkeit haben muß. Aber daß der einzige Körper, den wir in diesem Leben haben, ungesättigte Fettsäuren besser verträgt als gesättigte, das schert nur wenige. Oder daß zuwenig Bewegung unter anderem den Herzmuskel erschlaffen läßt, scheint auch nicht so wichtig.

Leider ist die Realität ganz anders. Ist das Kind erst einmal in den Brunnen gefallen, dann steht ein langer Leidensweg bevor, mit ungewissem Ziel. Wer einen Herzinfarkt überstehen mußte, wird nicht gleich von heute auf morgen wieder der »alte« sein. Auf der einen Seite muß er gegen die pathologische Blessur an seinem Herzen kämpfen, auf der anderen Seite heißt es, mit einer unglaublich großen psychischen Belastung fertig zu werden. Man fühlt sich wie eine Schachfigur, die einfach so aus dem Spiel herausgenommen wurde, von einer Minute auf die andere. In dieser Phase muß der Mensch mehr Moral aufbringen als jemals zuvor in seinem ganzen Leben. Denn jetzt geht er einen Weg der Einsamkeit, auf dem die Angst stets sein Begleiter ist: Werde ich wieder gesund, oder bekomme ich einen Rückfall?

Zum erstenmal ums Überleben kämpfen

Dies ist der schwerste Kampf, den Sie jemals in Ihrem Leben zu bestehen haben. Denn die Hilfen, die Sie dafür brauchen, kommen aus Ihnen selbst heraus, wenn Sie bereit sind, völlig umzudenken. Sie sind ja deshalb so krank geworden, weil Sie so sind, wie Sie sind. Und Sie schaffen es nur, wenn Sie ein anderer werden. Ärzte können Ihnen eigentlich nur in der ersten Phase helfen, in der akuten Notfallphase. Da sind Ärzte unersetzlich. In der zweiten Phase, in der sogenannten stationären Therapie, bedarf es schon einer sehr starken Eigeninitiative bezüglich dessen, was therapeutisch gut für Sie ist und was nicht.

Einfacher ausgedrückt: Die Apparatemedizin mutet uns heutzutage oft sinnlose Untersuchungen und Therapien zu, die mehr belasten als nützen. Das Schlimme aber ist, daß ein sehr kranker Mensch leicht zu einem willenlosen Opfertier wird. Er läßt alles klaglos über sich ergehen. Kunstfehler und Spätfolgen sind selten nachweisbar und bringen bestenfalls Geld, aber nicht die Gesundheit zurück. Ich werde nie vergessen, wie ich in einem renommierten Krankenhaus fast zu Tode untersucht wurde. Heute weiß ich, was mir damals fehlte. Ich neige zu Nierensteinen und hatte nichts anderes als einen kleinen Kristall in meiner Harnröhre. Der Chefarzt, der meinen Bauch wie einen Gummiball knetete, diagnostizierte »Morbus Meulengracht« – eine Krankheit der Verdauungsorgane. Da wurde dann nicht mehr lange gefackelt: Zuerst mußte dem eingeschüchterten Patienten eine Magenspiegelung verpaßt werden. Ein guter Start für eine Karriere als Schwertschlucker. Programmschritt Nr. 2 war dann eine Leberpunktion. Dies würde ich heute schon als Körperverletzung bezeichnen, weil aus der Leber mit Hilfe einer Spritze ein kleines Stück des Gewebes herausgeholt wurde. Solche Zellverletzungen können bösartige Wucherungen auslösen. Der Grund für so eine Untersuchung war nicht gegeben, da meine Laborwerte normal waren. Und selbst wenn sie es eines Tages nicht sein sollten, würde ich solche Untersuchungen grundsätzlich ablehnen.

Programmpunkt Nr. 3 war die obligate Dosis Röntgenstrahlen, die einfach zu jedem Diagnoseprogramm gehört. Es gibt zu wenig Ärzte, die die Begabung oder den Instinkt dafür haben, aufgrund geringer Indizien und äußerer Anzeichen die Wurzel der Krankheit aufzuspüren. Viele Ärzte können nicht einmal Röntgenbilder lesen und bewerten. Dr. K., einer der besten Urologen Münchens, gehört zu den Ausnahmen. Er bekam eines Tages von einem hilflosen Kollegen einen Patienten samt Röntgenbild geschickt, mit der Bitte um Überprüfung der Diagnose. Dr. K. gelangte zu einem ganz anderen Ergebnis: Nierentuberkulose. Wäre dies unentdeckt geblieben, so hätter der Patient bereits zwei Wochen später keine Chance mehr für eine Heilung gehabt. Ich führe dieses Beispiel bewußt auf, um die nicht unberechtigte Abkehr von den Pharmamedizinern etwas zu relativieren. Es gibt noch so viele tüchtige Hausärzte und Spezialisten, die wirklich mit Leib und Seele Ärzte sind und zu jeder Tages- und Nachtzeit Patientenbetreuung machen. Diese Ärzte bringen auch noch jene menschliche Komponente ein, die ein hochtechnisiertes Krankenhaus nicht bietet. Und gerade die menschliche Zuwendung ist in einer Gesundheitskrise besonders wichtig. Mit einer starken Seele kann der Mensch schneller genesen. Und manchmal kann er überhaupt nur genesen, wenn zuerst seine Seele gesund ist.

Und jetzt sind wir wieder bei jenem Gedanken angelangt, bei dem ich das Umdenken ansprach. Eine schwere Krankheit überstehen zu können erfordert auch eine esoterische Arbeit. Mit dem schnellen Gesundwerden allein ist es nicht getan. Der erste Schritt heißt demütig sein. Der Mensch muß die Krankheit annehmen. Wer sich dagegen auflehnt und mit seinem oft selbstverschuldeten Schicksal hadert, erreicht genau das Gegenteil. Und zwar deshalb, weil er sich gegen das Umdenken sperrt. Er selbst empfindet sich immer noch als untadelige Person, die dieses Leid gar nicht verdient hat. Doch er hat es verdient, weil er es selbst herbeigeführt hat. Zum Beispiel durch falsche und übermäßige Ernährung oder durch den Mißbrauch von Genußgiften.

Und, nicht zu vergessen, durch eine falsche Einstellung zum Sinn des Lebens und zu seinen Mitmenschen. Wer nach einem Herzinfarkt nicht seinen »inneren Frieden« findet, stößt sich innerlich immer wieder Messer ins eigene Fleisch. Dieser nicht sichtbare Selbstzerstörungsstreß ist häufig die Ursache für einen zweiten Infarkt. Oder das Unvermögen loszulassen. Und zwar all die Dinge, die vor der großen Krise eine Rolle gespielt haben. Jetzt sind sie unbedeutend geworden. Ob einer der besten Kunden abspringt oder ob die nächste Lieferung nicht pünktlich rausgeht oder ob die Firma pleite geht, ist jetzt überhaupt nicht mehr von Wichtigkeit. Erst wenn Sie dies aus ganzer Seele bejahen, haben Sie das Loslassen gelernt. Dies verlangt einerseits Demut und andererseits die Offenheit für ein neues Bewußtsein. Ihr Weltbild wird sich völlig verändern, Sie stehen an der Schwelle des Todes und werden damit konfrontiert, daß unser irdisches Leben nicht ewig dauert. Und – daß dieses irdische Leben nicht so wichtig ist, daß man daran mit aller Gewalt festhält. Wenn Sie dies schaffen, dann dürfen Sie noch bleiben. Stemmen Sie sich aber dagegen, so bauen Sie innere Angstfelder auf, die Streßgifte erzeugen. Der Körper ist eine wunderbare Entsprechung des Geistes und der Seele. Deshalb muß der zweite folgerichtige Schritt »innere Stabilisierung« heißen. Begeben Sie sich jetzt auf den inneren Weg. Lernen Sie, einen Dialog mit Ihrer Seele aufzubauen. Sie wird Ihnen sagen, was Sie alles in Ihrem bisherigen Leben falsch gemacht haben. Und erst dann, wenn Sie dies wissen, wissen Sie auch, wie Sie Ihr Leben in Zukunft richtig anpacken können. In dieser inneren Stabilisierungsphase stabilisiert sich auch Ihre physische Stituation. Das gilt auch für die sogenannten unheilbaren Krankheiten. Vergessen Sie nie, daß der Mensch aus Seele, Geist und Körper besteht. Ergo müssen Sie in der dritten Phase Ihrer Genesung auch Körper und Geist therapieren. Beginnen Sie zuerst Ihre Ernährung umzustellen. Den richtigen Wegweiser dafür finden Sie in dem Buch »Länger jung mit Wellness«. Dieser Ratgeber führt Sie in die Wellness-Ernährung ein und so aus der zellschädigenden Azidose (Übersäuerung) heraus. Vergessen Sie aber auch Ihren Geist nicht. Oft dauert eine Genesung mehrere Monate. In dieser Zeit darf der Geist nicht abstumpfen, weil Sie seine Kräfte brauchen, um die Belastungen der Seele aufzuarbeiten. Dies gelingt jedoch nur, wenn das Gehirn in der Phase des Reproduzierens auch zwischendurch produzieren darf, nämlich neue Zusammenhänge erfassen, neue Wissensgebiete erschließen - andere Perspektiven eröffnen.

Jetzt ist nämlich der Moment da, wo Sie aus dem selbstgezogenen Kreis heraustreten und ein ganz neues Leben beginnen können. So mancher hat in seiner Genesungszeit die geistige Grundlage für einen neuen Beruf gelegt. Daß man dabei auch noch Erfolgserlebnisse produziert, ist wesentliche Voraussetzung für eine beschleunigte Heilung. Seele, Geist und Körper kommen endlich in die richtige Harmonieschwingung.

Die große Krise der Gesundheit kann auch eine große Krise in der Partnerschaft auslösen

Dies ist die Stunde der Bewährung für den Partner. Aber auch für den Kranken selbst. Plötzlich ist er nicht mehr der strahlende Held und der stürmische Eroberer. Er ist nur noch ein Häufchen Elend. Und sie ist plötzlich nicht mehr die vitale Amazone, die man auch wegen der Sportlichkeit geliebt hat. Plötzlich ist diese Frau, die sonst so unerschütterlich schien, ein kleines Mädchen geworden, das Schutz und Hilfe braucht. Für beide Partner ist das eine schwierige Situation, weil die Rollen plötzlich verändert werden. Ist der männliche Partner betroffen, so aktiviert eine Frau, die ihren Mann liebt, die mütterlichen Instinkte. Er wird dies Bemuttern am Anfang gerne über sich ergehen lassen, weil er sich verständlicherweise schwach fühlt.

Dauert diese Konstellation jedoch länger als einige Wochen, so verändert sich langsam und unmerklich für die Partner die Grundstruktur der Beziehung. Das Unterbewußte hat den anderen Partner plötzlich mit einem neuen Indentifikationsbild gespeichert. Sie wird von ihm als Ersatzmutter und schwesterliche

Freundin empfunden. Er ist in ihrem Unterbewußtsein als kleiner Junge und lieber Bruder gespeichert. Kein Wunder, daß beide nach langer Sexabstinenz keine Spannung mehr fühlen.

Das heißt aber nicht, daß dies für immer so bleiben muß. Erst wenn der Partner wieder ganz gesund ist und dem Unterbewußtsein durch seine Lebensnormalisierung das alte Partnerschaftsbild eingibt, kann sich langsam die Lust auf den anderen aufbauen. Dies ist ein langsamer Prozeß, den man wirklich wachsen lassen sollte. Denn – ist einer der beiden Partner zu ungeduldig, so wird er zwangsläufig eine Abfuhr einstecken, und der Versuch endet frustrierend bis deprimierend. Passieren solche Enttäuschungen öfter, dann ist immer einer der Partner tief verletzt.

Nicht selten gehen aus dieser falschen Verhaltensweise heraus die wertvollsten Partnerschaften in die Brüche. Besser ist, man redet offen darüber und läßt sich viel Zeit. Und zwar so lange, bis derjenige von beiden Partnern, der im Moment die größere Abneigung gegen Sex hat, von selbst auf den anderen zukommt. Dies ist in den meisten Fällen möglich. Wer jedoch etwas, was jetzt nicht geht, erzwingen will, zerstört alles: eine Partnerschaft, wie sie vielleicht im Leben nur einmal möglich ist. Mir selbst ist es einmal passiert, daß ich von einer Frau, die ich sehr liebte, wenige Tage nach Ausbruch einer schweren Krankheit verlassen wurde. Dies kostete mich doppelte Energie und doppelte Moral, um wieder gesund zu werden. Ich erlaubte mir nicht, über diesen Menschen Wertendes zu sagen. Oft lösen Krankheiten, die der Partner hat, beim anderen Furcht und Fluchtreaktionen aus.

Selbst wenn man nicht verheiratet ist, sollte man sich dies gegenseitig versprechen: »Treu zueinander stehen – in guten und in schlechten Tagen.« Sollten eines Tages die einfachsten Gesetze der Menschlichkeit aus der Mode kommen, so wissen wir dann ganz sicher, daß wir in der Endzeit leben. Dann hat der Mensch sich dem Roboter angepaßt und das einzige aufgegeben, was an menschlicher Existenz einmalig und unersetzlich ist: die Fähigkeit zu lieben und zu leiden, zu weinen und zu lachen.

Wie lange ein Mensch leben wird, bestimmt er letztendlich selbst

Von dem Schriftsteller Prentice Mulford stammt die kluge Betrachtung, daß viele Menschen ein hohes Lebensalter selbst verhindern. Und zwar durch ein begrenztes Denken. Wer sich mit 70 ständig einredet, daß er nur noch ein paar Jahre zu leben hat, da er ja schon so alt sei, leitet mit seinem Geist bereits den Abschied vom Leben ein. Und dies tun viele Menschen übrigens schon in viel jüngeren Jahren. Wer mit Unlust lebt, braucht sich nicht zu wundern, daß er durch sein Denken den Körper auf Sterben programmiert. So mancher Mittvierziger wurde schwer krank, weil er sich eben auf Krankwerden und Sterben programmierte. Negatives Denken löst zwangläufig negative Reaktionen aus. Wenn dann die Krise ins »Gesundheitshaus« steht, muß man um so mehr Moral aufwenden, um wieder genesen zu können. Oft begreift man eben erst den Wert seines Lebens, wenn man im Begriff ist, es zu verlieren. Am glücklichsten, und sicher auch am längsten, kann ein Mensch leben, der sich weder vor dem Leben noch vor dem Tode fürchtet. Die Sterbeforscherin Kübler-Ross hat durch ihre Erfahrungen mit Sterbenden eine sehr ermutigende Feststellung machen können. Fast jeder Sterbende hat mit einem entspannten Lächeln seinen letzten Atemzug getan.

Frau Kübler-Ross bezeichnet Sterben treffend als »Umziehen«. Unsere Seele zieht in eine andere Welt um.

Naturwissenschaftler werden über solch religiöse Gedanken lächeln, aber letztendlich in der Phase einer Auseinandersetzung über das eigene Sterben nach ähnlichen Brücken suchen. Denn ohne Brücke kann man nicht das eine verlassen und das andere erreichen. Wieder so eine esoterische Unlogik?

Nein. Unser ganzes Leben besteht aus »passages«, wie die Amerikaner sagen. Das sind Passagen zwischen zwei Lebensphasen. Die eine ist dabei zu vergehen, und die andere ist im Begriff zu kommen. Wir trennen uns von Menschen und können nur dann wieder eine neue positive Partnerschaft eingehen, wenn unser Geist eine Passage geschaffen hat, eine Brücke zwischen den Fehlern von damals und den neuen Erkenntnissen und Hoffnungen für morgen. Oder – wir kündigen unseren Arbeitsplatz, um anderswo mit neuem Elan anzufangen. Die Brücke dafür ist die Hoffnung, jetzt endlich Erfolg zu haben. Die Seele des Menschen kann ohne Hoffnung nicht leben und ohne Hoffnung nicht gelassen sterben. Die Hoffnung ist auch hier die Passage für einen neuen Anfang. Eben nicht auf dieser Welt, sondern ganz woanders. Lassen wir uns überraschen, aber seien wir voller Hoffnung und Zuversicht.

Eines der großen Probleme dieser Zeit:
Die Menschen haben kein Vertrauen mehr
zu ihrem »inneren Arzt«

Dies drückt sich zum Beispiel darin aus, daß so mancher schon wegen einer kleinen Unpäßlichkeit nach Antibiotika verlangt. Und so gibt er seinem Körper keine Chance, die Selbstheilungskräfte aktiv werden zu lassen. Unser Immunsystem ist stärker gerüstet, als man sich vorstellen kann. Und es hat sogar die Fähigkeit, nach einer gewonnenen Schlacht die Antikörper für die gerade durchgestandene Krankheit zu programmieren. Bekommen wir irgendwann einmal dieselbe Krankheit wieder, so dauern die Immunkämpfe zur Heilung der Krankheit nur noch einen Bruchteil. Das ganze Problem ist, daß man sich und seinem »inneren Arzt« heute keine Zeit mehr für den Erfolg läßt. Mit scharfen Geschützen aus dem Pharmaarsenal geht alles viel schneller. Nach drei Tagen können wir wieder arbeiten, auch wenn wir uns so eigenartig schlapp fühlen. Die Verdauung bereitet nur ein bißchen Probleme. Kein Wunder, fast alle Antibiotika machen der Magen- und Darmschleimhaut schwer zu schaffen. Die Bakterien, die der Darm für seine Verdauungsleistung braucht, werden nebenbei auch gleich eliminiert. Die Darmflora muß dann mühsam wieder aufgebaut werden. Im Grunde genommen sind wir dann viel länger krank, nur spüren wir es weniger, abgesehen von einem gewissen Mattigkeitsgefühl. Klüger ist der, der sich nicht davor fürchtet, daß er ein bis zwei Wochen mit Fieber und Gliederschmerzen im Bett liegt und seine Krankheit aus sich selbst heraus kuriert. Die Armee der Antikörper kann im entscheidenden Moment keine massive Gegenwehr bieten, wenn sie nicht hin und wieder bei harmlosen Krankheiten wie einem grippalen Infekt ins »Manöver« ziehen kann.

Immunsystem - was ist das eigentlich? Lernen Sie zunächst Ihre vier wichtigsten »Freunde« kennen: 1. Die Thymusdrüse. 2. Die Lymphozyten. 3. Die Antikörper. 4. Die Makrophagen.

Nehmen wir einmal an, Sie sind von Grippeviren überfallen worden. Diese versuchen nun in Ihre Zellen einzudringen und deren Funktion zu blockieren oder zu zerstören. Würden jetzt nicht Ihre vier Freunde einschreiten, käme es zu einer lebensbedrohenden Erkrankung. Als erstes marschieren die Lymphozyten auf, die die entscheidenden Fußtruppen in der Immunschlacht sind. Lymphozyten treten in Zahlen auf, die sich kein Mensch vorstellen kann. Ihr Körper enthält ungefähr eine Billion davon. In jedem Blutstropfen stecken etwa 3000 Lymphozyten. Ein Teil dieser Heerschaaren von Lymphozyten passiert nun die Thymusdrüse, um durch ein spezielles Hormon in aggressive Kämpferzellen (T-Zellen) verwandelt zu werden. Dabei sind diese Kämpfer sogar in der Lage, zwischen Freund und Feind zu unterscheiden. Gesunde Körperzellen werden nicht angegriffen. Aber - sobald eine Immunzelle auf einen Krankheitserreger trifft, dringt sie in diesen ein wie in ein Schlüsselloch, hält ihn fest und gibt Alarm. Einige dieser Zellen, die natürlichen Killerzellen (NK), greifen die vom Virus angesteckten Zellen an und ersticken sie gewissermaßen. Sie setzen tödliche Chemikalien frei, die diese Zellen platzen lassen. Jetzt ist eine regelrechte Immunschlacht im Gange. Sie spüren es an Muskeln und Gelenken und an den geschwollenen Drüsen. Damit nicht genug - das Immunsystem setzt jetzt seine zweite Waffe ein: die Antikörper.

Antikörper zielen wie ferngesteuerte Raketen auf den Eindringling. Sie peilen das Virus an, umgeben es und halten es mit aller Kraft fest. Sicherheitshalber kommen nun auch noch die letzten Kämpfer in der Immunschlacht an die Front: die Makrophagen, eine andere Art von weißen Blutzellen. Ihr Name bedeutet große Esser - und das sind sie auch. Wann immer sie etwas sehen, das mit Antikörpern bedeckt ist - also einen Eindringling -, kommen sie und essen es auf.

Bei soviel Immunverteidigern hat das Virus keine Chance. T-Zellen, Antikörper, Makrophagen, und alle möglichen Blutchemikalien, die das Immunsystem rekrutiert, setzen zu. Bei diesem Tumult in Ihrem Inneren ist es kein Wunder, daß Sie sich bei einem grippalen Infekt so müde fühlen.

Die Immunkämpfe toben solange wir leben

Es ist falsch zu glauben, daß unser Körper nur hin und wieder von Krankheiten bedroht wird. In jeder Sekunde unseres Lebens führt unser Immunsystem Krieg gegen die vielen Millionen Mikroorganismen, die sich ständig in unseren Körper einschleichen. Manchmal kommt die Bedrohung sogar von innen - durch die Veränderung unserer Zellen (ein Krebs-Vorstadium).

Dr. Lewis Thomas, der ehemalige Direktor des Memorial Sloan-Kettering-Krebszentrums in New York, war bahnbrechend an der Erkenntnis dieser Immunüberwachung beteiligt. Er lieferte den Beweis, daß das Immunsystem Zellen, die mutiert sind, ausmachen und zerstören kann. Vorausgesetzt, daß das Immunsystem in keiner Weise geschwächt ist. Dies trifft leider bei zu vielen Menschen heutzutage zu.

Die wichtigsten Gründe für ein schwaches Immunsystem

1. Falsche Ernährung

Wenn unser Körper »nährstoffunterversorgt« ist, kann er dem Immunsystem nicht geben, was es braucht: **Aminosäuren, Proteine, Mineralien und Vitamine.**
Vitamine spielen eine herausragende Rolle: ein Mangel an Vitamin A verringert die Anzahl der T-Zellen. Ohne genügend B-Vitamine (alle in Vollkorn) können Ihre Zellen die wesentlichen keimbekämpfenden Antikörper nicht herstellen. Vitamin C hat sich in vielen Untersuchungen als entscheidend wichtig für die Aktivität der Makrophagen erwiesen. Ohne Vitamin C können die Zellesser keine gute Arbeit leisten.

Zink ist deshalb ein wichtiges Immunmaterial, weil es das Gewebe des Lymphsystems und der Thymusdrüse aktiv erhält. Zu wenig Selen kann zu einer Verringerung der Antikörper führen. Gehen Sie jetzt bitte nicht in die Apotheke und kaufen Mineralpillen ein. Ernähren Sie sich vorwiegend vegetarisch, dann haben Sie Ihrem Immunsystem alle notwendigen Mineralien und Spurenelemente zugeführt. Natürlich brauchen Sie vor allem Kohlenhydrate (B-Vitamine), am besten in Form von Vollkornprodukten und Kartoffeln.

Eiweiß (Protein) ist ebenfalls wichtig. Nur – hier ist das richtige Maß entscheidend. Wie schon mehrmals in diesem Buch erklärt, übersäuern wir unsere Zellen bei einem Zuviel an Eiweiß. Prof. Dr. Lothar Wendt hat die möglichen Risiken erforscht: Zuviel Eiweiß verklebt die Zwischenhäute unserer Zellen und verhindert somit, daß der Nährstrom fließen kann. Ein Zuviel hat also das Paradoxon der Unterversorgung zur Folge. Und dann passiert genau das, wovor ich Sie warnen möchte: ein Immunsystem, das »schmalbrüstig« ist, weil es unter Mangel leidet.

Fett ist ein weiterer Risikofaktor für die Schlagkraft Ihres

Immunsystems. Eine fettreiche Ernährung ist gleichbedeutend mit einem hohen Potential an freien Radikalen in Ihrem Körper. Freie Radikale sind Giftstoffe (Radikale), die durch den Blutsauerstoff zu aggressiven Giftstoffen umgewandelt wurden. Der Mechanismus des Alterns ist zu einem hohen Prozentsatz auf freie Radikale zurückzuführen, da diese zellzerstörend wirken. Freie Radikale gelangen nicht nur durch Fett (gesättigte Fettsäuren) in unseren Körper, sondern auch durch Tabak, Wasser und Luft. Die gute Nachricht: Dagegen sind wir nicht wehrlos. Antioxidantien sind unsere Verbündeten. Das sind alles Vitamine, die Sie kennen: Vitamin C, Vitamin E, Beta-Carotin. Davon brauchen Sie mehr, als Sie glauben.

Aber welche Mengen brauchen wir nun? Vergessen Sie das mg-Zählen und legen Sie statt dessen Ihre Nahrung so an, daß Sie täglich jedes dieser Vitamine auf natürliche Weise zu sich nehmen.

Vitamin C steckt in:

Zitrusfrüchten	Kartoffeln
Tomaten	Spinat
Erdbeeren	Steckrüben
Rosenkohl	Schwarzen Johannisbeeren
Paprikaschoten	Papaya

Beta-Carotin steckt in:

Kürbis	Chicorée
Karotten	Grünkohl
Süßkartoffeln	Lattich
Tomaten	Spinat
Mangold	Papaya

Vitamin E steckt in:

Naturreis	Spargel
Vollkorn	Süßkartoffeln
Haferflocken,	Rosenkohl
Maisflocken	Brokkoli

2. Seelische Probleme

Wer permanent deprimiert und lebensunfroh ist, schwächt sein Immunsystem in einem höheren Maß, als dies bisher von den Wissenschaftlern und Medizinern berücksichtigt wurde. Ein permanent depressiver Mensch schafft, ohne es zu wissen, ein »saures Milieu« in seinen Körpersäften. Dies führt zu einer unbewußt-freiwilligen Schädigung der Zellen. Er schafft somit die Feinde von innen.

Das genaue Gegenteil bewirkt eine bahnbrechende neue Wissenschaft, die Psychoneuroimmunologie heißt. Sie untersucht, wie die »innere Moral« die Immungesundheit beeinflußt. In der Simonton-Klinik in Forth Worth/Texas wird den Patienten beigebracht, wie sie sich sehr konkrete Bilder des Immunsystems und seines Kampfes gegen den Krebs vorstellen können. Einige Patienten stellten sich Ritter auf weißen Pferden vor, andere sahen Engel mit flammenden Schwertern. In einer ausreichenden Anzahl von Fällen waren die Ergebnisse dramatisch: Tumore schrumpften, Symptome verschwanden, und vor allem der psychische Zustand des Patienten besserte sich erheblich. Niemand weiß genau, wie diese geistigen Vorstellungen das Immunsystem stärken, doch verschiedene Forscher haben übereinstimmend berichtet, daß diese Technik sowohl die körperliche als auch die seelische Gesundheit verbessern kann.

Wie durch Streß, Angst und Genußgifte eine chronische Krankheit entstehen kann

1. Phase

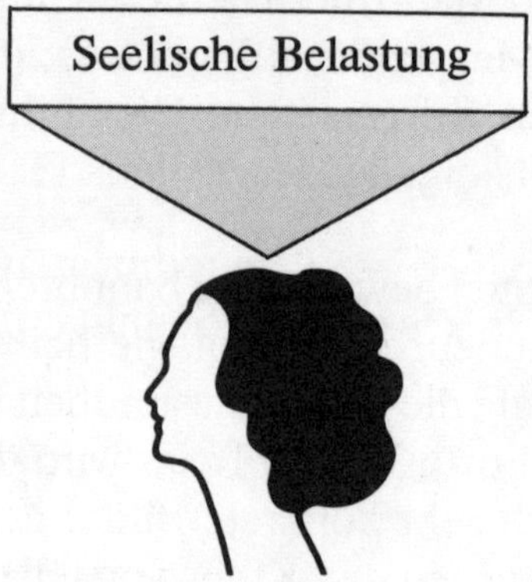

Der Mensch reagiert an seiner schwächsten Stelle:
Kopf, Herz, Magen, Darm, Nieren.

2. Phase

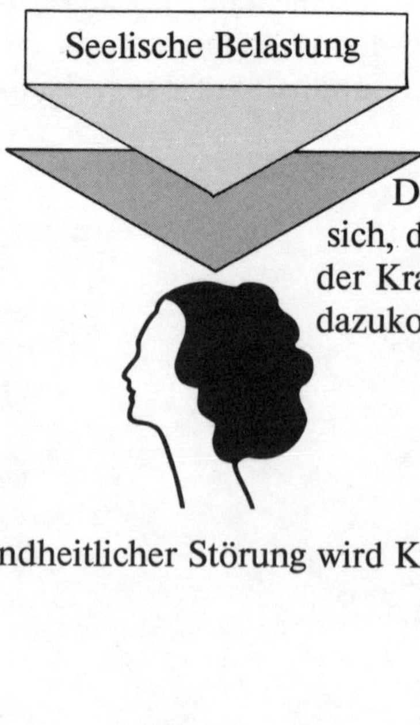

Der Druck verdoppelt sich, da die Angst vor der Krankheit dazukommt.

Aus gesundheitlicher Störung wird Krankheit.

3. Phase

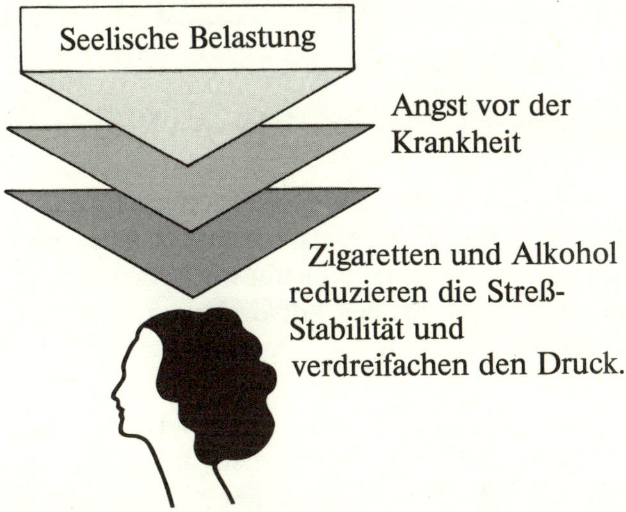

Die Krankheit etabliert sich.

4. Phase

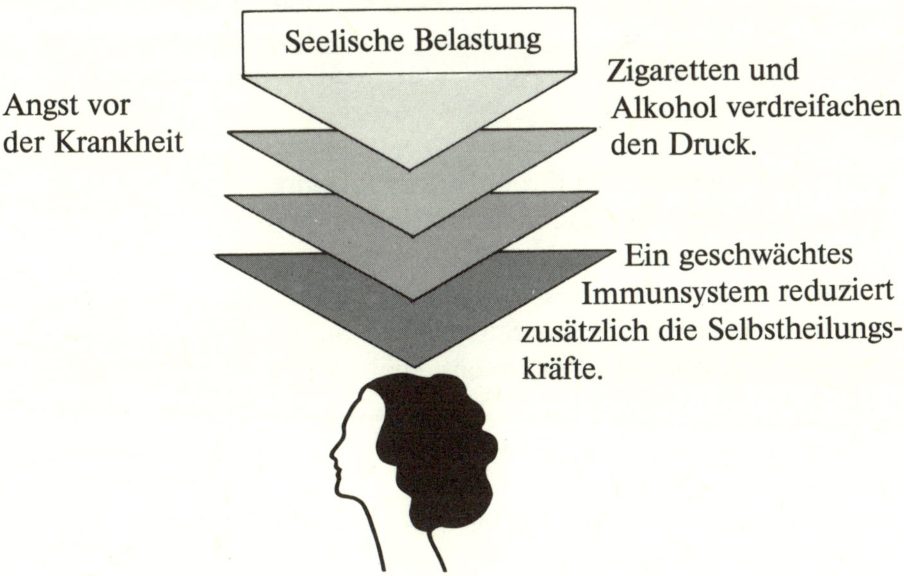

Ein chronisches Krankheitsbild entsteht.
Ein häufiger Auslöser für Krebs.

Der Wellness-Weg

So kommen Sie aus einer schweren Krankheit wieder heraus.

1. Nicht resignieren, sondern akzeptieren heißt der erste Schritt. In Demut hinnehmen, daß man sehr krank ist und für längere Zeit nicht mehr so leben kann wie bisher. Mit dem Schicksal zu hadern würde Ihre Seele aufwühlen und somit das Gegenteil von Genesung bewirken.

2. Lassen Sie sich nur von einem Arzt behandeln, zu dem Sie wirklich Vertrauen haben. Fragen Sie ihn trotzdem nach der Notwendigkeit der einen oder anderen Untersuchung und der jeweiligen Therapie. Binden Sie Ihren Partner in die Beratungsgespräche mit ein. So ist er stets auf dem laufenden und kann dann im Falle einer Verschlechterung Ihres Gesundheitszustandes das begleitende Therapiemanagement übernehmen. Sie sollten nie das Gefühl haben, der Apparatemedizin hilflos ausgesetzt zu sein.

3. Prägen Sie sich und Ihrem Partner folgendes ein. Der Arzt ist kein »Gott in Weiß«, sondern ein Spezialist, der mit den Prinzipien und Hilfsmitteln unserer Zeit zu heilen versucht. Dies ist weder eine positive noch eine negative Wertung, sondern nur eine entmystifizierende Feststellung. Wenn Sie Ihren Arzt so sehen, dann helfen Sie auch ihm, Ihnen zu helfen. Denn Sie tragen keine zu hohe Erwartungshaltung an ihn heran, sondern akzeptieren, daß Sie den wesentlichen Beitrag zur Heilung leisten müssen, er leitet ihn nur ein.

Der Arzt und Sie sind Partner bei einem Unternehmen, dessen Ziel Genesung heißt. Behandeln Sie ihn partnerschaftlich und fordern Sie ihn partnerschaftlich. Führen Sie Ihre Kommunikation keinesfalls über das Kindheits-Ich.

4. Lassen Sie sich im Krankenhaus keine Pillen verpassen, ohne daß Sie über deren Notwendigkeit und Nebenwirkungen aufgeklärt werden. Sie haben als »Kunde« das Recht dazu. Und sich selbst gegenüber die Pflicht.

5. Versuchen Sie in die Wege zu leiten, daß Sie zusätzlich von einem Heilpraktiker beraten werden. Die Kombination aus Notfallversorgung durch die moderne Schulmedizin und Langzeitbehandlung durch einen homöopathischen Heiler hat viele Vorteile.

Ein Beispiel: Angenommen, Sie hatten einen Herzinfarkt. In so einem akuten Notfall können Ihnen weder Tees noch Kräuter helfen. Da brauchen Sie, um überleben zu können, die segensreiche Einrichtung des Notarztdienstes mit all den technischen und pharmakologischen Errungenschaften der heutigen Medizin. Und dann brauchen Sie sofort die ständige Überwachung und Betreuung durch einen Herzspezialisten im Krankenhaus. Aber – wenn Sie nach einigen Wochen wieder entlassen werden, sind Sie ja nicht mehr derselbe wie früher. Sie sind jetzt ein Risikokandidat. Kein schönes Gefühl, mit einem Damoklesschwert über dem Kopf zu leben. Daß dies nicht sein muß – dafür kann der Heilpraktiker sorgen. Er wird für Sie ein Lebensberatungskonzept entwickeln, zu dem vor allem eine völlig neue Ernährungsweise gehört.

Erst wenn Sie diesen Weg eingeschlagen haben, können Sie langsam davon ausgehen, auf dem Weg der Heilung zu sein. Und dann sind Sie wieder ganz der »alte« und so jung wie früher.

6. Lassen Sie los von allen Ihren geschäftlichen, beruflichen und privaten Problemen. Selbst wenn Sie durch Ihre Krankheit zum Sozialfall werden, ist dies weniger schlimm, als nie mehr richtig gesund zu sein.

Es wäre vermessen, so etwas einfach in den Raum zu stellen, wenn man es nicht selbst durchgemacht hat. Bei mir war dies der Fall, und ich habe meine gesundheitliche Krise nur deshalb bewältigt, weil ich Prioritäten gesetzt habe. Meine berufliche Krise ließ ich nicht an mich herankommen. Für mich zählte nur noch meine Gesundheit. Diese Einstellung brauchen Sie unbedingt, um wieder ganz gesund zu werden. Dann haben Sie auch die Kraft für einen neuen Erfolgsstart. Am besten mit einer neuen Idee, die Ihnen weniger Nervenkraft, Ärger und Energie abverlangt.

7. Stellen Sie Ihre Ernährung um, denn sie ist der Schlüssel für Gesundheit, Kraft und langes Leben. Der richtige Wegweiser dafür ist das Wellness-Buch *Länger jung mit Wellness*. Es zeigt Ihnen nicht nur ein neue Ernährungs- und Lebensweise auf, sondern liefert dazu auch gleich Rezepte für wohlschmeckende Wellness-Gerichte.

8. Bleiben Sie auch nach Ihrer Genesung auf dieser Linie, um nie wieder einen Rückfall zu bekommen.

9. Sehen Sie die Welt in Zukunft mit anderen Augen. Nichts ist so wichtig, als daß man dafür seine Gesundheit riskieren sollte. Bleiben Sie im Straßenverkehr ebenso gelassen wie im beruflichen Hickhack. Es ist ohnehin eine alte Weisheit, daß der Gelassene schneller ans Ziel kommt. Schon deshalb, weil er in weniger Sackgassen fährt als der Hektische.

Literatur

Gesund werden durch Abbau von Eiweißüberschüssen
Prof. Dr. Lothar Wendt/Schnitzer

Weniger Chemie im Kochtopf
Ute Philippeit/rororo

Unsere Nahrung unser Schicksal
Dr. Brucker/emu

Wellness für Manager
Lautenschläger/Langen-Müller

Die Wellness-Diät
Lautenschläger/Hermann Bauer Verlag